癌症只是慢性病

何裕民教授抗癌新视点

何裕民 编 著

第四版

CTS K 湖南科学技术出版社·长沙

前　言

拙作《癌症只是慢性病》问世已经 17 年了，先后修订了三版。粗略统计，正版发行加盗版/影印等，流通不下百万册，看来还是颇受欢迎的。第三版修订（2014）面世后，又 10 余年过去了，虽加印了 10 余次，还是不断有人问询此书，好像还有点影响余力。故当湖南科学技术出版社资深编辑梅志洁老师追问此书近况，并有意向进行第四次修订再版时，虽有犹豫，最后还是应允了。因为考虑到在癌症发病率飙升及因此而困惑、恐慌依然盛行的当下，仍需加强对癌症认知的全面提升。虽然癌症只是慢性病的新知似乎已成共识，但改变根深蒂固的恐癌文化及应对时的种种慌乱失措，还是需要与时俱进地做一些科普工作。10 多年前的第三版，毕竟时过境迁，需更新与长进了！为此，在梅老师敦促下，笔者费时半年，就该书内容作了较大幅度修订，更替内容达 1/3。所尊奉的原则：既尽可能地接地气，紧贴癌症临床诊疗实际，又尽量反映癌症相关领域的研究进展及近况，以令读者能获得时代前沿的最新资讯，从而面对癌症时可更从容而科学合理地应对。

既然是第四版，与第三版相隔了 10 余年，再版前总要说几句。笔者在癌症领域探索了近半世纪，写了 40 余本教材、专著及科普书。正巧，中国科学院大学旗下《CC 讲坛》约我就癌症进展做一讲演，应允的同时，产生了可将两者兼顾的想法——故本前言也在《CC 讲坛》（2025-02-22）上播出，题目是《癌症是慢性病吗？从系统性案例到颠覆性解决方案》。讲演以案例介绍开端，采用夹叙夹议的形式，从案例导出思考、分析及结论。

【案例1】甘先生，石家庄人，2014年被确诊为晚期胰尾癌、巨大型（28 cm×18 cm），当地及北京多家权威医院已判为无治疗价值了，预计生存期3~6个月。无奈中辗转来上海找笔者。笔者研究后建议先中医内治加外敷，创造条件后争取手术。手术切除肿块3.5 kg，呈神经内分泌型，病情凶险程度不逊于苹果公司CEO乔布斯（S.Jobs）的癌症，且已侵袭左肾、脾、肠与胃（部分），好在均已切除，无淋巴转移。当时所有医生都强烈建议化疗，且需两年以上。笔者则力主且慢，先不行化疗/放疗，因已知普通化疗/放疗对该病理类型胰腺癌罔效，不如先以中医药纠治为主，且治且观察。现在11年过去了，甘先生活得滋润有余[1]。这不是个案，《癌症疗愈录——肿瘤门诊叙事纪实》[以下简称《癌症疗愈录》（一）]中第二个案例谢先生也是胰腺癌，江苏靖江人。谢先生因消化功能严重障碍，久治不愈，2006年初活检病理确诊为胰体布满罕见的颗粒状癌。上海权威医生断定不手术活不过2年；但术后胰腺全切，消化功能极差，生活质量堪忧。正逢过年，医生让他自我郑重权衡后再做决定。谢先生无奈中找到我。笔者建议先中医纠治，也是且治且观察，手术、化疗/放疗均暂不用。18年多了，谢先生现已完全恢复正常，安逸地享受生活。尤其是上海的徐女士，2000年初剖腹探查见晚期胰头癌，5.0 cm×5.5 cm，呈灰白色，很硬，包裹住血管及胰头，且胆囊里满是结石，估计胰头癌是胆囊来源的，已无法手术，遂终止手术，只能中医药调整。当年徐女士找我看诊，初期经常有胃脘痛，笔者用中医药调理几个月后疼痛消失，恢复了正常工作。但2003年秋又见胃脘疼痛，确定为胆囊炎/胆石症发作。因疼痛较为频繁且结石颇大，笔者建议她继续找原手术医生行手术切除。术中见胰腺已呈常态的灰红色，质地柔软，原先盘根错节的包块消解了，证明逆转了。且这过程

1　李厚光.癌症疗愈录：肿瘤门诊叙事纪实［M］.长沙：湖南科学技术出版社，2023.

中没有用过一天西药。为此，中央电视台科教频道做了追踪采访（2004年7月）。这些类型不一的胰腺癌都十分棘手。靠中医纠治健康地长期活着，无任何不适，这不是慢性病是什么？须知，胰腺癌可是世界公认的"癌中之王"！

经常有人以个案不能说明问题为由，不承认中医药的功效。身为大学教授、中华医学会理事的我，承认个案的确不说明什么，而是需要严谨的数理统计。好在笔者原本读研究生时数理/医学统计学基础不差，带了60～70个博士/硕士、博士后等，他们的课题都需上述方法。围绕着胰腺癌，笔者的学生写的论文有10余篇，有的是博士毕业论文，这个谁都不敢造次，因为有抽查制度，一旦查出，会影响他一生的学术生涯。一批博士联名在国内核心期刊《中华中医药》上发表《中医为主治疗胰腺癌的疗效评价》，分析了我们临床近千例胰腺癌患者治疗及生存情况。得出结论：长期疗效远优于国内外平均水平。尤其是100多例只是借助纯中医药治疗（也许是错失了手术机会，也许是承受不了化疗等）的患者，他们的长期疗效在6个对照组中仅次于手术、化疗加中医药治疗等都使用的患者，处于第二位，评估时66%的患者还活着[2]。这至少可以得出一个明确结论：

中医药纠治癌症，包括难治性的胰腺癌，有效！

也许，孤证不足为凭。众所周知，胰腺癌肆虐之前，肝癌长期盘踞"癌王"位置。我的博士生、现供职于海军军医大学的赵若琳副教授，毕业论文涉及临床肝癌研究，对我们门诊413例肝癌患者进行分析，配合中医药治疗，平均生存期110个月，平均活过9年。尤其手术后联合中医药治疗，平均生存期128个月，中位生存期92个月。纯中医药组（都是晚期患者，不能手术、化疗/放疗的，可能部

2　赵若琳，郭盈盈，阮益亨，等 . 中医为主治疗胰腺癌的疗效评价[J]. 中华中医药，2017，32（3）：1313–1316.

分配合靶向治疗），平均生存期 77.56 个月，1 年生存率可达 97.30%。可以说肝癌已不再是"癌中之王"，人们可更从容地应对它了。这又延伸出另一个结论：

癌症只是一类慢性病

这就是本书的主题。具体而言，癌症是慢性病有多重确切含义：

（1）研究明确，多数实体癌大都是从个别细胞蜕变（癌变）开始的，从最初少数细胞癌变，到能被常规检测手段发现（临床确诊），一般需要 15～25 年，甚至更长时间。故其起病缓慢，病变酝酿过程漫长，早期大都可以逆转。

（2）即使因临床出现症状（或虽没症状）被确诊了，癌症患者大都还可维持较长生存时间，不至于马上撒手人寰。

（3）10 多年前，中国癌症中西医专家已明确一点：即使晚期或多发性转移癌，合理且努力应对，仍可将其转化成可控制的慢性病。故世纪之交时笔者提出"癌症是慢性病"这一判断。最初颇有争议，但一段时间后已经发展成基本共识了。

何为癌症？

什么叫"癌症"？要给癌症下个定义，它有个通俗称谓"恶性肿瘤"；癌症其实是包括癌、肉瘤和血液癌（如白血病）等一大批疾病在内的一种统称。严格意义上说，癌症并不只是一种病，甚至不只是一类病，而是一大类有着某些共同病理及症状特征的病症统称。其共性特点是"增殖失控""易侵袭他处""常可致命""较难控制"等，且广泛存在着"异质性"。临床上，癌症可细分出 300 多种疾病（类型）或亚型。

例如，临床常见的肺癌，就有 10 余种之多，即便病理上都是"肺腺癌"，细分也有多种亚型，其病理特征及治疗结局并不一致。这就是癌症的"异质性"。

二

癌症病理进展的三大类型

随着研究的深入，人们发现癌症有着很多以前没有被注意到的特点。

2021 年，我与助手邹晓东共同发表了《肿瘤惰性病变与医疗干预》一文，引起了较大的学界反响[3]。其实，这只是引进国内外学界的前沿性研究结论而已。简单来说，通常统称的癌症，根据其进展方式，又可大致分成三大类型：快速进展型、缓慢发展型、惰性型。这已经是学界的定论。

所谓快速进展型，指一旦诊断明确后，不积极采取合理有效应对措施，其常进展很快，有的半年到一年就置人于死地。为什么许多临床医生对患者作出的生存期预测，张口都是 3~6 个月？就是以往认知惯性思维所致。根据我们对自身临床数据库的分析，5 万余例癌症患者中，这一类型占了 20%~25%。

所谓缓慢发展型，指明确诊断后如果不积极治疗，病情会持续发展，但发展速度一般，有时快，有时慢些；即使出现明显症状，还可拖延 2~3 年，甚至 4~5 年。临床上这类型患者占据了 45%~55%，尤其在老年患者中。

所谓惰性型，指明确诊断后，一般情况下病灶并没有多大变化，有的甚至可以终身不变。对于这些，2021 年发表的论文中作了详尽阐发，可以参阅之。

据病理学院士韩启德教授研究，临床各类癌都有着三大类型，只是所占的比例不同而已[4]。据笔者临床分析，胰腺癌、小细胞肺癌中快速进展型的占主导，占 65%~80%。而临床更常见的肠癌、乳腺癌、卵巢癌、鼻咽癌中缓慢发展型的占据大多数。而甲状腺癌、前列腺癌、惰性淋巴

3　何裕民，邹晓东.肿瘤惰性病变与医疗干预［J］.医学与哲学，2021，42（8）：9-13，57.

4　韩启德.对疾病危险因素控制和癌症筛检的考量［J］.医学与哲学，2014，35（8A）：1-6.

瘤、肺磨玻璃结节（GGO）等绝大多数以惰性型为主，占85%～95%。然而，即使甲状腺癌、前列腺癌等也有少量（1%～2%）可呈进展型。如相对罕见的甲状腺髓样癌、进展速度很快的前列腺癌等。这其实是癌症的异质性体现，也平添癌症的难治性和令人困惑之处。

怎么区分？我们的经验：既不能动不动大敌当前，猛一阵子创伤治疗干了再说！如此，往往会懊恼不已，后遗症难以补救；也不宜掩耳盗铃，听之任之。而应有科学合理应对之策，尽可能相对清晰地加以明确。这可借助病理取样、临床经验分析、动态的边治边观察（以上述胰腺癌患者"且治且观察"为例），以及借助肿瘤临床叙事（加强与患者叙事沟通，听他"讲故事"）等诸多措施。

以前，在恐癌氛围中人们总认为癌症似于山洪暴发，一旦启动，出现临床症状，便一泻千里，后果失控。因此高度恐癌的同时，不由自主地慌忙应对，第一时间抓紧治疗，深恐错失良机。其实，并非如此。进化医学研究进展揭示：此见谬也！临床上，癌变大多呈现出"钟摆样"效应，常可走走停停，甚至可倒回去。本文前述的徐女士胰腺癌案，就是典型范例之一。英国皇家科学院院士、著名血癌专家格里夫斯（M.Greaves）在《癌症：进化的遗产》也对此作了科学论证[5]。

很显然，病理进程不同，临床对策就需调整，因进程不同而制宜：

（1）对快速进展型：应第一时间积极治疗，尽可能减轻癌症负荷，努力让其进程慢下来，并尽快令其进入相持状态，借助"持久战"，逐渐"耗死"癌瘤！

（2）对缓慢发展型：努力抑杀癌瘤的同时，消解其赖以滋生的周遭环境和条件，并着力改善其"土壤"，防控其进展、复发及转移。

（3）对惰性型：没有症状时，也许不盲目干预是聪明之举；消解其可能的影响因素，并着力改善活法和应对方式（改善"土壤"）等，往往才是上上策。

5　格里夫斯.癌症：进化的遗产［M］.闻朝君，译.上海：上海世纪出版集团，2010.

三

癌症的起因

还应了解一下癌症怎么发生的。因为知道了起因，也就获悉了部分应对之策。非常遗憾的是，千百年来人们一直探讨起因，却所获不多。相关解释有几十种，都有一些依据，但又不足以全面说明问题。其中基因说、代谢说、伤损说、衰老说、生活方式说、慢性感染说、精神打击说、长期压力说、辐射说、污染说、二次打击说等，则较有影响，但没法统一，更远未形成共识。这也难怪，癌症本身就复杂，在我们看来并不存在划一的起因。结合几十年的临床观察分析，我们认定癌症的起因是多重因素叠加，凑齐了"最后一张牌"累积而成的。为此，可借打牌的"同花顺"来隐喻。其实，上述促进癌的因素在所有个体中多少都存在着。如没人能说自己基因完全正常，代谢、伤损、衰老、慢性感染等也一样，只是量的多少及程度之异。就像是打牌一样，总有几张黑桃、红桃，只是凑齐了最后一两张关键牌，才成其为法力颇大的"同花顺"。关键牌不凑齐，癌变只在酝酿过程中，并没完全启动。这虽然只是哲理性的解读，并非破解科学之理，但隐喻常对人们认识复杂现象及有效应对，意义重大。正因为有此"叠加"之因，便有了相应合理的"叠加"解决之道——以"同花顺"（多环节"叠加"纠治）来压制"同花顺"（多环节诱发或促进之机）。故可借牌理隐喻以形成破解的智慧应对之策。

在我们看来，癌症只有长期有效控制，才算真正成功。欲如此，相关危险因素都应尽可能加以消解或兼顾，方是聪明之举。故控制癌症需奉行"同花顺"理论。

哲学分析：内源为主

俗话说："知道是怎么发生的，才知道会怎么发展下去！"既然癌症的起因涉及广泛，那仍需借助哲理思辨进一步加以辨析、明确。

首先，不管哪种类型的癌症，其实要害（或说核心问题）都是自身细胞变异（蜕变），且往往经历多次叠加和发展而成。简单说，本质上是内源性的。可隐喻为生命体的"内乱"。细胞组成生命，犹如孩子组成社会一样。任何社会都会出现坏孩子，坏孩子滋生，甚至聚众闹事，成为黑社会团体，就是社会上的"癌"。人体内有着天文数字级数量的细胞，难免会发生蜕变/癌变；一般情况，在自体免疫机制有效监管下，即使部分细胞蜕变了，也被及时清除，不会令坏孩子聚众滋事；但如复因其他，情况就不好说了！比如衰老，免疫功能退化，监控乏力；又如反复的重大心理刺激，长期生活在重重精神压力之下；或因反复持续感染，不断刺激，坏孩子凑在一起，聚众滋事且壮大的概率就大增，这既可部分解释老年人癌症多发的事实，也便于认识何以重大打击、反复感染或长期重压下癌症发病率会提升等现象。

控制炎症与防控癌，对策截然不同

20 世纪中叶，发达国家对炎症控制的辉煌成就大幅度提升了人类健康水准，令人们高呼医学的巨大成功。而炎症与癌症有着某种关联性。受炎症控制极大鼓励，辐射到癌症治疗中，人们产生了只要抑杀癌细胞就能战胜癌症的简单思维，并诞生了从手术、化疗/放疗等一系列创伤性杀癌措施。尽管这些措施都取得了些许成就，但癌症肆虐情况并没得到根本改善。至今，中国癌症患者 60%～80% 死于癌症复发转移，更是鲜明提示——只知道抑杀癌细胞，此路不通！显然，内源为本的癌症，截然不同于外敌入侵性质的炎症。本质上，它们是完全不同质的问题，需要不同的思路，系统地加以应对；且须更加多元的综合性措施。至少，要改善利于癌症生存的"土壤"。

防控癌症，需奉行"三驾马车说"

前已叙及癌症的起因复杂，学界尚未取得共识。且同类癌症在不同患者身上，其起因并不一致。但错综复杂不等于没有"解"，我们至少可粗略进行分类：上述因素有些属于不可控的，有些则属可控的，如基因、衰老等归属于不可控因素，且没有人的基因完全正常。而更多的则属于可控或可改变的，如生活方式、饮食习惯、精神打击、情绪倾向、个性特征、慢性炎症刺激、长期生存压力、反复强烈应激、应对失误、辐射、环境不良等，这些需分别对待。

为此，20年前笔者承担普通高等教育"十五"国家级规划教材《现代中医肿瘤学》主编时，就明确提出需中医、西医、非医学措施"三驾马车说"，力主从多环节切入，并总结出知、医、药、心、饮、体、社、环"八字方针"，它涉及多方面[6]。且需进行鉴别：某个体所患的癌症，具体特征何在？如何实施个性化、针对性措施等。20多年来，笔者一直奉行此宗旨，临床获益不浅！

四

【案例2】沈女士，原籍北京，20多年前长住香港，2003年50多岁的她，因右下腹剧痛，就近找法国人的私立诊所求助。B超提示卵巢有大囊肿。草率的医生匆忙给她做了手术，术中见肿块12 cm，是恶性程度高且难治性的卵巢透明细胞癌。沈女士顿时慌了手脚，术后只能用大剂量化疗，副作用难以承受，癌症指标却下不来。无奈中朋友介绍曾给梅艳芳治病的香港名医诊治。医生看了资料后，没给任何诊治意见，只给了5个字——听天由命吧！走投无路时获悉我对此病有研究，并对我治此病"大中医、小化疗"观念十分信服。此后一直在我处以中医药治疗，约一年后指标正常，自我感觉颇佳，一切很好，一直维持到2009年。天有不测风云，至亲之人意外身亡，一段时间生不如死，症状复现，指标飙升，被诊断为复发。此时人已回到北京，医生建议唯有化疗。因沈女士与笔者一直有联系，笔者得知后果断阻止，建议先用中

6　何裕民. 现代中医肿瘤学［M］. 北京：中国协和医科大学出版社，2005.

医药，观察观察再说。几个月后症状消解，指标恢复正常。此后多次均在北京权威医院复查，近年来多次被明确告知，已完全疗愈！且的确是中医药疗愈的［《癌症疗愈录》（一）第188页］。

此案系十分难治性癌症，卵巢癌本身发病率不高，死亡率却占据妇科肿瘤头把交椅，均知道不好治，更何况此患者是卵巢癌中棘手的、对化疗不敏感的透明细胞癌类型，偏偏又找了个鲁莽的医生，匆忙手术而误治（当时有转移可疑）。但后续走对了路，且能够持之以恒，历经10年余，方痊愈康复，至今整整22年了。

这些说明一个事实：即使晚期癌症、难治性癌症及转移性癌症也并非绝症，借持久战思路，以中医药为主，作出针对性的综合调治，也可柳暗花明，走出困厄！

即使晚期及转移性癌，也可转化为可控的慢性病

其实，这已是中国临床肿瘤医生的共识了！早在10多年前，权威的《健康报》就召集国内一批专家对如何将晚期癌、转移癌转化成可控的慢性病，展开了讨论。

本书正文中也讨论了相关的进一步问题。

在我们看来，所有癌症，只有长期有效控制，才真正算治疗成功。而有效控制，虽然有赖于第一时间抑杀，但更重要的是改善"土壤"，消解其赖以滋生的根基。

新近有多项研究提示：如不改善周遭小环境，"人们几乎从未治愈过转移性癌症"。的确如此，因为化疗/放疗充其量只是对数性地杀灭癌细胞，即使再大剂量，都残存少量癌细胞。这些漏网的癌细胞都是耐药性的，一旦微环境适宜时，便会迅速增殖。此时表现为复发癌症，每每更难治。这既解释了临床癌症复发往往棘手难治之现实，也呼应了进化医学的新视角——不应该只知杀癌细胞，而应在适度控杀癌细胞的同时，更多地作出调整，以改变周遭微小环境，增强自身抗癌力，从而釜

底抽薪，让微环境不适合癌细胞增殖，这才是求本之治。

这也是国内著名肝胆外科院士汤钊猷教授的观点。90多岁的他，做了一辈子肝癌手术，晚年特别强调对肝癌既要手术"消灭"，又需"改造"，写下了《消灭与改造并举——院士抗癌新视点》[7]一书。书中开卷就说赞同上海中医药大学何裕民教授"癌症只是慢性病"的观点。他所谓的"消灭"是指杀灭癌细胞；改造是指改造癌赖以滋生的"土壤"。并强调今天的癌症治疗，更应讲究"控癌战"，而非"抗癌战"[8]。

众所周知，中医学素有"标本之治"之说，主张"急者治其标，缓者治其本"。其实，第一时间（急者）重在踩点刹车，尽可能抑杀癌，这是对的！一旦缓过来，重点又在于纠治其本，从多个环节介入，努力改善其生存"土壤"，从根源上加以控制。抑杀只是"抗癌战"；改善"土壤"的纠治其本，才是"控癌战"。

强调"智慧治癌"

40多年临床诊疗经验提示：随着科研水平的提高，今天癌症治疗有的是新的药物、方法及手段。尤其是靶向药、免疫疗法和微创等的涌现。然而临床却依然时时束手无策，进展远不如预期。其中一大原因在于人们越来越只依赖科技，而忽略了癌症本身是人类遇到的真正对手，它也有"智慧"，并有着努力生存下去的本能。因此，醒悟到欲真正控制癌症，在抗争中争取主动，不能仅仅依赖高科技，更需智慧加持。故2012年发表了《面对医疗高科技：领舞，还是伴舞——兼论肿瘤治疗中的高科技选择对策》[9]，并主编了《智慧治癌》一书[10]，强调治疗癌症既

---

7 汤钊猷.消灭与改造并举：院士抗癌新视点［M］.上海：上海科学技术出版社，2011.

8 汤钊猷.控癌战，而非抗癌战：《论持久战》与癌症防控方略［M］.上海：上海科学技术出版社，2018.

9 何裕民.面对医疗高科技：领舞，还是伴舞：兼论肿瘤治疗中的高科技选择对策［J］.医学与哲学，2012，33（11A）：1-4.

10 何裕民.智慧治癌［M］.长沙：湖南科学技术出版社，2022.

需拥抱高科技，又需依赖智慧"在场"，该书封底上写着："防治癌症，哲学智慧与科学技术同样重要！"

注重自身"抗癌力"提升

前已述及，癌症本质上是种"内乱"，不能仅借抗炎思路，格杀勿论。

40 多年间 5 万余例诊疗经验提示：同样的癌症、同样的医生及医疗手段，有的疗愈良好，有的反复变迁，多次折腾后痛苦离世！何也？深刻反省后始知：抗癌和康复的核心，在于自身内在力量，内因才是关键，遂总结提出了"抗癌力"这一重要概念，并出版了相应专著[11]，强调亟须调动自身"抗癌力"之提升。本书正文中较详细地阐述了"抗癌力"的概念及其逻辑结构，可参阅之。

五

从心治癌

早在从业之初，我们就发现临床很多患者并非死于癌症本身，而是死于心理恐惧及极度失望，故提出"从心治癌"的重要见解，并逐步形成一系列实际操作方法[12]，总结出心理治癌"何氏十八法"，陆续被许多权威著作所引用或接受[13, 14]。

笔者从业之初就信奉"医学之父"希波克拉底"知道是谁生了病，比知道他生了什么病更重要"之教导，20 世纪 90 年代参与中华医学会心身分会的创建，连任多届心身医学分会会长。20 世纪末，笔者门诊求治者众多。阴差阳错，1997 年创造了"圆桌诊疗"方式，看病像参加座谈会一样，几十位患者排排坐，依次讨论，相互切磋；一

---

11 何裕民.抗癌力：何裕民教授抗癌之和合观［M］.上海：上海科学技术出版社，2016.

12 何裕民，杨昆.从心治癌：癌症心理读本［M］.上海：上海科学技术出版社，2010.

13 何裕民.中医心理学临床研究［M］.北京：人民卫生出版社，2010：283.

14 何裕民.中华医学百科全书：中医心理学［M］.北京：中国协和医科大学出版社，2021：267.

般 70%～80% 的老患者，每次带动 20%～30% 的新患者；"同是天涯沦落人"，已经走出严冬的老患者，往往会主动地以身说法，激励处于惊恐状态的新患者，相互支持，遂有"快乐门诊"之美誉。2004 年《人民日报》（海外版）便以此为题，向全球作了报道。在"圆桌诊疗"过程中，医生借叙事，认真听取患者的诉说，以了解关乎患者的背景因素——他（患者）是谁？有什么特点？有哪些需激励或纠治的？……从而发展出肿瘤临床叙事新方式，并兼顾对患者更好的心理纠治。

【案例 3】周女士，大连人，2009 年因乳腺癌被庸医误治，2 次手术后只能借助化疗弥补，结果化疗后休克，先后抢救两次，死里逃生。诸事不顺，导致严重抑郁，顽固性失眠，白天拼命想求生，晚上只想一死了之……情况极其糟糕！借"圆桌诊疗"氛围，我们发掘其内在积极潜能，自我觉察，主动康复，很快走出晚期乳腺癌加严重抑郁难缠之厄运[15]。2024 年 7 月，她接受河北电视台农民频道采访时说：

"是何教授对生命的尊重、敬畏及对我的理解与心理支持，重新燃起了康复信心，走出了一条中医之路。

"在这过程中，我也进行了深刻反思——开始去觉察自己，生病前的生活状态是怎样的？自己心理状态是怎样的？如何定义自己？如何定义人生？自己如何定义人生观和世界观这些部分？

"我发现自己曾经是一个极度悲观的人。认为生活只有悲观这样一个经历，从来不知道生活还有一个美好的面相。

"我知道是我自己塑造自己的癌症生活！不仅仅是我们看到的那些，还有我们内在的一些思想一些念头；（包括）自己对人生、对自我价值定义在内。

"从那以后，我从一直向外的这样的一个专注，转向了向内的一个探寻，这彻底改变了我的生活。我发现原来生活还有一个特别美好的面相。我并没有活出来，这种状态是我一直渴望的。但是我太专注于那

---

15 李厚光.癌症疗愈录：肿瘤门诊叙事纪实二［M］.长沙：湖南科学技术出版社，2024.

个不好的部分，所以当我发现这个部分的时候，我发现何教授对我而言，不仅是一位医者，更像是人生导师！他让我重新找到了人生的这样的一个方向，让我不断地突破自己！超越自己！活出了生命更美好的一面……"

当主持人问她近况时，她自信地说："至今已康复14年，现在所有检查正常……自己已经是康复的人！一个非常健康的人！"而且，原先文化水平一般的她，为了践行自己的承诺，通过刻苦努力，自考获得了国家高级心理咨询师资质。现"一直践行着自己的承诺，帮癌症患者做些心理疏导"。

其实，对周女士来说，她的救治，已从身心层面上升到灵性层次了！

哀莫大于心死。只知治病不知救"心"，往往劳而无功！对癌症患者尤其如此。且"救心"是第一位。这"心"不只是情绪、心态等，还涉及认知、价值观、态度、处事方式、应对方法等。更高层面上，则应是自我救赎，上升到灵性层次！

"救心"须强调针对性，一把钥匙开一把锁！而"圆桌诊疗"方式，从注重肿瘤临床叙事发展而成的"叙事肿瘤学"则是践行"救心"针对性的很好形式。

六

2月22日《CC讲坛》直播时，线上有117万观众在线聆听。其中，不少人点赞留言，兹借录两条，以为本前言之结束语：

网名为"小星"的听众留言说：

"刚聆听完何教授的讲座。回想我20多年前在电视上听到何教授的讲话，癌症不可怕，是慢性病，可与它共存，只要早发现、早治疗是可治愈的。我深感他的理念是那么前沿，让我记住了他叫何裕民。在2011年自己得了癌症，一点也不紧张、不害怕。后找到何教授及其专家团队，现在 14 年了，越来越好。今天在腾讯平台，又听了何教授的讲座，他又进入了更新的治癌前沿。要从内源出发：身－心－灵相结合，一人一方，才能事半功倍。谢谢何教授的前沿理念，因病施治。"

网名为"王应"的听众留言说：

"何教授，我是您诊治过的五万多个肿瘤病人之一。我第一次找你诊治，很是悲观，说自己再活 5 年就可以啦！你看完我的病后，说和我签合同，保证 5 年以上……现在，我已经活了 6 年多了。您告诉我说癌症是慢性疾病，不要悲观，把你的免疫力（抗癌力）开发并极大发挥出来……很幸运遇到您。我现在一切指标都正常，很多慢性病症状都改善了，活得很好啊！"

上海中医药大学资深教授、博士研究生导师
中华医学会原理事、两届中华医学会心身医学分会会长　　何裕民
中国自然辩证法研究会医学哲学专业委员会副主任委员
2025 年 2 月 27 日

目　录

新观点

新治疗

新康复

新观点

当前人们仍然谈癌色变、不寒而栗

中国癌症发病率与病亡率仍在快速飙升
十个癌症九个埋，还有一个不是癌
征服/根治是人类狂妄与自我膨胀的恶果

作者近50年的痛定思痛，提出革命性新观点

癌症只是慢性病
癌症是生物体"内乱"
"人"比"病"更重要
"带癌生存"不是梦

事实：
依旧触目惊心

癌是最凶险的"杀手"，依然不假
向癌宣战，人类偶积小胜，但总体成效欠佳
已告别"十个癌症九个埋"，却远未成功
癌已成为我国城乡 64 岁以下居民的首要死因
高度恐癌、惧癌文化仍盛行，吓死的不在少数

过去 50 年间，人们一听到"癌"，往往会不寒而栗。临床上，致死性疾病非常多，可为何偏偏是"癌"让人特别恐惧？

癌症是一类退行性病变，随着年龄增大，患病的概率随之增大。公共卫生条件的改善、抗生素的发现，让烈性传染病几近绝迹，年纪轻轻就死亡的情况越来越少，七八十岁还活蹦乱跳的情况司空见惯！但没有人可以长生不老，走向死亡是不可避免的，只是在方式上有所不同罢了。

有观点认为：人总是要选择终结自己的方式的，这是谁也回避不了的结局。目前，越来越多的人"选择"以生癌的方式迈向"永恒"，虽然多数情况下都是身不由己。故这也可看作是趋势所然。甚至有英国著名肿瘤专家认为：以生癌方式了结生命，通常要比生其他病更好些！因为至少有一段从容应对的时间。此语一出，世界愕然，广招批评。但客观地说，此见并非没有可取之处。

数据显示，自1973年至近年，癌症发病率年增长率为5%～10%。虽部分发达国家已越过发病及死亡峰值，出现了双双下降趋势，但就全球范围而言，其总体上升趋势短期内不可能逆转。

佛教认为，生老病死是人生必将经历的过程。而各种疾病的苦痛程度和死亡时的折磨是不同的。与其他病相比，生癌及其走向终结的过程常较特别，除去需经历昂贵、痛苦而又几无休止的手术、放化疗等创伤性治疗外，还有疼痛、腹水、消瘦、呕吐、残疾、恐惧等每每与癌相伴，且患者时时笼罩在迷茫无助的垂死阴影中。这些，也就成为人们谈癌色变的深层次缘由之一。

全球，每天近3万人死于癌症

癌是第一"杀手"，且此"杀手"最为凶险，一点不假！

据世界卫生组织所属国际癌症研究机构近期发布最新报告，2022年全球新增癌症患者2 000万例，死亡达970万例。也就是说，差不多一天有3万人死于癌症，这比笔者2008年写本书第一稿时又有所上升，当时（2007年）全球估计有760万人死于癌症，平均每天超过2万人！而这一上升趋势仍旧呈现出持续且稳定的态势。据国际癌症研究机构公布的数据，2012年癌症病例新增1 410万例，死亡人数820万人。同时，该报告估计：2030年前后，每年新发癌症病例将增至2 200万例。与此同时，癌症致死人数将上升到每年1 300万人。看来，这一预测是有一定依据的。

世界卫生组织公布的数据也显示，目前全球癌症死亡人数已高于艾滋病、结核病和疟疾死亡的总人数之和。

而且，目前全球几乎一半新发癌症病例发生在亚洲，其中约1/4发生在中国。中国还占据了全球近一半新增的肝癌病例，尤其是乙型肝炎发展而成的肝癌。

国际原子能机构癌症治疗行动计划负责人在一次研讨会上特别指

出，发展中国家未来面临的癌症防治形势将会越来越严峻。据预测，未来几年内，全球约有70%的新增癌症病例将出现在发展中国家。

人类往往自视过高。然而事实却在不断敲打着人们，癌症领域尤其如此：1971年美国尼克松总统签署了"向癌宣战"的国家计划；光美国国家癌症研究所短期内就获得651亿美元的巨额研究经费，一时间雄心勃勃，似乎必胜无疑……

结果却是，2002年国际癌症预防联盟无奈地指出："我们输掉了这场（抗癌）战争。"

说实话，50余年来，我们只是提高了部分癌症治疗效果，对晚期癌症仍是良策不多。癌症令医学难堪的一个重要因素是治疗过程带来的非人道的额外痛苦。手术是其次的，最主要是放化疗对整个人体的摧残，有过放化疗经历的人，无不对其深恶痛绝；间接地，患者还对医院产生了难以名状的恐惧。用这么多伤害性治疗而收效甚微，在其他疾病中是罕见的。

更让人忧虑的是，人们明知这些方法并不能根本解决癌症问题，但只能无休止地滥用，这是癌症治疗的又一个"黑洞"。今天我们也许会对100年前治疗癌症所用的放血疗法、烧灼疗法、大范围根治手术感到可笑！可谁又知道，100年以后，子孙们会不会同样嘲笑我们今天在癌症治疗上的鲁莽和无知呢？

近10多年间，中国癌症发病率与病死率仍在快速飙升

与全球癌症发生的严峻形势相同，进入新世纪以来，我国癌症已逐步占据死因的首位。2006年5月，原卫生部公布的一项统计报告中说："恶性肿瘤已成为我国城乡居民的首要死因。"

而且相关调查数据显示，中国的癌症发病率正呈明显上升的态势。

这个被世界卫生组织界定为可影响身体任何部位的、300多种疾病的通称——"癌症，正在成为人类第一杀手"，《中国癌症预防与控制规

划纲要（2004—2010）》如此开篇。那么，这"杀手"在中国的杀伤力，几十年来又发生了怎样的变化呢？

新中国成立以来，中国进行了多次大规模死因调查。1973—1975年是第一次，1993年是第二次，2006年是第三次，这几次都有癌症数据。这30年间，城市和农村癌症的发病率及死亡率都大幅度上升，分别增加六成左右，绝对死亡人数增加更多。尽管城市和农村的癌症基数不一样，与人们想象中的不同，但是，城市癌症的发病率与死亡率均高于农村。

2012年，我国首次发布癌症发病登记年报，这数据比较严谨。显示我国该年新发癌症病例为312万例，平均每天8 550人，全国每分钟有6人被诊断为癌症；死亡人数是220万，每死亡5人中就有1人死于癌症；而在64岁以下人群中，每死亡4人中就有1人死于癌症。与此同时，20世纪70年代以前占人群死因近80%的各种感染类疾病，已下降到区区2.8%，可以忽略（疫情期间除外）。

最新（2024-02-02）权威研究（中国国家癌症中心发表数据）显示：2022年我国癌症新发病例为482.47万，新增癌症死亡病例为257.42万。坏消息是：2000—2018年期间，癌症总发病率呈上升趋势，且势头不弱；平均每天13 200例，较10年前上升超过50%；但好消息是，相对死亡率有所下降。如仍以2012年与2022年的发病率与死亡率比较，分别是482∶257与312∶220，换算后就是1∶0.53与1∶0.70，略有下降。这与我们的经验相吻合。

2020年，癌症死亡率在中国人全死因中占到23.87%，相当于每4.19个死亡者中就有1人是死于癌症的，仅次于心脏病。且在65岁以下人群中癌症是第一死因！为何以65岁为界？因为医学界约定俗成，65岁以下死亡的被认定为非正常死亡！

而且，需警钟长鸣的是：癌症发展态势不容乐观。据前面提及的国际癌症研究机构近期（2024年2月）发布最新预测：到2050年，癌症新增病例将超过3 500万，比2022年的水平增加77%；死亡人数将比

2012 年增加近一倍，超过 1 800 万。而且，每 4～5 人中就有 1 人会在某个时间被癌症盯上，专家们预测：男性一生中将有 1/8、女性有 1/10 的概率以癌症导致的死亡为最终结局方式。也就是说，男女分别约有上述概率最终死于癌症。而且，该机构分析认为，吸烟、饮酒、肥胖和空气污染，是导致癌症患者数量上升的、除高龄以外的主要因素（表 1、图 1～图 2）。

表1　1970—2023全球&中国癌症发病与死亡统计（以每10年平均数计算）

时间	新发病人数/万		发病率（/10 万）		死亡人数/万		死亡率（/10 万）	
	全球	中国	全球	中国	全球	中国	全球	中国
1970 年代	650	90	130	85	450	70	90	83.63
1980 年代	700	125	150	110	500	85	100	90
1990 年代	1 000	160	170	140	700	130	110	108.26
2000 年代	1 147.5	264	185.04	200.41	717	184	113.26	142.77
2010 年代	1 588.4	377.48	211.14	281.59	873.6	246.9	116.88	174.16
2020— 2023 年	2 021.5	482.35	255.78	326.9	1 012.5	296.85	122	202.03

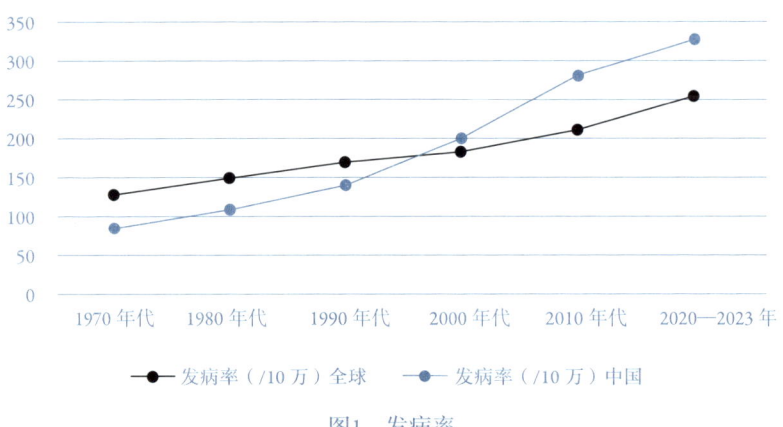

图1　发病率

癌症只是慢性病（第四版）

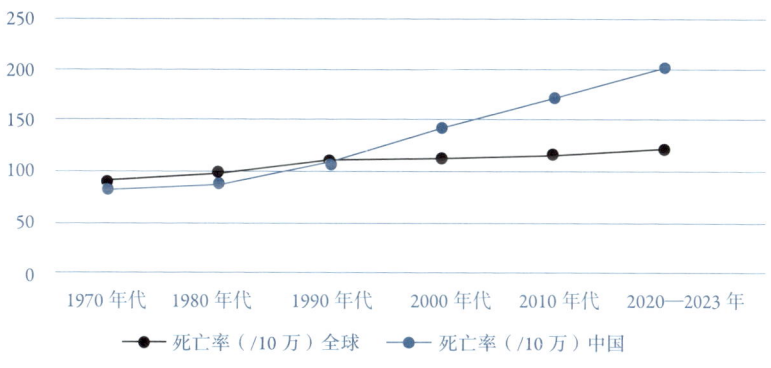

| | 1970 年代 | 1980 年代 | 1990 年代 | 2000 年代 | 2010 年代 | 2020—2023 年 |

──●── 死亡率（/10 万）全球　　──●── 死亡率（/10 万）中国

图2　死亡率

注：发病率与死亡率均以10万分之计。即每年每10万人中患癌症人数及死于癌症人数的比率。图1、图2中可见，中国进入20世纪90年代中期后，人均癌症发病率/死亡率都超过世界平均水平，开始明显居于高位。

尴尬的局面——在中国：贫癌、富癌皆高发

上述趋势明显地令中国感到尴尬。现已十分明确，癌症与生活方式、生活水平密切相关。据此，习惯上把癌症分为"贫癌"和"富癌"两大类。所谓"贫癌"，即与生活水平低下、卫生条件偏差等因素有关的癌种，如食管癌、阴道癌、宫颈癌等；"富癌"则多为富营养化所致的癌症，如肺癌、结直肠癌、胰腺癌、乳腺癌等。"贫癌"多见于发展中国家，"富癌"高发于发达国家。在中国，却存在着贫癌与富癌均高发之尴尬局面：肝癌、胃癌及食管癌等发展中国家常见之癌的病死率仍居高不下，而肺癌、结直肠癌及乳腺癌等发达国家高发癌又呈显著上升趋势。

我国的高发癌谱也发生了变化。《中国癌症控制策略研究报告》显示了50多年来国内主要癌症病死率排位的变化（按死亡人数多少排序）：

20世纪70年代的排序——胃癌、食管癌、肝癌、肺癌、宫颈癌……

20世纪90年代的排序——胃癌、肝癌、肺癌、食管癌、直肠癌……

21世纪00年代的排序——肺癌、肝癌、胃癌、食管癌、直肠癌……

2009年的排序——肺癌、胃癌、结直肠癌、肝癌、食管癌……

2022年的排序——肺癌、肝癌、胃癌、结直肠癌、食管癌……而且，前5种癌占癌症死亡总数的67.50%。

2022年，按男女区分：男性从高到低排序是肺癌、结直肠癌、肝癌、胃癌和食管癌；女性则分别为肺癌、乳腺癌、甲状腺癌、结直肠癌和宫颈癌。

其中，男女均以肺癌为发病首位。这些年，肺癌的病死率上升最快，近50年间上升了近9倍；而下降最快的是宫颈癌，其下降显然与卫生条件改善有关。

近年来，随着社会经济的发展，我国各方面条件得到改善，但癌症的主要危险因素并未得到相应控制。农村癌症病死率上升速度明显快于城市。总体来说，目前中国癌症变化特点是"贫癌"发生率在下降，"富癌"发生率在上升。如食管癌、胃癌、肝癌等"贫癌"死亡率逐年递减，但降幅并不很明显，仍居相对较高位；而以前中国相对低发的"富癌"，如结直肠癌、乳腺癌等，则呈现快速上升态势；这些癌症的发病，与现代"富贵"的生活方式密切相关，特别是肥胖、久坐、缺乏运动、精神压力大等。"贫癌"与"富癌"并存，令中国的癌症防治工作错综复杂。

癌细胞：擅长自我变异的"聪明杀手"

欲了解癌症，就需了解癌细胞。美国休斯敦安德森（Anderson）癌症中心生物学部主任费德勒（I. J. Fidler）认为：癌细胞的特点就是其遗传的不稳定性；癌细胞的DNA不同于正常细胞DNA——正常细胞分裂时，其遗传信息被完美无缺地复制到下一代细胞；而癌细胞分裂时，复制到后代的遗传信息却擅长变异；遗传信息的细微变异会导致细胞行为的显著变迁。结果，当人们认为某癌瘤中的细胞是同一种细胞时，实际上它已分化出难以计数的、不同的亚型细胞，构成一大癌细胞家族。这些癌细胞各有各的特点，诡诈无比。费德勒说："癌细胞的这种非一致性是防治的最主要障碍，它阻碍人们找到针对癌症的简易疗法。"

纽约市纪念斯隆·凯特琳（Sloan Kettering）癌症中心主任瓦穆斯（H. E. Varmus）也持相同见解。他因发现致癌基因而与其他科学家分享了1989年诺贝尔生物学或医学奖，曾出任美国国家卫生研究院院长，在他任职期间癌症研究经费大幅增长。他说："这是一组非常难解的问题（指癌细胞易变异）。"尽管30年来，人类在癌症领域积累了大量相关的知识与技术，但在最狡猾的对手面前，还是力不从心，黔驴技穷。再加上作为具有顽强生命体的癌细胞，尽可能生存下去是其生物本能，且善逃逸、转移、脱落、侵袭、浸润等，一旦有条件便春风吹又生，表现为转移、复发等。故英国著名血癌专家格里夫斯（M. Greaves）认为：癌症，是至今为止人类在健康领域遭遇的真正对手。

曾经盛传"十个癌症九个埋，还有一个不是癌"

20世纪70年代以后，在中国因抗生素的广泛运用和人类抵御细菌感染能力等的日趋成熟，再加上生活条件的迅速改善，原先排在人类疾病谱/死亡谱前列的感染性、传染性疾病得到有效控制，逐渐消失在人们的视野中。另外，由于社会快速发展、生活方式剧变、竞争加剧、环境污染等，原先在人类疾病谱、死亡谱中占据从属地位的多种慢性病（特别是癌症），其发病率及危害性，几乎一夜之间飙升。

曾有调查：上海某区20世纪70—80年代的10年间，女性乳腺癌发病率上升了近一倍；肠癌发病率上升了50%。进入新世纪，大中城市原本罕见的癌，如胰腺癌、胆囊癌等，也都翻倍式地快速增长。原北京市卫生局统计数据显示：2001—2010年，该市肺癌的发病率增长了56%。且此趋势还在加剧，人们往往谈癌色变。

"十个癌症九个埋，还有一个不是癌。"这是 20 世纪 70 年代末起在民间流传甚广的、应对癌症心态之写照，是高度恐癌、惧癌心理的真实体现！

这也难怪。当时，癌症的 5 年生存率非常低。笔者于 20 世纪 80 年代开始关注癌症。那时候上海的癌症治疗条件在全国算是最好的，5 年生存率也就 20%～28%。其他地区更是低于这一水平。因此，生了癌症就等于死的观念根深蒂固。然而，现在情况已大为改善。目前，癌症 5 年生存率可达到 50% 左右。经综合治疗甚至可以达到 70%。在上海，乳腺癌的 5 年生存率接近 90%。时过境迁，再也没必要如此恐慌。上述民间传闻已经是过去式。现在，好生防控与调理，与癌症抗争时人类完全可以占据主导。

总之，对于癌症，需要的是长存警惕而又能够坦然面对的良好心态，摒弃恐慌心理，树立信心和正确的生活方式，这样才能拥有充实而又自由的人生！

50年前，尼克松总统：向癌症宣战

20 世纪后叶，一系列科技成果引发了生活的大改观——能上天，能入地，能控制严重感染，能知晓生命本质——当时认定 DNA 双螺旋结构就是生命的本质，借助分子生物学，足以揭示生命奥秘——似乎人类无所不能，充满自负。进入 50—70 年代，抗生素的广泛应用，导致一些原本难以控制的炎症等纷纷臣服；而战后的西方快速发展，卫生营养条件的改善，营养不良状态及其他病症也有效改观；而剩下的癌，就成了健康的主要威胁；努力加以攻克、征服，自然就顺理成章了。

于是，人们义无反顾地举起了抗癌——杀死癌细胞的大旗，一如过去曾成功应对过的肺结核、肺炎等，利用抗生素杀死细菌的高招一样——对抗癌。时任美国总统尼克松在白宫椭圆形办公室签署了著名的"向癌症宣战"法案。随后，人们发展出种种杀死癌细胞的方法，如手术切割、放疗"烧死"、化疗"毒死"等。其中，又以化疗"毒死"最受欢迎，化学药物"毒死"癌细胞的疗法（化疗）成了抗癌主力军及希望之所在。一时间，欧美涌现出数不清的化疗新药。

在 1971 年国情咨文中，尼克松总统用了大约 100 个词，提出开展深入的癌症研究，以寻找根治癌的方法，并于 1971 年 12 月签署《国家癌症法案》，不过当时他并没用"战争"这字眼。而且，关于该怎么做，在当时的美国专家之间产生了严重分歧——争论核心问题是要"创造性研究"还是"有组织研究"。前者是强调个体发挥聪明才智，后者是主张国家层面协调研究。而后者接着争论的焦点是：国家层面掌控癌症研究的机构，究竟应当拥有多大的权力。

前者是以医学学术组织、医学院校为主的专家团队，他们结成了广泛的同盟，乐于接受来自联邦政府资助，但不愿接受政府指导，甚至哪怕是松散的协调。

争论的另一方，是被公认为癌症研究教父的波士顿医生西德尼·法伯（Sidney Farber），他认为应当开展大规模、有组织的研究。他说："我们不能等待对癌症的透彻理解，我们没有必要为了在癌症治疗方面取得巨大进展而追求在基础研究领域对所有问题都获得圆满的答案。在人类医学史上有很多案例，人们往往在获得成功疗法以后几年、几十年，甚至几个世纪才理解治疗机制，比如牛痘、洋地黄、阿司匹林都是如此。"其实，从今天的观点来看，法伯的观点无疑是正确的、现实的、有可能成功的。因为在有限时间里，人们对癌症的认识不可能十分透彻明了，但对癌症的有效应对却刻不容缓，亟须跟上。可惜的是，在这场争论中，法伯失势了。

然而，就在人们自以为能不断取得抗癌捷报时，临床情况却不乐观：化疗药对部分癌症的治疗和控制确有一定效果，但始终停留在令人十分尴尬的境地——不管人们怎么更新化疗药，不管人们怎么加大剂量、拉长疗程，或组合各种化疗药联合配伍应用，除少数癌症的疗效有所提升外，癌症患者的远期疗效和 5 年生存率却并无多大提高。而且，这一过程中，接受治疗者在肉体上、心理上、精神上，以及经济和家庭、社会生活等诸多方面，却承担着越来越大的创伤、痛苦与负担。以至于 30 年后的 2002 年，国际癌症预防联盟明确承认："我们输掉了这场（抗癌）战争。"美国国家癌症研究所也在同年承认了这一点。

看来，现在是到了必须改变这一切的时候了！而这种改变不能仅凭一腔热血，还要仰仗高度的理性和脚踏实地，需要多环节切入的综合抗击癌之手段。

已知的部分癌变规律

笔者不是不可知论的信徒！相反，认定自然界是存在规律的。只不过生命或复杂疾病领域（如癌症）的这种规律不像人们想象的那么单纯、简洁、容易洞察。

几十年来巨额投入，不能说没有收获。相反，在癌症研究中，科学家得出了一些有意义的结论。尽管有些结论表面上是相互抵牾的，有些则扑朔迷离，但并非不存在共性与基本规律。对此，温伯格（Robert A. Weinberg）和美国著名肿瘤专家道·哈纳汉（D. Hanahan）2000 年发表的《癌症的标志》中，总结了其中一些规则。"我们讨论了……控制正常人类细胞转化为恶性肿瘤的规则。我们认为：过去数十年的研究已经揭示了少数分子的、生化的和细胞的特性——后天获得的能力——这些人类癌症中大多数或者可能是所有类型所共有的特性。""我们认为：癌细胞基因类型的浩瀚目录就是细胞生理功能中六种核心功能的不同组合变换的形式，这六种功能联手催生了恶性细胞的生长。"

也就是说，他们提出了涉及基因的几个规则，并认为它们之间组合变换，错综地"联手"作祟，催生了癌细胞的发生、发展及其结局。

（1）生长信号的自给自足：由于致癌基因的活化，癌细胞获得了不断自主增殖（病理性有丝分裂）的能力。

（2）对抑制生长（抗增长）信号的不敏感性：癌细胞可使肿瘤抑制

基因失活，后者通常能抑制细胞的异常生长。

（3）逃避细胞程序性死亡（细胞凋亡）：正常机体本身存在着引起细胞生理性死亡的基因和通路（正常细胞自我凋亡），而癌细胞能对此进行抑制和灭活。

（4）无限复制的潜力：癌细胞能激活特异性的基因通路，使它们代代增长，永远不死。

（5）持续的血管新生：癌细胞通过肿瘤血管新生获得了从血液里自给自足的能力。

（6）组织浸润和转移：癌细胞具有转移到其他器官、侵入其他组织并占据这些器官的能力，因此，它们可以蔓延到身体各处。

需强调的是，尽管这些观点是世纪之交形成的，稍显落伍，但总体上还是可信的，人们只是在局部细节上有深化。其实，癌症不是一种病，只是一组以细胞逃避凋亡、逃脱监控而异常增生、到处疯长为特征的症候群，它包括 300 多种病症，其间情况可截然不同。故笼统地说癌症的本质规律，本身是不够确切的。

虽然癌症天书撕了个角，但离完全认识它、征服它、根治它，似乎还很遥远！

需从应对战略失误中走出

今天，癌症研究已细分为许多专业领域。精确计算从 1970 年至今在该研究领域投入的经费几乎是不可能的。不过从美国国家癌症研究院及其上级单位（国家卫生研究院）每年得到的经费及大型制药企业投入的研发费用、私人捐助等，仍然可大致估算出总投入：20 世纪 70 年代以来，仅美国一个国家，投入癌症研究的总经费约 3 500 亿美元，而且，通货膨胀等因素已经被扣除了。然而，收效却一般般！

很显然，原来的占据主导的研究癌症、征服癌症的理路，已证明是走不通的！

美国著名健康专家加利·纽尔（Gary Null）有一段关于癌症的评论值得品味，他指出：

"当今社会中，癌症成为一种流行病，并单独成为医学的一大重要课题——此课题不同于政治和经济领域的课题。每年上百亿美元的资金投入及 80 余万人在为癌症而勤奋工作。'与癌症的战争'形成了许多抗癌大军。

"每年，在美国癌症协会基金增加之前，我们总能听到许多关于临近攻克癌症，挽救数百万人性命的新闻报道。在这些新闻报道过后数月，仍然无任何突破性进展。人们对癌症付出的牺牲和忍受的痛苦仍在继续。根据美国癌症协会的统计，至少有 120 万美国人将在 1999 年被诊断为癌症，并且有 56.3 万人将死于癌症。我们还被告知：治疗各种癌症的进展仅仅是对癌症的部分了解，而且我们仅在治疗少数几种癌症上取得了某些成就，但总的来说，我们输掉了这场战争。

"部分原因在于领导这一战争的人们的战略失败，他们对于癌症的眼光注定是短浅的。对他们而言，癌症是一个以肿块为表现的局部疾病。过去的肿瘤学家企图通过切除、毒杀，或照射肿块来消灭肿瘤，挽救患者的生命。研究基金的分配是由在这场与癌症的战斗中哪个专家当头来决定。当国家癌症研究所的领头是一个化疗学专家时，基金就用于化疗；如果该领头是一个放疗学专家，基金则用于放疗。不幸的是，少数人已经持续控制着基金的流向近 30 年了。这些同行们没有吸收那些正在试验更先进、无毒、无侵害性和最重要的非专利治疗方法的医生们加盟。

"事实上，金钱和自身兴趣成为研究者发明新的癌症治疗方法的障碍。对癌症基本性质的不甚了解妨碍了人们对新疗法的接受。癌症社会团体到现在才开始认识到个人态度、信仰和某些特殊饮食对癌症的预后和形成有影响。直到最近才有科学家宣布环境是导致癌症的决定性因素，癌症的出现表明人体全身免疫系统的崩溃。有些医生至今仍很不情愿地宣布：仅用手术切除肿瘤，或用化疗/放疗杀死癌细胞的治疗方法，最终均因副作用而以患者死亡告终，并不能阻止癌症的发展和恶化。"

显而易见，以传统的对抗性方式，试图寻找特异性杀死癌症的"向癌症宣战"战略，彻底失败了。但人们并未气馁，而是陷入了沉思。犹如美国著名肿瘤专家哈纳汉所总结的："过去的路走不通了，我们期待着另一种完全不同的研究方式。诚然，这种改变首先依赖于技术的进步，但最根本的改变还有赖于观念的更新。"

其实，从 20 世纪 80 年代起，世界卫生组织就一直在寻求人们对于癌症是否可以形成某种共识，而这一历史时期医学及相关领域发生的一系列重要事件或发现的重要事实，也促使人们加快了对这种观念、方法及一系列对应措施的更新与转变。这一切预示着人类能够更客观、更积极而有效应对癌症的时代，正悄悄来临！

总之，严峻的癌症问题呼唤人类新的合理对策，而这一切首先应建立在对过去错误的反思与批判，以及对癌症一些基本认识和某些共识的寻求等方面。

认识人类自己，认清癌症"对手"

20 世纪人类对癌症勇猛征战的"落败"，确实需要系统反思。

美国癌症专家悉达多·穆克吉（S. Mukherjee）几年前推出的《众病之王：癌症传》，较好地胜任了这一角色。因此，此书出版后不久，便获得了 2011 年的普利策奖。

英国血癌权威格里夫斯在他的《癌症——进化的遗产》中曾认为：迄今为止，癌症在与人"躲猫猫"，人对付癌症，只是"蒙着双眼在扫射"，充满盲目性，并无理性或主动性可言。笔者赞同他的分析。

的确，癌症是人类进入现代以来所遇到的真正"对手"——它本即与人类自身生命相伴随（是自身细胞异化产物）；癌症的出现与发展，某种意义上既是偶然中充满必然，又是健康及生命的大敌——迄今所有的对策，看似合理，但都是带有"自戕"性质的冒险；其长期疗效并不确定！因为癌细胞与生命是同根同源的！

故有人戏说：癌症是上帝为了调控人类所预设的一套"程序"。

穆克吉指出："癌症是我们自身的一个更完美的'版本'，恶性生长和正常生长，在基因层面是紧密地交织在一起的；要把这两者区分开，可能是我们这个物种面临的最重大的科学挑战之一。""面对癌症就是面对与人类同一类物种，这一物种甚至比我们更适合生存。"且"癌细胞是一种不顾一切的'个人主义者'"，"是一位不守规矩者"。百年来与癌症交手，人类所获不多，"对手"的狡猾性及人类对其认识之苍白及欠缺，都是关键性的制约因素。

与癌症抗争历史表明：人类首先需认清自己——诸如人的特点及能力所及范围。20 世纪科技突飞猛进的余威中，人类越来越狂妄了：表现之一就是欲"征服"一切，包括"癌症"。尽管这也是人类希冀更好生存之需要，但狂妄无助于成功！

征服/根治：人类狂妄与自我膨胀之恶果

早在 20 世纪 50 年代，美国就有人坚信癌症将很快被攻克。1963年，美国国家癌症研究所所长恩迪克特（K. Endicott）认定："下一步，癌症完全治愈，势不可挡！" 1968 年，法伯（S. Farber）教授出版了《治愈癌症：国家目标》，还有总统签署的《国家癌症法案》……

当然，探索科学的勇气及信念值得赞许。但面对与生命同在的癌症，事情并没有这么简单！不管是当时外科盛行的"根治主义"，还是在化疗中心接受试错性化疗的患者，其状惨不忍睹，令医生于心不安。当时接受化疗的患者需关在铁栏紧闭的房间，深怕他们自尽；医生则称此为"全面地狱"。"化疗师，需要非常大的勇气……须坚信癌症最终将被药物击败！"狂妄伴随着蛮干，让患者付出了太大的代价！穆克吉正因为具备了深厚的人文情怀，才意识到问题严重性，而有《众病之王：癌症传》（2010）这本反思性巨著之问世。

穆克吉认为，即使在今天，"我们对癌的真相及其本质一无所知"，"在这一点上，我们与古希腊人别无二致"。别忘了，这是现代知名学者2010年所说的话！因此，作为自然之子，人类需清醒认识到自我能力之限，学会对自然有所敬畏；在敬畏中探索、前行！否则，孟浪冲动，往往事与愿违，危害甚大！

《众病之王：癌症传》中回忆说：霍尔斯特德（W. S. Halsted）曾是赫赫有名的外科治疗泰斗，他于20世纪初倡导癌症"根治主义"，70多年来一直是肿瘤外科治疗的绝对主流。即使20世纪40年代就有资料表明：乳腺癌根治不见得比局部改良术好，但"由于……根治性外科手术的应用很快固化为教条"，权威意见，加上契合了普通人的期盼——癌症居然可"根治"！故上述事实长时间没人理睬。研究提示，是影响深远的患者权利运动及妇女自救行为，抵制了乳房扩大根治术的泛滥，才让局部改良术这一合理疗法得以战胜"主流"，成为常规，减少了几百万妇女的巨大苦痛！可以说，是外界（社会运动）的巨大冲击，触动医学界，才加速了改弦更张，适度调整航向的。这难免令医学界有点尴尬。可见，尽管在专业资讯的掌控上，专科医生远胜于民众，但思维的惰性往往成为认知之障碍。

又如，20世纪60年代末，当桑德斯（C. Saunders）倡议癌症"姑息治疗"时，面对的是巨大的抵制，被认为是"挖癌症治疗的墙脚"。其实，辩证地看，"根治"与"姑息"，治愈与呵护，并非绝对对立，哪种治法更积极，更符合患者最大利益，可能让癌症患者活得更久、长期利益更佳，当视具体情况而定。至少，癌症的姑息及呵护现已风靡全球。我们的临床表明：很多情况下，姑息及呵护已让不少癌症患者优哉游哉地较长期存活着，正在创造着奇迹！

远的不说，就说美国最长寿的总统卡特，他90岁时被诊断出恶性程度极高的黑色素瘤，且已转移到肝和脑，第一时间用了程序性死亡受体1（PD-1）等免疫疗法，控制得不错。但毕竟已是90岁高龄了，在全身情况不太允许的情况下，他欣然接受了临终关怀（这常被认为是消极的姑息性对策），但却活到了我写这段文字之际，很快接近 100 岁整了（他出生于 1924 年 10 月 1 日）。可谓是姑息这一思路之典范。

众所周知，20 世纪 90 年代末医学目的的全球性讨论，也开始倡导对包括癌症在内的慢性病，以呵护/照料来替代治愈，或许是更为合理的选择。从深层次来看，这些都是基于对人自身能力及疾病对手特点的清晰认识及理性应对，因此，也就更为睿智，综合效应更佳。

借助穆克吉的观点来反思，笔者总结认为，人类与癌症"交往"大致经历了三阶段。

（1）19 世纪前的"躲避"：惹不起，可以躲！但实际上，当时，想躲也躲不了。

（2）20 世纪的"征服"：科技的进步，促使人们狂妄地一心想征服癌症，不惜代价地战胜癌症。

（3）21 世纪的"博弈"：敦促人们沉思、反省，与癌症的交手进入借助智慧"博弈"的新阶段。

今天，对癌症再也不奢谈征服了！而是主张"博弈"，这种带有敬畏的态度，或许更为理性与科学，从而更有实效。

癌症：
只是慢性病

"癌症不治""癌症＝死亡"是错误的

不少癌症是惰性的，本身致命性不强，悠着点更好

少数癌症会自愈，相当部分癌症可以疗愈

虽没法治愈，但不少患者可带癌准健康地长期生存着

癌症的发病过程漫长，应重视预防和早期发现

癌症的疗愈康复强调持久战、综合措施

常识告诉人们：要卓有成效地应对复杂事物，首先需对该事物本质特点有正确或比较清晰的认知，方可找到相对有效的解决方法，也才能取得较好的效果。否则，很多应对只能说是盲目的，甚至是有害而无益的。

近 50 年来，以世界卫生组织为代表，人们不断呼吁要揭示癌症的真面目，以利于形成对癌症的正确认知，并逐步成为世人之共识。欣喜的是，在各国医生及科学家的共同努力下，关于癌症的奥秘正一点点被揭示出来，正确认知正一步步接近于现实。只不过这种认识要替代过去错误见解并成为共识，且广为接受，尚待时日。

寻求共识与3个"1/3"

一个多世纪以来，纯生物医学模式根深蒂固，促使人们只关注生物学上的结构异常；而抗击炎症的巨大成功，又让人们死抱住旧有的、从外源上找根源的模式不放；且试图对数百种癌症只作出一元的线性因果解释。因此，为应对当时人们混乱的看法，以及人们应对癌症时常束手无策且效果不佳的状况，20 世纪 80 年代初，世界卫生组织就开始寻求："我们对癌症能够找出什么样的（基本）共识？"

很显然，当时，要很好地回答这一点是困难的。因为任何正确认识（更无消说"共识"了），都有一个"提出假设→遭受检验（证伪/证实）→作出修正→逐步形成"的过程。何况癌症这一大类涉及因素复杂，人们对其基本特点尚知之不多的难题呢？

然而，临床上人们还是注意到了少数癌症会自愈；不少癌症患者通过积极治疗可长期健康生存，甚至痊愈；也有不少可能发生癌症的高危人群，通过正确的预防性治疗和多环节干预，有效地阻止或减缓了癌症的发生发展……有鉴于此，20 世纪 80 年代初，世界卫生组织明确提出了 3 个"1/3"的观点，即：1/3 的癌症可以预防，1/3 的癌症可以治愈，1/3 的癌症可以提高生存质量、延长寿命。

尽管这 3 个"1/3"观点在今天看来很是粗糙，鼓励的意义大于实证的价值。但它的广泛传播，却在阴霾密布的恐癌氛围中，给了癌症患者和防治工作者以极大的精神支持。它提示，人们对付癌症还是有希望的，不至于"十个癌症九个埋"！

需着重强调的是，癌症 3 个"1/3"观点是 20 世纪 80 年代形成的，现已更新；结合近 50 年的研究及临床实践，已非常明确，通过有效合理的生活方式纠治，50% 以上的癌症可有效预防；可疗愈的比例也超过1/3。这些新的定论，值得人们庆幸！

值得一提的是，在世界卫生组织大力倡导 3 个"1/3"的同时，中国知名作家柯岩于 1982 年所著的《癌症≠死亡》一书，在中国癌症患者中激起了很大反响，书中的实情，足以感化、鼓励很多人。在中国的癌症防治史上，这本书的历史意义不容低估，尽管它不是一本专业书、权威书、学术性的著作。

惰性癌的被注意及其启示

笔者 20 世纪 70 年代末刚接触癌症时，对两个病例印象深刻：一个是年轻的白血病患者，当天骑车 15 km 到县城治疗，接着开始化疗，结果第四天死了；另一个是家乡小干部，刚退休，60 岁出头，肺癌伴冠心病，请老中医看，我随访，他满意而归，结果有质量地活了近十年[1]。最初，自认为可能是治疗医师水准很高，后随着学识不断长进，经常遇见类似惰性发展情况，始知癌还存在着一类"惰性"现象。

20 世纪 80 年代，国外学者观察发现有些非霍奇金淋巴瘤（NHL）临床进展缓慢，遂加以注意，开始区分出癌有惰性及侵袭性现象——"惰性"（indolent）专指进展缓慢，较少引起症状，甚至直至当事人死亡都不影响生存。2008 年，世界卫生组织明确将 B 细胞瘤中属惰性的作了清晰区分，并在其他恶性肿瘤/癌症中，也发现存在着不同惰性病理，遂此概念开始流行，并引起全球重视。

2010 年 4 月，《美国国立癌症研究所杂志》（JNCI）综合分析后认为，癌按发展规律可分四类——快速进展（fast）、稳步进展（slow）、很慢进展（very slow）、无进展 (non-progressive)。

2014 年，时任中国科协主席的病理学家韩启德院士提出癌可分 3 种类型。①进展型：一旦发现即使马上治疗也难以逆转；②进展缓慢型：合理治疗可减缓或中断其病程；③停滞（indolent）型：发展缓慢，常直到生命终结时还不会出现症状。每个部位癌中都包含这 3 种类型，

---

1 两个病例详情参见本书第 115–116 页。

只不过惰性的比例不同而已 [2]。

2021年8月笔者应邀在《医学与哲学》杂志上以《肿瘤惰性病变与医疗干预》为题的论文指出："惰性癌的客观及普遍存在，这在许多常见癌症中比率不低。随着高敏诊断方法等的涌现，预估其趋势还会增多。这将加剧过度诊疗，不仅引起恐惧心理，造成巨大心理压力，而且不当的积极检查及治疗，还将降低其后续的生存质量，防控癌的效果适反。"为此，明确主张全社会需深化对癌症的认识，不加选择地倡导"早发现""早治疗"并不合理；对癌症惰性病变无须过度应对，倡导人人应把防癌及健康的主动权掌控在自己手中，切忌谈癌色变 [3]。

人本主义与肿瘤新防治观

20世纪70年代末，世界范围内"人本主义"思潮回暖。促成这股回暖大潮的因素众多，发达国家进入了战后相对稳定和富庶的社会现状，人自身价值的大幅度提升等都是主要因素。这股大潮中，人们更多地关注、呵护人类自身的利益和健康。医药领域，至少有两股思潮与之有点关联：一是药学界和饮食营养界的"回归自然"风尚；二是社会-心理-生物医学模式的悄然出现。

就第一类风尚而言，前文提及的加利·纽尔就极力推荐在癌症防治中充分运用饮食营养等自然疗法。他列举了北美许多成功运用此方法治疗癌症的医生/机构的事例，加以宣传、推广。而笔者曾接待过的美国肿瘤医生 G.Nun 教授，更是极力主张用无伤害的自然疗法帮助癌症患者生存下去。总之，注重人本主义，强调回归自然，从理念上来说是正确的。医学领域，也是对过度伤害性治疗（特别在癌症领域）的一种反叛。尽管该思潮远未整合成一股得以完全独立应对癌症问题的科学势

2　韩启德.对疾病危险因素控制和癌症筛检的考量［J］.医学与哲学，2014，35（8A）：1–6.

3　何裕民，邹晓东.肿瘤惰性病变与医疗干预［J］.医学与哲学，2021，42（8）：9–13，57.

力，所运用的具体方法也常支离破碎，存在着许多可商榷之处，但这理念已深刻地渗透到了癌症治疗之中。例如，在美国临床肿瘤协会第 38 届年会上，欧美许多发达国家学者就一再强调了他们对癌症治疗的新观点，叙述了从过去的以治疗患者癌灶为中心，转向以患者整体状态、心理、生存质量和其社会适应能力为中心的重要转变，后者正是"人本主义"思潮的一种体现。

对于这股思潮，我们也作出了明确的呼应。笔者主编的普通高等教育"十五"国家级规划教材《现代中医肿瘤学》[4]中，把"'以人为本'新防治观的确立"定义为近年来国际肿瘤治疗的重大新趋势。并阐述为："治疗中应摒弃只杀癌不顾'人'的弊端，树立'以人为本'的新观念，强调医疗的'增悦'原则，强调应以较小代价（包含机体较少伤损）取得最佳的长期疗效。""强调科学、合理、综合原则，应借助循证医学提供的证据，科学地组合多种治疗方案和方法，对于各种创伤性治疗，应强调适度原则，努力避免治疗过度，伤损太大而得不偿失。"至今，我们仍旧坚信这见解是重要的、正确的、值得恪守的！

有害无益的对癌症过度蛮干

20 世纪 80 年代末，国际医学界崛起了"循证医学"思潮。说得通俗点，循证医学主张结论和疗法都应具备充足的临床证据。以往，人们对化疗药疗效及其短、中、长期治疗意义评估，很大程度上依赖实验室结论及医生个人经验。循证医学让人们评价各种疗法有了切实可行的方法和标准，且强调要兼顾中长期的影响。其后，人们广泛借循证医学方法评估放化疗的中长期效果，但结论几乎完全一致：在常见的肺癌、胃癌、肠癌、乳腺癌、肝癌等治疗中，大剂量、长疗程的化疗不仅不能提高患者远期生存率和生存质量，有时恰恰相反，患者的远期生存率和生

4　何裕民 . 现代中医肿瘤学［M］. 北京：中国协和医科大学出版社，2005.

存质量追踪评论，都是负面的；而适度的却相对较好。

对比较单纯的癌症，有时甚至不化疗的远期效果是最佳的。

适度治疗不仅涉及化疗，也涉及创伤性的手术与放疗等，如今在发达国家的癌症治疗中已成为一种趋势和潮流。如在美国圣安东尼奥召开的第 26 届国际乳腺癌会议上，人们明确提出：对乳腺癌的手术应从过去的以扩大根治术为代表的"最大耐受性治疗"，转而改为"改良的"或"保乳"的"最小有效性治疗"；化疗要从过去大剂量、长疗程转向最适剂量和程序；放疗也要从传统的包括区域淋巴结的"大野"照射，转向强调目标相对精准的"小野"照射。

一句话：必须强调适度的"最小有效性治疗"。而这一切又与世界卫生组织在"人本主义"思潮影响下，所倡导的告诫医生"不用不必要的药物"呼声高度吻合。

作为例证，从 20 世纪末开始，笔者就陆续接收了美国、加拿大、英国等国的乳腺癌、肠癌、肺癌、胃癌患者，对他们采用中医治疗，总人数有数百例。其中既有华裔，也有地道的外国人。在与他们接触中，感受到了鲜明的差异：他们所接受的化疗剂量和疗程上大都低于国内同类患者，许多乳腺癌患者一次化疗也不做。反观国内，似乎反其道而行之；且有甚之，此趋势并未消解，却振振有词地以"患者利益"为托词！不知是进步，还是滞后？对患者来说，是福，抑或是祸？

就像穆克吉在《众病之王：癌症传》中总结：美国的癌症治疗，总体上已告别了过去的根治主义时代，化疗也不再追求大剂量、多药物联合（20 世纪 80 年代，化疗最甚时曾在一位患者身上同时运用 8 种化疗药）；而趋向于小剂量、短疗程，少量药物的合理、适度配伍！

世界卫生组织曾做过一项调查，显示全球有一半药物被不合理使用，这有可能使患者产生耐药性而加速死亡；全球死亡患者中有 1/3 不是死于疾病，而是死于不合理用药。这在癌症领域最为突出。故世界卫生组织近年来一直强调需合理用药，反对过度治疗。

正是受世界卫生组织呼吁影响，在"人本主义"精神感召下，回归医学初心，注意到放化疗等过度的临床惨景，尊重循证医学研究的结果，许多国家的癌症防治学者反思了过去的"对抗性"治疗模式的利弊，开始了有益的新探索。

反对一味地过度蛮干，应成为当今治癌的主旋律。

新思维下的另一类应对

笔者是 20 世纪 80 年代初阴差阳错误入癌症治疗领域的，刚接触癌症时，谁都不敢说能治好癌症。当时，只是本能地考虑，自己是医生，救死扶伤是本职，应尽己可能，运用掌握的技术方法，想方设法帮求助者缓解症状，让他能改善症状，争取活下去，多活几天。没想到，歪打正着，蹚出了一条癌症治疗的新路。

况且，那个年代正好是思想大解放，特别强调"实践是检验真理的唯一标准"之际。那几年接触浙南农村农民，深受农民务实精神之感染；再加上闲着无事，对哲学产生了浓烈的兴趣（不是因为真的喜欢，而是因那时能弄到手看的，只有哲学之类的书籍），这让我学会了善用哲学思考。须知，科学技术迷茫时，或许哲学思考可指点迷津。

这些经历，不仅让 30 多岁时的我就忝列国家级杂志《医学与哲学》副主编（主管中医药领域相关命题）之列，也让自己在几十年的临床观察中，经常静思领悟，发现一些有趣而值得深思、探究的现象，包括本书所涉及的一些新的命题或结论等。

总之，面对癌症的诸多困惑，新思维下促使笔者等去寻求另类可能有效的应对方法手段。本书则是这方面的总结与归纳，提出来与芸芸大众共享且接受评判！

诱导分化与凋亡：通向坎途之新坦路

在这过程中，有一背景性因素不可不提。以往，人们发现癌细胞区别于正常细胞的一个主要特征在于分化障碍，故癌症被看作是细胞分化异常之恶果及其病态。于是，人们便想当然地认为：一旦细胞分化成癌细胞，就永远是癌细胞，它是不能逆转的。而 20 世纪后叶，比瑞斯（G.Pierce）在鼠畸胎瘤实验中偶尔的发现打破了这一观念。他观察到一些恶性细胞可以在某些条件下自发地回逆成正常或良性细胞。后续的大量实验结果表明：癌细胞在一定条件（或诱导分化剂的作用）下，可以向正常细胞逆转。此后，伊尔门西（K.Illmensee）发现将畸胎癌细胞移植至正常同系动物的胚泡内，结果后代小鼠没长癌瘤；80 年代，韦布（C. G. Webb）将白血病细胞向同系动物的早期胚胎移植，发现这些癌细胞参与了正常的血液系统发育，尽管该动物发育成熟后的血液细胞仍可残留血癌的基因标记。1990 年，科尔曼（W. B. Coleman）将肝癌细胞向同系的成年动物肝组织移植，确认癌细胞可参与正常肝脏细胞的更新。同样，通过改造细胞外基质微环境，乳腺癌细胞可以发生恶性表型的逆转——也就是说，改邪归正，转化为正常细胞了。

总之，20 世纪后叶，人们注意到一定条件下，癌细胞可向正常细胞逆转，变成正常好细胞。就像问题孩子在适度"调教"下，可"改邪归正"一样！细胞的这种"改邪归正"，专业上称作"分化"。而细胞的分化类似于人的发育成熟。癌细胞本质就是分化障碍、分化不良，故促使其分化，可帮助其发育成为成熟的正常细胞，这叫"诱导"。"诱导分化"成了迷惘中人们新的希望。

这种现象，促使英国血癌专家格里夫斯形容其为"癌细胞的'钟摆样'效应"。

其后，经过进一步努力，在诱导其分化的同时，还发现可诱导其正常性死亡（又叫"程序性死亡"），专业上叫"凋亡"。我们知道，分化异常的癌细胞常处于生物学的"幼年"阶段，往往会疯长而不易死亡，这也是癌细胞恶性的主要特征。让它回归常态，进入正常死亡程序——该死就死——远比那些滥杀无辜的手术、放化疗等旧治疗模式要理想得多。尽管在具体实施方法手段上，人们的方法还不多，欠缺实操性手段，但这毕竟有了条崭新且正确的思路。故世纪之交前后，诱导癌细胞分化与凋亡就越来越成为人们热衷追捧的新领域。

其实，近年来逐渐占据癌症治疗主导的靶向及免疫治疗等，就是上述诱导癌细胞分化与凋亡思路的技术性落实及有效实施。

换个角度，中医药对癌症常强调"扶正祛邪"，也包含诱导癌细胞分化与凋亡思路在内。在一些临床实验中已证明了这点，只不过具体细节有待深化。

杀尽癌细胞，谈何容易

毋庸置疑，癌症强调"三早"（早发现、早诊断、早治疗）是有重要意义的。排除早期癌症患者自然生存期较长等因素后，"三早"还存在一个假设可能性：即其中有部分患者很可能可彻底杀尽癌细胞，故这是提高疗效的重要途径。但是，对于其他的癌症患者来说，要想杀尽癌细胞，又谈何容易呢？

来自欧美国家的统计表明，约有 45% 的癌症患者可以临床治愈，贡献率依次为手术 22%、放疗 18%、化疗及其他方法 5%。对于曾经是"绝症"的癌症患者来说，这已是了不起的成就了（据我们对上万名患者长期追踪观察，仅借助中医药，可使超过 18% 的癌症患者长期健康地活着，其中有 7%～10% 的患者临床检查癌细胞消失，但我们并不认为这是完全杀尽癌细胞的结果）。即便如此，仍意味着还有多达一半以上的患者无法临床治愈，但他们中间的许多人借助各种合理治疗，仍长期较有生存质量地活着。

有研究表明，一些"早期"癌症患者在确诊时，虽经现有的各种仪器设备的详细检查未能发现远处有转移灶（显性转移），但实际上此时有相当多的患者已有远处转移（隐性转移，即亚临床灶）。如曾有人统计后认为癌症确诊时，60% 的患者已有转移。美国每年诊断约 80 万名实体癌患者，当时确诊时约有 50 万名患者已有转移。用 PET/CT 等检查，还能够发现相当多的 CT、MRI 等现代先进设备检查发现不了的隐性转移。

总体来说，目前常用的手术、放疗等方法都是局部治疗。比较公认的看法认为：癌症是以局部表现为主的全身性疾病，单纯肿块切除甚或大范围切除，以及大剂量、大面积放疗，并不一定能提高治愈率；反而会导致患者生存质量下降。化疗虽然是全身性疗法，但其有效率一般，副作用大。放化疗都是成指数杀灭癌细胞，只能杀灭一定比例癌细胞。故无论重复多少次，不可能真正彻底地清除癌细胞。

基于癌症与正常组织同根同源性，穆克吉的观点是：想彻底杀灭癌细胞，就像要发明一类神奇方法，能够烂掉右耳却让其左耳保持完好无损一样天真！

癌症患者之所以能够通过放化疗临床痊愈，是因为残存的癌细胞数量较少（负荷有所降低），可通过人自体免疫功能将残余癌细胞逐步清除；或有效地限制在休眠及僵死状态。但这些功能一旦不能正常发挥，便死灰复燃，残存癌细胞侵袭能力常可更强，容易更快地复发和转移。因此，大多数患者从身体、精神、经济上都付出了极大的代价，只有为数不多的患者得到暂时而有限的缓解，以至于有不少癌症患者事实上不是死于癌症本身，而是死于治疗失误！

严格地说，疾病治疗主要的目的是消解不适，保存生命，并恢复健康和劳动能力。消解某种病，只是为了达到这些目的所采取的手段之一。可很多情况下，我们常错把手段当成了目的，结果造成南辕北辙，出现了让人哭笑不得的结果。就像对患者施行手术、放化疗，灭活癌细胞只是促使其康复的手段，目的是患者能够更好地活下去。可往往结果是为了灭癌而把患者本人也一起干掉。目的与手段不能混淆，癌细胞并非一定要斩尽杀绝。须知，让患者活下去才是医学初心！

"基因决定论"的尴尬

社会上，癌症发病机制中大家耳熟能详、影响最大的恐怕非"基因决定论"莫属，也就是通常的"种瓜得瓜，种豆得豆"说，来解释癌症起因。说得文绉绉点：特定基因变异会导致细胞增生；增生失控后，蔓延到其他本不该有这种细胞的组织，并且拒绝在适当的时候凋亡，这便成为癌症。所以，研究思路首先就是要弄清楚基因变异的分子机制；应对策略就是寻找相应药物，从基因层面阻断这种机制。

犹太裔的兰德（E.Lander）是当代有影响力的科学家，他是基因研究的代表人物，有着"核苷酸王子"美名。在世纪之交时，他勾画癌症治疗的生物学坦途——就像指点路人去附近的咖啡馆一样容易。"这里只有 3 万个基因，这些基因的作用是有限的，癌症形成机制的种类也是有限的，可能一共有 100 种癌症形成机制。100 种就是 100 种！"然而，他却忽略了 100 种之间的不同排列组合，这将是个天文数字，而不同的排列组合自然会有不同的结局！

兰德可能自我意识到上述简单说辞已有些站不住脚，故他接着强调"我们需要协调合作，通过寻找小鼠的致癌基因，并分离出这些成癌机制，试验能够杀死变异细胞的药物，最终发现癌细胞的致命弱点"；"合理的癌症治疗方法就是发现癌细胞每一种新变异的致命弱点"。

也许理论上，这样说似乎无懈可击，但基本点上就存在着致命弱点。

其实，类似学说起源很早，古希腊时期就有端倪，但也一直存在着不同的争议。此说历史上被称为"预成论"，强调生命孕育之初就具有某种内在目的，决定该个体的特征及性状。另一些学者则反对此说，认为生物的具体形态是在发育过程中逐步实现的。后者以学者亚里士多德为代表，被标为"后生论"。两派时有争议。20 世纪，学术界通过研究，把遗传单位称为"基因"，并区分了基因型和表现型（表型）。表现型指可以观察到的生物性状；而基因型则指决定表现型的遗传因素。因此，前面的说法，也被简称为"基因决定论"。

长期以来，似乎人人皆知癌症是基因所致。但 21 世纪以来不断有研究挑战着此说。如胚胎干细胞可转变为任何分化的细胞，但基因的表观调控（表型）则在发育中起着关键作用。提示其并非预先决定其宿命，而是由基因与环境共同决定的。故欧亚马（S.Oyama）等人提出了"发育系统论"（2000），试图挑战并瓦解基因决定论。他们认为基因和非基因要素在发育及变迁过程中的作用是等同且相互纠缠的。细胞的发育，可能是一个真正的"后生"过程。

2014 年《自然》（Nature）载文认为，预设前提的基因决定论的现代演化综合已不再适用，需要以发育为视角的"延展演化综合"来补充现有框架。也就是说，基因决定论受到了严峻的挑战，必须兼顾后世获得的一些表型因素等。而表型因素则更多地受制于日常生活方式、应对行为及环境因素等。

有人作了一个深刻隐喻：所谓基因，就像装在枪膛里的子弹；而后天等内外触发因素，就像人类放在扳机上的手指；故"基因决定论"仅有一定意义，不能过分强调。人们现已对癌症的"基因决定论"给出了某种选择性的扬弃。目前比较公认的癌症发病中基因起到的作用，也就为 5%~8%。虽不可忽视，却也非决定性的。

小鼠癌症模型的陷阱

根据美国国家癌症研究院在线数据库 PubMed 的检索表明：截至 2020 年，有近 30 万篇癌症研究论文是以小鼠为实验对象的。但又有多少篇小鼠论文真正对癌症的临床治疗有实质性影响呢？可以说少得可怜！如果想试图揭秘"抗癌大战"是如何误入歧途的，那么，分析讨论实验小鼠模型也许是非常好的切入点。

不同的生物物种之间是有关联的，这种关联突出体现在 DNA 里。人类基因分享了地球上生命的许多神奇基因密码。一种小鼠基因也许同一种人类基因非常相似。正因如此，对癌症研究而言，这里同时存在着诱惑与挫折。

而且，小鼠的某个基因也许同某个人类基因相似，但其他基因同人类相比差别就很大。更别说人类还有七情六欲，种种错综的人文习俗因素等。故小鼠实验结论，难以简单对应到人类身上。这些被采用小鼠模型的研究人员忽略了。

麻省理工学院生物学教授温伯格曾因发现人类致癌基因及抑癌基因而获得美国国家科学奖。他指出："人类癌症研究一个最常用的方法是把人类癌细胞放在培养皿培养，然后移植到实验小鼠身上。这是一种免疫机制被抑制的实验小鼠，使肿瘤生长，然后对异种移植肿瘤试用各种药物，其中可能有能够治疗人类癌症的药物。这被称为临床前模型。"

温伯格继续解释说："实际上，10多年甚至20多年来，大家都知道，对于预测药物在人类癌症治疗中的作用，这种人类癌症临床前模型的预测效果非常差。"换句通俗的话：能治疗小鼠身上异种移植而成的癌症药物，大多数治不了具体癌症患者身上的癌。

温伯格的结论很明确："这是癌症研究长期面临的一个基本问题。从治疗角度看，人类癌症的临床前模型已经臭名昭著。"

为什么会发生这种情况？原因还是前面所说，癌细胞擅长变异。在培养及异种移植过程中，癌细胞可能早已变异。比如，采集某位患者肺癌细胞，培养以后异种移植，就获得了一个肺癌的临床前模型。但实际上这一模型已不再是原始肺癌模型！因为人类肺癌已经有上百种变异，这变异往往是个天文数字。

笔者在这方面是有第一手经验教训的。20世纪80—90年代，笔者所在大学有个实验室，笔者带着一批学生做实验，发现中药提取物对很多癌动物模型都有很好的抑癌作用，有效率可达15%～70%，大家都很兴奋，但真正用于临床却并非如此。故我们后来改变思路，从有效的临床现象（方药）出发去研究其抑癌机制，而不是用小老鼠套到人身上。这是两种完全不同的思路。当然，结果的可信度截然不同。

可在世界范围，特别是信奉西方医学的 99% 的研究者仍在使用这种癌症临床前模型。这是为什么？原因是这方法简单易行，且眼见为实。如果药物作用有效，肉眼就能看出移植肿瘤在缩小。制药公司内部对这问题都有共识，但这方法论上的前提性欠缺，迄今并没采取措施纠正。大量的经费因这临床前模型而被浪费。

更令人沮丧的是，大量可能对人类癌症有效的药物因为这种临床前模型而被淘汰。对小鼠身上移植肿瘤有效的药物，对于人类实际癌症大多无效；反过来，对小鼠移植肿瘤无效的药物，也有可能会对人类癌症有效。由于药物筛选判别标准是小鼠模型，所以对小鼠无效的药物首先已被淘汰。

既然所有人都清楚问题所在，那么为什么没有采取改进措施？！

理由很简单：第一，现在没有能够替代小鼠的、眼见为实的模型。第二，问题还出在管理部门，美国食品药品监督管理局已形成一种惯性，这种小鼠模型已成为判别药物疗效的黄金标准。

美国食品药品监督管理局官员的反思

不过，笼统地说美国食品药品监督管理局已僵化而固守成见，不太公正。早在 2003 年，美国食品药品监督管理局的几位学者型官员就在《临床肿瘤学》杂志发表《美国食品药品监督管理局对肿瘤药物的终端评价》一文，对过去半个世纪以来美国食品药品监督管理局评价肿瘤药物疗效标准进行了反思和检讨，认为临床上为追求有效率，即"完全缓解"加"部分缓解"率，不顾患者心理、生存质量和个体上的差异，机械地按照教科书上的条条框框，或根据临床医生"寻找和破坏"模式的惯性思维而实施的根治术或放化疗，其实并不能真实地反映癌症患者在治疗过程中的整体和长远利益。

通过对已推向市场的许多新抗癌药的追踪研究，美国食品药品监督管理局的肿瘤药物评审专家们领悟到：不论是基因类药物，还是生物

"导弹"，或是小分子转移酶抑制剂，虽在实验动物的抗癌、治癌研究中捷报频传，使人们看到了征服"癌魔"的曙光；但每当将这些在实验室展现的抗癌领域震惊世界的"伟大发明"，应用于人体内实际癌瘤治疗时，却难以尽如人意。究因，人类生命活动的错综复杂性，并受到自身高级神经中枢和社会、人文、家庭及经济环境等诸多因素影响，岂是小鼠等实验动物所能比拟的！如人患癌症后的精神状态、环境因素对其免疫功能等都有明显影响，对病灶抑制或治疗作用等的干扰，在某特定时期往往甚于治癌药物的作用……这些，就是单靠某治癌药或治癌手段难以明显奏效的深层次原因。

对此，笔者也是深有体会的。早在20世纪80年代，笔者在小白鼠实验中即已发现，从灵芝中提取的某些有效成分之合理配方组合，对多种动物癌的"抑瘤率"达到42%～48%，并能平均延长患癌小鼠寿命1.5倍。90年代中期，我们优化了工艺，有了更高的有效成分萃取率，并更新了配方，官方检验报告表明对多种动物癌的"抑瘤率"高达58%～62%，并延长荷瘤小鼠寿命1.8倍。这着实曾让我们兴奋！因为从理论上来说，抑瘤率达到30%就算是有抗癌效果。然而，用之临床，却发现与实验结果有一定距离。因为人不是小白鼠。动物实验与人的临床，不完全是一回事。对人体身上实实在在的癌瘤，还须兼顾多方面因素，采取综合方法，方能取得比较理想的疗效。

我们认为，这也正是近年来世界卫生组织向各国积极推荐"生物-心理-社会"新型的医疗模式，并强调对患者进行心理、社会等因素有效干预的重要性所在。

有鉴于此，美国食品药品监督管理局部分官员的睿智反思，尤其值得琢磨与回味。

就是说：治疗癌症，不能仅依赖实验室成就的某种"伟大发明"。越是复杂的问题和对象，越需要借助综合措施和全面应对方法。防治癌症，更应该如此！

事实上，癌症只是一类慢性病

2000 年前后，笔者在上海中医药研究所所长任上时，一位台湾的肿瘤同行来访，双方相谈甚欢。他认为有时临床上癌症不发展，也不恶化，有点"像是慢性病"。他继续说，他手头有多位活过了 5 年，活得很好的患者！一句话提醒了笔者！反观我们临床，癌症患者中至少有七成已活过 5 年，且现在总人数早已有几万人了！这不是慢性病，又是什么呢？况且，这些患者中的很大部分，当时不都是被宣判为寿限不过几个月或者一两年的吗？现在不都好好地活着吗？受其启示，我们一起交流了许多实例，之后我们一致认为，对多数癌症患者来说，他们患的只不过是一类与冠心病、高血压相类似的慢性病，仅比较棘手，治疗有一定难度，但绝非不治之症。我们甚至认定：癌症有时还比冠心病、糖尿病等要好应对得多！不少癌症患者多年后病情可完全稳定，甚或治愈，不再需定期用药了！而冠心病、糖尿病、高血压等需要终身服药。当时（2000 年前后）我亲诊的千余例康复患者中，大都已不再每天胆战心惊地吃药了，其中还包括几十例诸如胰腺癌、肝癌、脑瘤之类难治性患者。

由于有了这么一次愉快地交流，笔者底气十足地在不同场合表达了这么一种颠覆性的新观点："对于许多人来说，癌症只不过是一类慢性病。"

特别是从 2003 年起的几年时间，受上海人民广播电台 990 频率之邀，在《民生健康》节目中，笔者多次阐述及重申了新观点——"癌症只是慢性病"，尤其在中老年人中，它是衰老过程中难以避免的一类生理异常，就像衰老一样。

之所以说对老年人，癌症更是种慢性病，而且是一类难以避免的生理过程，是因为我们注意到，越是年老，危险性越低（即年龄越大，癌症的自然发展趋势越慢，威胁越小）。这与我们原先主张的老年癌症可以是"乐龄癌"，可谓"异曲同工"。我们曾强调"乐龄癌"无须过于紧张，它本身发展缓慢，甚至还有一定积极作用，可促使患者更加注意生活方式的调整，以改进不良行为，从而有利于健康。

　　童老伯是笔者的忘年交，1996 年在门诊相识，当时他 77 岁，因吃东西有噎阻感而确诊为中段食管癌，做过内放疗，老人感到火辣辣的，受不了，中途放弃了。一心只想吃中药，找笔者诊疗，初起每次 2～3 个子女扶他来，挺不起胸。1 年多时间后，老人一切正常，逐渐地一年只来 2～3 次，说来看看笔者，平时日程安排得满满的，还上网、炒股。据他自己说，因心态好，炒股还没失过手。几年后，已是 87 岁高龄的他，又一次由子女陪同来找我，原来近期发现心窝下痛，吃东西不像原先那么香了。一查，是胃贲门有癌变。不过这次老人可不当回事了，他说这只不过是一类慢性病，自己食管癌 10 年都过来了，这次有点小问题，无非是继续吃中药、零毒抑瘤罢了。一段时间治下来，症状改善，吃饭等已没有什么不适。由于心态健康，认识正确，所以童老伯每天都是乐呵呵的。直至 2014 年冬至前后一个严寒的晚上，因心脏不适，急送医院不救而亡。考虑可能是急性心肌梗死！但那年他已 95 周岁了，带癌生存近 20 年。

　　2009 年的一天，笔者被急召进京，因某领导患胰腺癌寻求治疗意见，当时尚未做手术。中西医专家协商后建议先做几次化疗，配合中医药，争取手术。二次化疗后手术，明确是腺癌、局部多个淋巴结转移。再次会诊，专家意见是结局很不乐观，会诊组长对患者说："领导，你的生存期乐观一点，6 个月！不乐观，3 个月……"结果，总共做完 6 次化疗后，在笔者坚决要求下停止化疗，也没再放疗，就中药治疗为主，一直快乐生存至今。整 15 年了，一切都好。2023 年我去北京还聚在一起吃饭、聊天。现在他已届 80 岁了，应该说，胰腺癌并未影响他的生存！

癌症只是慢性病的基本含义

　　"慢性病"代表什么呢？意味着发生缓慢，发展过程较漫长，痊愈或恶化常常很迟缓。这是对癌症认识的根本性变革。40多年前，人们就在讨论，到底要把癌症分到哪一类疾病。那时，有专家倾向于最好把癌症单列为一类疾病。可是，经过30多年研讨，世界卫生组织在2006年正式倡导癌症是一类慢性病。

怎么理解世界卫生组织将癌症定义为慢性病？这是否意味着临床医生在治则上有所变化？中国工程院院士孙燕教授认为，它包含了三个含义：

第一，癌症的发生，是一个漫长的过程。形象地说，人们所看到的癌症问题只是冰山一角。比喻为一场戏，所看到的只是最后一幕，已是尾声，没有看到漫长的癌症发生、发展过程。既然已认识到癌症的发生有个漫长过程，就应该重视预防和早期发现、早期治疗。从这种意义上说，确定癌症只是慢性病，就是要将临床工作重点前移。事实上，大家对此已有共识：癌症的防治必须前移才能卓有成效。因为数十年前，这些致癌的危险因素就已存在，人们有充分的时间进行防范，做到早期发现，早期阻断。否则，让癌症发展到晚期，就只能看到最糟糕的后果：患者痛苦，医生束手无策，也让社会觉得癌症是很不好治的病。

第二，想办法把已发展形成的、有所伤害的癌症，变成慢性病，让其进展速度缓慢下来。让癌症像糖尿病、高血压一样得到控制，甚至让患者能与癌症和平共处多年。目前，已有很多癌症患者经治疗后可很好地带癌生存。5年、10年生存率大幅度提升就是实例。前文的胰腺癌案例就是很有说服力的例证，他是晚期胰腺癌，局部有淋巴结转移，至今活着，且无任何不适，年届八旬，就是成功。

第三，癌症是慢性病，暗含着一个重要倾向：它是有着自愈或疗愈可能性的；这既与人们长期的观察结论相吻合，又佐证了"'钟摆样'效应"[5]，且它的整个发展进程往往是走走停停的。某些条件下甚至还可逆着趋向于正常。对此，后文将有所展开。

---

5 参见本书第26页。

慢性病癌症，需新的理论解释及不同的应对模式

尽管癌症只是一类慢性病的观点，逐渐为大众及医界所接受，但慢性病又有何特殊性？人们认识上重视是不够的。为此，我们接连做了研究，在权威的专业刊物《医学与哲学》上发表了多篇论文[6, 7]，进行阐述。

简单说，慢性病常有以下特点：

（1）慢性病早期病程常发展缓慢。

（2）初期可无任何典型症状。

（3）发病及恶化大都与生活方式（含情绪及心理波动）密切相关。

（4）病理进程常难以准确预测，其后果难以精准预计。

（5）很多情况下虽内在病理急剧恶化，表面（症状等）却很平静。

（6）如果有疼痛或功能障碍等的存在，有可能是持续性的。

（7）生物学检查结果常与并发症或疾病进程关系不大。

（8）自我感知的症状严重程度常与实际病理损伤不成正比。

（9）病情轻重程度或进展速度等，常受制于自我情绪、感受及环境因素等。

（10）多数慢性病不追求治愈，只是强调控制。

慢性病的病理特点决定了其防治思路及措施不同，这同样适用于癌症：

（1）慢性病大多数不可痊愈，但可努力加以控制，防范其发展。故应强调照料、呵护，而不是以往的治愈。癌症也一样！

（2）慢性病随时可能发生变化，不到病情十分稳定，不可掉以轻心；需强调自我及家属随时监控，减少发作或减慢其病理进展。

（3）慢性病不能忽略轻微征兆，它很可能是恶化之先兆。

6　何裕民.慢性病的临床特点及其合理对策：以癌症治疗康复实践为例［J］.医学与哲学，2012，33（10B）：1–4.

7　何裕民.慢性病：需要新的理论解释模型［J］.医学与哲学，2018，39（10B）：1–5.

（4）慢性病的控制是个漫长过程，绝非一朝一夕能成。

（5）宜更多地强调姑息性的调整与适应。

（6）对慢性病患者进行治疗性教育十分重要，亟须提高当事人自我的健康意识及对疾病的自我保护和防范。

（7）帮助患者确定合理的治疗康复方案并指导其认真实行，比只是给予药物或手术治疗等具体医学措施，更为重要。癌症更是如此。

（8）慢性病防治需从多个环节切入，整合多种疗法或措施，包括生活方式改善等；不能仅依赖一两招，或特效药。

（9）慢性病尤其需奉行新的医学模式，并确保给予患者精神心理和社会支持。

（10）慢性病的疗效评价尺度及医疗鉴定标准不同于以往。

已经成为共识：对付癌症，应像对待其他慢性病一样

近年来，包括美国在内的一些发达国家，对晚期癌症的治疗已从一场与绝症你死我活的战争，转变为像对付一类慢性病，虽晚期癌症死亡率依然很高，但越来越多的患者一边与病魔抗衡，一边享受着积极、充实而仍旧有意义的生活。

"人们对待癌症的态度发生了翻天覆地的变化，"密歇根大学综合癌症中心乳腺癌项目的临床主管丹尼尔·贺斯（D.Hayes）博士说，"从我们的立场出发，我们花了很多时间让人们明白，即使是癌症，特别是转移性乳腺癌，虽无法摆脱它，但你仍然可以活得很久，并且生活得很充实。"

对癌症态度的转变折射出一系列在治疗方法上的改进。现已发展出针对每种癌症的不同治疗方法，尤其是对乳腺癌、结肠癌、前列腺癌、肝癌、胃癌、胆管癌，甚至是肺癌等，并都已取得明显效果，包括雨后春笋般出现的、越来越有针对性的新药，常比老一代的化疗制剂毒性要弱。而在过去，这些副作用可能会像癌症一样摧残着人的身心。

这些进步带来的效果是：癌症患者活得更久，更有质量。

根据美国癌症协会的统计，20世纪70年代后期，一种癌症被诊断后，仍能存活5年的患者比例不到50%。20世纪80年代中期，该比例略有提升，至52%；1995年以后，该比例逐步上升到66%，且还有不断上升趋势。特别是乳腺癌，存活5年的比率从20世纪70年代的75%，到2002年一跃上升至近90%。现在，许多癌症都可以争取这一效果。

每个涉及癌症的人都希望或许有一天能发现一种彻底治愈它的方法。这也是尼克松总统在1971年提出的"癌症战争"企盼的目标。但由于癌症的极度复杂性，种类不同，它们的进化和体内转移等的因素也全然不同，故到目前为止完全治愈它还只是奢望。目前，取而代之的主流观点认为，并不一定非要毁灭那些顽固的癌细胞，只要通过连续治疗，将它控制在一个安全、能容忍的范围内，就是一个不错的方案。"这是20世纪80年代后开始发生的观念转变，"美国加州大学洛杉矶分校琼森综合癌症中心教授约翰·格拉斯比（John Glasby）博士如是说，"我们意识到在慢性病的模型中有一种力量。在患上疾病后，你能够继续过上高质量的生活，而不是一定要治愈它。如果我们能让人们活下去，同时生活充实而且快乐，如今看来这是非常不错的效果。"

他们认为，这种新观念为治疗癌症提供新方法奠定了基础。如果将老式的化疗比作重磅炸药，它在除去癌细胞的同时，也会造成许多附带损害；而新的靶向药则更像小炸弹。一些新药针对癌细胞中的交流信号，一些则通过干扰肿瘤附近的血管生长来切断供应链。另一些药物则阻止肿瘤扩散。这些更具针对性的疗法既有助于控制疯狂扩散的癌细胞，同时还常可保护健康细胞，尽可能少地受到损害。

在美国，有人把乳腺癌当作慢性病来对付——"我们已有了许多药物用来治疗乳腺癌，这比治疗其他任何一种癌症都要多一些。"南加利福尼亚大学诺瑞斯乳腺癌研究中心主任克里斯蒂·拉塞尔（Christy Russell）说。对转移性乳腺癌患者，他认为应该坚持使用一种药物，直到它不起作用。大多数情况下，药物最终将不可避免地失效，这时候再转用其他药物，可能会保持相对良好的身体，也可以多活几年。

专家呼吁：晚期癌症也应设法转成慢性病

笔者倡导"癌症只是慢性病"观念反响颇大：最初医学界质疑声不少，但很快成为共识，笔者也因此获得了上海市科技成果奖。

2012年3月的全国政协委员座谈会上，医务口的委员们还就此展开讨论，凑巧被央媒记者以新闻采访方式录制，午间新闻频道有相关片段播出。

2011年7月连续几期的《健康报》发表了一组资深专家文章，专门探讨晚期癌症问题，最后专家达成共识：晚期癌症也可转成慢性病，让它发展变慢。

《健康报》是中国卫生领域的机关刊物，代表权威性，这些专家都是西医学科的资深医生，故专家们形成的共识，意义不一般。

如复旦大学附属肿瘤医院肺癌专家常建华主任以"转移癌也能变成慢性病"为题，指出："实际上，转移癌并非不治之症，经过科学治疗，患者通常可以生活得很好，甚至可以治愈。"他以实例来说明，强调"某些癌转移暂时无须治疗"。"即便出现多处转移，但没有任何症状。例如惰性滤泡淋巴瘤，疾病发展缓慢，自然病程较长，患者中位生存期可以达到8~10年。对于这些肿瘤，即便出现转移，也可暂时不治疗，观察肿瘤的变化，一旦出现相关症状需要治疗时，再通过制订合适的治疗方案，在保证生活质量的同时，可长期带瘤生存。"

常建华主任还指出："多学科综合治疗已经成为晚期转移性肿瘤的新型治疗模式，转移癌虽然目前还不能治愈，但通过合理有效的治疗，可以控制其发展，使之变成像高血压、糖尿病一样的慢性病，从而达到有尊严且长期生存的目的。"

该院孟志强主任则以"转移癌不等于肿瘤晚期"为题，强调："转移性癌并不都在癌症的晚期才出现，有时转移灶先被发现，而后才发现原发灶。"指出："过去恶性肿瘤的治疗研究目标是消灭肿瘤。20世纪90年代以来随着对肿瘤的认识不断加深，我们的治疗目标不再是一味强调消灭肿瘤，而是希望达到'带瘤生存''与瘤共存'这样一种平衡状态。发生了癌转移，并不是想象中的到了绝望的地步。通过合理的治疗，往往能够达到控制肿瘤、改善生活质量、延长生存期的目的，有些情况下甚至能够获得治愈的疗效。"

上海市第六人民医院肿瘤科郭跃武主任赞同日本资深放疗专家近藤诚的观点，近藤诚从事癌症放疗40余年，写了《癌症，别急着开刀》一书，畅销日本。郭主任则以"患了肿瘤，别急着手术"为题，展开讨论。他以实际案例为据，特别强调："对肿瘤治疗的认识该转变了！"

西南某大都市某银行的行长是位典型的女强人，因极度疲乏、腹胀、低热，一查，晚期卵巢癌，大量腹水，全腹膜转移……一周内抽去腹水4 000 mL，但今天抽，明天长！当地医生摇头说：只有60天寿限了……此人很顽强，通过途径找到笔者，因她没法前来，笔者先予以远程诊疗。一方面中医药内服外用，控制症状，改善体质；另一方面建议合理配合化疗。一个多月后她亲临上海门诊；半年后，基本情况明显好转，极力鼓励她到上海找专家做了姑息手术。此后，继续配合中西医治疗。目前，8年过去了，恢复了体质的她，又重现生龙活虎了。

总之，即使晚期癌症，也可以见招拆招，想尽办法，努力将其转化成慢性病。

癌症本质：
生物体的"内乱"

癌症，是人类新常态

老年人体内出现癌变，十分自然

基因调控失常，癌细胞过多增殖，导致癌症

免疫监管下，癌症可以休眠甚至消失

癌细胞就像"坏孩子"，癌症则是"黑帮"组织

研究表明：癌细胞是分化异常的细胞，癌症主要是人体内源自生性疾病；而不像"细菌""病毒"等引起的炎症那样，属外源侵入性疾病。因此，癌症不同于炎症。引起炎症的病因大多是外源性的，致病微生物对机体的入侵是问题的核心（就像日军侵华一样），故采用消灭、杀死、驱逐等战争手段每可奏效。无非是要不断设法更新武器（抗生素），使其杀伤（抗菌）更有效。而绝大多数癌症是内源性的；癌细胞病变的核心是细胞分化及发育障碍；通俗地隐喻：就是有些孩子（心理、行为、社会）发育不良，变成了"坏孩子"。

某种意义上，伴随着衰老，部分细胞癌变是一种难以避免的生理过程。因此，可以认定，老年人身上出现癌变是一类伴随着衰老的常见现象。就像成千上万社会新成员在其发展过程中，难免有部分会变"坏"一样。而一旦这些"坏孩子"的生长失控，形成诸如"黑帮""黑势力"，且为非作歹，开始危及社会；也就是从单个癌细胞（"坏孩子"）

发展成了癌组织（"黑帮"）。问题在于它为什么会失控？正常社会也难免会有"坏孩子"，却不会容忍"黑社会"的滋生、发展及壮大；人体也一样，个别人会生癌，多数人一般情况下不会受它威胁，显然还有更深层因素存在。

癌症："人类的新正常态"

在此前（几乎整个 20 世纪），人们总认为癌变是生命的一种例外，是灾难降临当事人，是身外"恶魔"缠身——之所以汲汲于扩大根治术、大剂量放化疗等，究其认识论根源，从哲学角度分析，都是基于"癌症是'恶魔'缠身，务必彻底清除干净"这一基本点。

就癌症的起源而言，无论是病毒说、放射说、污染说、错误说、毒素堆积说、二次打击说等，都只是改换了门面（包装了现代科学词汇）的对"恶魔"缠身的另一种表达。

然而，直到 20 世纪 80 年代，人们才弄清楚"原癌基因"原本就是正常基因。之所以成为驱动癌变过程的"元凶"，只是因为相互间协调出了差池，或表达出了问题（太高/太低），或信号传递上有些不畅。到了近年，科学家才弄明白：原来细胞的"正常"和癌细胞的"异常"之间，并不存在截然的界限，其主要区别只是在于积累的基因突变释放了癌细胞的标志性行为。或曰，只是某些基因表达偏高或偏低所造成的差异！印之临床，人们发现不断癌变现象，普遍存在。

如有研究提示：60 岁以上男性，前列腺切片中出现局灶性癌细胞的比例高达 30%；甚至在 20 岁上下的美国底特律黑人男孩前列腺切片中也发现类似组织；正常甲状腺组织薄切片中，做细致的细胞学分析，发现 17% 的存在着原癌组织；借助基因探针，在正常女性的乳腺组织中发现蜕变细胞的比例也很高，40 岁左右高达 40%。因此，癌变并不是身外"恶魔"缠身，而是与生俱来、和生命同进程，并与生物进化相伴随的一类难以避免的自然现象。有人甚至认为，癌变是自然界事先预设好的一道程序，以确保新陈代谢能有序地接替，从而可对人口总数有所调控。否则，地球将不堪重负而"生癌"（地球人口爆炸）！

难怪乎，《众病之王：癌症传》中穆克吉指出："癌症，就是人类新正常态！"他在该书最后总结："很可能，癌症对我们来说，也就是正常态，我们注定最终走向致命的结局。的确，随着在一些国家受癌症影响的人口比例从 1/4 增长到 1/3，再增长到 1/2 时，癌症无疑将成为无法避免的新正常态。于是，问题不再是我们在生命中是否会遇到这种永恒的疾病，而是我们何时会遇到它。"

换句话说：谁都会碰到它。活到 80 岁以上时"你不碰到它反而是怪事"，英国肿瘤专家格里夫斯如是说！因此，已经到了大家从容地接受这一点，并懂得如何与其智慧地博弈，而不是盲目乱来的时候了！

"1/4"的提示——难以避免的生物现象

早在 20 世纪 80 年代，笔者就注意到美国有医学专家报道说：80 岁上下老年人的尸体解剖中，1/4 左右的老年人其体内患有癌瘤，但这些老年人生前都没有与癌症有关的任何症状，他们死于其他疾病或原因。换句话说，老年人体内，出现肿瘤是十分自然的事情。

海归学者黄又彭教授，自我总结曾解剖近 200 例尸体，80 岁左右老年人无一例外地发现体内有隐匿性的、无任何症状的癌瘤，他预计：如果人的平均寿命达到 100～120 岁，每个个体内的癌瘤组织将达到 3～4 个。

考虑到许多高龄老年人都可能有隐匿性的、无症状的体内癌瘤存在，黄教授的"100% 老年人有癌说"并非无稽之谈。这些事实引发了一系列深层次思考：比如说，究竟怎么看待癌症？怎么对待癌症（防与治），尤其是老年癌症？

在我们看来，首先，人类不可能攻克癌症。只能预防某些癌症的发生，或减缓/延迟其发生的进程，减少其对人的伤害，提高患者生存质量，延长带癌而准健康的生存时间。何也？因为本质上来说，老年人所发生的癌症，是一种伴随着机体衰老过程而出现的、难以避免的生理偏差，就像老年人会骨质疏松、脑组织会变性（认知退化）一样。众所周知，癌细胞是细胞（主要是干细胞）的分化障碍；也就是说，细胞在复制过程中出现了偏差。这是难以避免的。正因为有这种偏差，生物才会进化或衰亡。越到老年，细胞的复制成为天文数字，出偏差的概率自然越高。与此同时，老年人自身的免疫监视、识别、清理等的功能也随着衰老日渐弱化、失能、失责。因此，老年人癌症多发就是自然的结果。当然，异常分化的癌细胞难以被及时识别和有效地清除，也促成了这一后果。

用一个更能理解的隐喻：就像一条生产线，它再好，这生产线工作三五十年、七八十年，它的误差率、次品率一定会倍增；人老了，与生产线陈旧了一样。因此，老年人癌症多见，就像生产线老了、次品率递增相类似，那是难以避免的结果。

这事实还提示以下 4 点：

（1）癌症其实离每个个体并不遥远，今天发生在你探视的对象身上，明天很可能就发生在你自己身上。

（2）既然是一种生理偏差，难以避免，那么重点就在于防范它的过早出现，减弱它对生命的过早或过重伤害。研究表明：临床 80% 的癌症发生，与不良生活方式有关。努力纠正诸如酗酒、抽烟、过食肥甘等不良生活方式，可减少或减缓 30%～40% 癌症的发生或发展。这等于抗击了癌瘤，延长了生命。

（3）进入中老年后，适当用些调补制剂，特别是有明确的调节免疫、诱导细胞分化、诱导细胞凋亡的中成药，是有积极防范或延缓癌症发生之效的，因为它可起到防微杜渐之功。

（4）有人会认为：化疗可以起预防作用！这无论从药理或临床来说，都是站不住脚的。如果是化疗科医师推荐的，那么，不妨反问他一句："你已上了年龄，理论上说体内难免有癌细胞，你愿不愿意化疗预防一下啊？"可以肯定地说，100% 的医生会缩回头，因为这太荒唐了。

有没有可能通过免疫疫苗等防范部分癌症的发生，这至少在理论上是说得通的。然而，操作上还有待深入。

我们的经验表明：以中医药方式针对性防范部分癌症的发生发展，大有前途。

癌基因原本可以是正常基因

谈到癌症发生、发展的机制，不能不说到 20 世纪后叶人们从分子水平上对癌基因的研究和细胞层次上的细胞凋亡学说。

以约翰·弗朗西斯·罗纳德·克尔（J.F.R.Kerr）和悉尼·布雷内（Sydney Brenner）等科学家所创立的，堪称 20 世纪生物医学发展史上里程碑的细胞凋亡学说认为：多细胞生物体自身稳定性的维持，取决于机体细胞增殖与凋亡之间的动态平衡，凋亡不足或过度，都会导致疾病的产生。癌症的形成和发展是多种原因导致这种平衡失调，形成细胞增殖大于细胞凋亡的恶果。

换句话说，癌症是某些癌细胞繁殖太快（疯长）却死得太少（凋亡受阻）之故。

而细胞凋亡又是在基因调控下完成的，和细胞的分化程度有关。凋亡受阻往往源于分化障碍。而分化同样是在基因调控下完成的。因此，癌症的形成和发展都与基因的活动有关。

那么，在癌症的发生和发展过程中，基因变化的真相又是什么呢？

从 20 世纪 60 年代起，人们就开始注重从分子水平探索癌症形成的机制。1969 年，美国科学家霍布尼（R.Huebner）和托德罗（G.Todaro）提出癌基因假说，认为人体细胞携带某种基因，这种基因被活化后具有使正常细胞转化成癌细胞的能力，故它们又被称为"原癌基因"。但癌基因突变理论并不能解释肿瘤发生中的所有现象。美国学者克德森（A.Knudson）提出了"二次打击"学说，某些患者出生时就从双亲遗传获得了一个变异的致病基因（原癌基因），在后天成长过程中另一个等位基因再发生变异，这样二次"打击"导致了肿瘤的发生。而非遗传性的癌症病例两次变异都在后天逐渐发生，因此，发病也较晚。

后来，人们还发现有些基因有阻断癌细胞转化进程的能力，它们被称为抗癌基因，又称抑癌基因。1979 年，英国的大卫·莱恩（D.Lane）等发现并于 1983 年被阿诺德·勒文（Arnold J.Levine）等克隆出来的 *p53* 是目前发现的人类肿瘤中突变率最高的抑癌基因，它在 DNA 修复、细胞凋亡、细胞分化及细胞周期的调控方面，起着举足轻重的作用。迄今为止，已有 20 余种抑癌基因被鉴定或克隆出来。这些抑癌基因或参与细胞的信号传递系统，在正常情况下对 DNA 的复制、细胞的生长和增殖等起着监控作用。它们在基因水平上的突变和因此导致其编码蛋白功能丧失，是癌细胞生长失控的重要原因。抑癌基因的发现，对认识细胞活动的分子机制有着划时代的意义。

早在细胞凋亡说成熟为一种理论之前，就有学者认为："在癌症的发生和发展过程中被激活的基因可能是正常基因。"这观点当时由于没有实验研究支持，而未能引起人们过多的关注。1976 年，美国科学家毕晓普（J.Michael Bishop）和瓦尔姆斯（Harold E.Varmus）通过实验研究发现鸡 Rous 肉瘤病毒中的 *Src* 基因不是反转录病毒固有的，而是来自宿主细胞基因组的 *Src* 基因。这两位科学家用科学实验证实了"癌基因是正常基因"，并因此荣膺了 1989 年度诺贝尔生理学或医学奖。就在他们的研究成果问世后不久，研究又发现：*Src* 基因广泛分布于生物界——从单细胞酵母、无脊椎生物果蝇到脊椎动物，乃至人类的正常细胞都存在着这类基因。这类基因的产物对细胞正常生长、繁殖、发育和分化都起着精密的调控作用。也就是说，导致细胞增殖与分化异常、促进细胞恶变为癌细胞的根本原因，是这些基因结构的变异或表达上的失控，而这些基因原本又是正常基因。

据此，有学者推测："细胞的恶变具有潜在的可逆性。"换句话说，既然是正常基因调控失常使得正常细胞癌变，那么也存在同样的可能性：影响这些基因的调控，也可以使癌变细胞重新回归正常。这将"为癌症开辟一条全新的治疗途径"。而且，当时部分科学家就深信这是完全可能的。今天的部分靶向药及某些免疫疗法的底层逻辑，就是建立在这一认识基础上的。

"好孩子、坏孩子"理论

隐喻，也许是理解复杂难题的一个好的切入点。

关于癌变机制研究，在细胞水平，目前人们认为主要是干细胞的分化障碍。

人的生命起源于受精卵，从受精卵到完整个体的发育过程，也就是在基因调控下细胞增殖、分化和凋亡的过程。其中，干细胞起到了关键性作用，它能够自我更新，并始终保持很强的分化潜能，可以产生一种、多种甚至全部的机体细胞类型。

干细胞又称"万用细胞"，它有多种类型。首先，全能干细胞有多向分化潜能，能分化形成人体各种组织类型和器官的细胞；其次，是多能干细胞，常由全能干细胞分化而来，可以再分化出多种类型的细胞，但不能分化出足以构成完整个体的所有细胞；再次，是单能干细胞，又称定向干细胞，来源于多能干细胞，只具有向特定细胞系分化的能力，也称为祖细胞。

干细胞的发育受多种内在机制和微环境因素的影响。其中，内在机制中基因常是决定性的。

简单地说，癌细胞的产生，就是本应该进一步分化成熟的干细胞分化受阻，停留在某一不够成熟的阶段。这时候，细胞越靠近原始状态，其分化程度就越差，恶性程度也就越高。众所周知，评估肝癌的"甲胎蛋白（AFP）"，就是表示细胞原始（胎）程度的标志。自然，"未分化"的恶性程度最高。细胞分化程度越高，就越接近于成熟，其恶性程度就越低，临床通常称为"高分化"。

干细胞之所以分化受阻或分化障碍，除基因等因素外，其重要影响还包括组织微环境结构被破坏或遭到干扰，内外各种致癌因素的作用，使诱导信号受到扰动，干细胞的分化过程容易出现障碍，分化不成熟便可能成为癌症。癌细胞所具有的大多数恶性特点，也都是干细胞在未成熟分化时所具有的特点。

研究还表明，在癌症进展过程中形成的新细胞系，通常比原先细胞系的恶性程度更强些。新细胞系可能获得一个使它优先生长的更为广泛的条件。这可以解释为什么化疗产生耐药性后，许多癌细胞的毒性及耐药特点都大大增强。

干细胞在分化过程中受到致癌因素等的影响，正常分化过程受到干扰，产生分化紊乱不成熟的细胞，完全或部分失去了正常细胞的结构与功能。颇像婴幼儿在向成人的漫长发育成长过程中，受到了内外周遭诸多因素等影响，在长大过程中会学坏一样，遂有了"好孩子"与"坏孩子"之分。显然，这里的"好孩子"是指高度分化的正常细胞，而"坏孩子"则是指干细胞分化过程中出现某种障碍、未分化成熟的癌细胞，这就是我们在谈到癌症发病机制时常说的"好孩子、坏孩子"理论。

癌症非炎症，乃机体"内乱"也

单个癌细胞并不足为害，就像任何社会都难免有少数"坏孩子"一样，只有在癌细胞的生长、繁殖不受限制，不断增多，经过一个比较漫长的时期，形成相当"势力"；或为实体癌瘤细胞数达到10^9个（几千万甚至几亿）以上时，或为血液中癌细胞疯长到天文数字后，才会出现症状，构成对机体健康和生命的威胁。就像社会上的坏孩子，不断相互影响，逐步蓄养势力，聚众闹事，最终形成相应"黑社会"，对社会治安构成严重威胁一样。故可如此隐喻：个别癌细胞就像是社会上行为不良的"坏孩子"一样，它的出现常常难以避免；而癌症则是许多"坏孩子"聚众而成的、有组织的"黑社会"；它的出现就会对生命及健康造成危害。而"坏孩子"之所以能聚众而成"黑社会"，自然有其复杂的社会根源。癌细胞也一样，受内外多种因素的综合影响，才发展成为癌症。

因此，我们更愿意把癌症看作是一类有众多因素参与、主要涉及自身内在细胞代谢的、常有着缓慢发展过程的"内乱"。而不是像某些细菌、病毒感染人体所引起的炎症那样，只是某些细菌、病毒发动的一类相对单纯的"侵略战争"。

20世纪中叶，人类成功地抗击了部分细菌感染，使得当时危害健康最甚的结核、肺炎、肠伤寒等疾病都得到有效控制。受人类控制炎症巨大成功的鼓舞，当时的医学界想当然地把癌细胞也当成细菌、病毒的同类，依葫芦画瓢，祭起"格杀毋论"大旗，希望借一切对抗性招数，杀死这些"坏孩子"。但是细菌病毒并不是正常机体本身所具有的。它们对人类机体的侵犯，就像是"异国侵略军"，发动了"侵略"战争，故确实需全民动员，杀死"侵略者"。而且人们借助科学，至少已能鉴别出"侵略者"中的大部分，如细菌等，并可进行区分，然后加以杀死。因为细菌、病毒等对该生命体来说是异体的，原本是没有的。

但癌症是原有基因调控正常细胞分化过程中出现的异常，类似于孩子成长过程中的心理行为发育障碍。这些"孩子"再坏，它们也还是自身的"孩子"！除十恶不赦者外，也许有很大一部分更应该通过调教，使其改邪归正。更何况"格杀毋论"的放化疗手段，并无法区分出"好孩子"和"坏孩子"（正常细胞和异常细胞），因为它们都是自体的孙代、重孙代"孩子"（指子代细胞），有着同根同源性，杀死"坏孩子"八千，也许伤及"好孩子"一万。

癌细胞演进成癌症，同样有着内外环境与自身心理、行为与多重因素的纠缠互动，不单纯是癌基因调控细胞分化异常之类单一线性关系之果。因此，许多情况下，我们看到把癌肿拿掉了、癌细胞杀光了，但过一段时间还是复发了；或出现了二次癌。就像是"内乱"的社会根源未除（癌细胞滋生、成长的土壤条件未变），平定了这里的"内乱"，又出现了别处的"暴动"一样。

因此，我们认为：个别癌细胞只是体内有些"坏孩子"/变异细胞，这是难以避免的生理现象；而癌症则是体内的"黑社会组织"，故后者常可严重危害机体健康。它是前者发展的结局，但不是必然结果。许多情况下，可采取积极措施，或防范其出现，或减缓其发生，或减少其伤害，或修复其后果。

对于侵略战争（炎症），对抗性的战争手段（抗炎）固属最佳选择；而对于"内乱"（癌症），除了对抗性措施外，也许更需要综合的、多环节的、持之以恒的调整或修复措施，这就是炎症与癌症的根本不同。

"生物场"理论："内乱"自有其根源

既然原癌基因是正常基因，那么，癌细胞与正常细胞就是同源的。但是，为什么有些人患癌症而另外一些人不患癌症呢？为什么有些人患了癌症可不治而愈，而不少癌症患者用尽各种治疗手段后，仍然逃避不了反复复发之厄运？

这些疑问中，经过各种方法检查确诊为癌症而又未经抗癌治疗却"自愈"的临床现象引起医学家们极大的关注。他们力图由此找出征服癌症的突破口。科学家经过对近100年来全世界所报道的500余例"不治自愈"癌症患者的进一步研究，发现患了癌症"不治自愈"的患者不是"不治"，而常常是通过一些特殊的形式来"自治"。如他们当中有些人在患癌过程中半路杀出了一个程咬金——又患了持续性高热性疾病，等治好高热性疾病后却意外发现原先患的癌瘤不明不白地缩小，甚至完全消失了；有些人是迁出了原来的生活环境；有些人则是精神因素的彻底改变；等等。究其根源，就是在这些附加因素作用下，患者体内的生理生化和代谢等小环境（通常又称"内环境""微环境"）发生了不利于癌细胞继续生长繁殖的变迁。可以归纳认为：这些变迁实际上是生命体内的自我改造、自我调节、拨乱反正、正本清源的过程。从细胞恶变的根源来说，这种体内代谢环境的自我调节与修复才是对癌症的真正根治！可惜，不是所有的癌症患者都能有这种好运气！如果能用人为的办法来为所有的癌症患者"复制"这种好运，那也将为人类征服癌症开辟一条充满希望的捷径！

上述现象促使人们把对癌症发生机制研究的聚焦点从基因和细胞分化凋亡的同时，也转移到基因、细胞等赖以生存的机体"内环境""微环境"上。

"内环境"是个已有100多年的旧概念，新近又受到"宠爱"。在我们看来，"神经-内分泌-免疫"这一网络系统的协调稳定，构成了现代"内环境"概念的核心内容。它们的协调稳定，也是决定包括癌症在内的大多数慢性疾病发生发展的病理机制的关键。可以说，任何癌变的发生，均有这一网络系统的失调参与其中。只不过这一网络也许起着主导或重要作用，也许起着从属或"噪声放大"效应。正是"内环境"的持久失调，为各种癌症的发生发展，创造了有利的内在病理生理条件。

在我们看来，内环境"稳定"（又称"稳态"，是一种时刻在变，却常可达到自我动态平衡），与阴阳协调概念有着异曲同工之妙，都是中西医学理论思维的结晶。中医学所强调的癌变基础，哲学角度可概括为"阴阳失调"；落实到实体（或具体机体上），则重在气的衰盛（气虚）、气机失调（气郁）、湿浊泛滥（湿阻）或血行不畅（血瘀）等（《现代中医肿瘤学》，2005）。这些，若就其现代生物机制作出细细分析，大多都与神经（特别是自主神经）、内分泌及免疫系统的局部或网络性失调有关。若能站在一定高度，中西医学在这些问题上是完全可以进行深层次对话的。

如果说"内环境"是泛指全身状态，那么新近提出的"微环境"或曰"微生态环境"只是指癌发生的局部小环境或微小环境。现代研究表明，诸如"组织形态发生场""组织结构场"等"微环境"则是影响癌症发生、发展，乃至复发的局部微小却又十分重要的基础[8]。

---

8 刘增垣，何裕民.心身医学［M］.上海：上海科技教育出版社，2000.

医学专家在多次实验中，把不同类型的癌细胞放到一个新的"微环境"中，发现这些癌细胞大都可变回正常细胞。这种正常细胞经过许多代繁殖之后，仍是稳定的、正常的。因此，科学家推测：癌细胞的产生可能是"微环境"的不适当刺激导致了分化障碍，当处于不太有利的微环境里时，这些细胞不能形成正常结构；而同样的细胞回到正常微环境时，可能因为得到了适当的信号而形成了正常组织。

实际上，人们在临床中遇到过许多癌细胞逆转为正常细胞的现象。比如原发癌体姑息性切除后，未经治疗其全身的转移瘤灶自行消失了。许多晚期癌瘤、老龄患者在单纯中医药的治疗下，癌瘤明显地缩小或消失了。

鉴此，人们进一步提出"组织形态发生场"和"组织结构场"理论来完善"微环境"之说。此理论认为，不同的细胞都生存在特定的"组织形态发生场"里，细胞间通过不断地交流信息，逐渐获得其细胞特定分化的形态与功能，以形成和维持完整的组织结构和功能表型。细胞的分化尽管与基因的表达和调控有关，但基因的表达和调控并非自发产生，又受制于"组织形态发生场"等的影响。

美国的索南夏因（C. Sonnenschein）还提出癌症发生的"组织结构场"理论。该理论认为是组织微结构和细胞微环境的改变所引发的细胞与细胞、细胞与间质信号交流的异常，成了细胞失控性增殖的原因。因为对于成熟个体，由于成熟细胞不断地衰老和死亡，需要细胞组织经常地加以再生与修复。机体的整体和局部因素的相互作用在维持细胞再生与组织修复中起着重要的作用。这一相互作用过程被称作"组织结构场"，它的完整性遭到破坏，比如在各种慢性炎症的不断刺激下（如肝硬化及腺上皮萎缩或增生、化生等过程中），可导致原有正常细胞修复过程的异常而促成新细胞癌性嬗变。因而，人们所见的大多数癌瘤都伴有慢性的组织损伤和组织改变。

组织结构场的改变为组织内细胞的增殖分化提供了不利的微环境。此时，由于增殖细胞不能分化成熟，机体内功能细胞数量减少，这反过来又使得机体不断地产生刺激性的增殖信号，从而促使分化不成熟的细胞持续处于增殖状态。这时，恶性增殖持续，癌细胞的迅速增多便不可避免。

总之，组织微结构的异常和/或致癌物的存在，干扰了组织内细胞与其微环境的正常交流，是癌症细胞产生的前提之一。简单隐喻：癌症的发生发展，就像黑社会的形成壮大一样，"内乱"绝非凭空而起，自有着深刻而错综复杂的内在和社会根源。

这些理论也为中医药介入癌症治疗提供了解释：多年来，我们一直认为，中医药抗癌主要不是以毒攻毒、直接抑杀癌细胞，更关键的是改变癌细胞组织周遭环境，协调各脏器间相互关系而起效。汤钊猷教授是位西学中的高手，除擅长于手术切除肝癌外，他也经常开中药方以调理术后肝癌患者。他认为很多抗癌中药都有清热解毒功效，实际上就是通过消解炎症的周遭外环境来起到很好抗癌效果。这解释就涉及"组织形态发生场""组织结构场"等"微环境"机制。

不良精神心理：癌症的"催化剂"

癌症的发生发展及其复发恶化，与精神心理因素密切相关，这是古今一致的认识。这些精神心理因素和自身生活方式，也是通过影响机体"内环境"或"微环境"等而促进或阻断癌症的发生发展过程。也就是说，精神心理因素和自身生活方式等是影响"内乱"的重要因素。

早在南宋末年，朱丹溪在论述"乳岩（乳腺癌）"发生机制时，断定多年来人际关系紧张，女子"不得于姑嫂"，"不得于公婆"，心情抑郁是主因之一。

笔者主编的《心身医学》（2000）中，明确地把癌症称为"心身相关性疾病"。

国外近期出现了"心理肿瘤学"的新兴分支，欧洲还成立了癌症心理研究中心。对此，我们也专门著有通俗读本作出介绍[9]。

尼尔·米勒（N. E. Miller）1981年曾对200余篇相关论文作了归纳，发现所有的论文都肯定了癌症的发生与心理因素有关。如无法排解的悲哀与乳腺癌关系密切；情绪应激可增强患者的癌症易患倾向，并可改变疾病进程；癌症的治疗效果因患者的情绪与个性而异；确信已患癌症者，尽管进行早期治疗，病情往往还是迅速恶化致死；而对癌症持怀疑态度者，却常常疗效较好。

复发也与心理因素有关，很多人在复发前6~18个月内有过严重的情绪应激；癌症患者发生强烈的偏执症状时，肿块的生长就缓慢；有许多自发痊愈的癌症患者是精神分裂症患者；等等。

精神心理因素何以致癌？相关的假说有多种，以下这些比较值得重视。

（1）负性情感积累说：这又有两种类型，进一步分析发现"负性情感积累"只能说是促进癌症发生的高度危险因素之一。

其一是童年期严重的挫折，劳伦斯·洛杉（L. LeShan）及赫伯特·加斯曼（H. Gassmann）在不同类型的癌症患者中发现他们都有童年期严重的挫折，特别是亲情的丧失，并伴有极度的无望。此后，洛杉描述归纳了一种癌症患者的典型发展形势——开始是早期的父母一方死亡或离去，有受惩罚和孤独等的负性情感积累，感到受社会排斥，情绪不稳定，以后随着生活的积累，儿童保持、发展并深化了这种断裂感。

其二是老年人的无望情感，成年累月的负性情感积累，最终出现癌症体征。如加斯曼等的研究表明，在477名宫颈癌患者中，她们在确诊前5年的确曾有过创伤事件。

（2）丧亲说：此说与负性情感积累说有类似之处。不少研究表明：亲人的死亡是导致癌症发展的重要因素，因此有人提出"丧亲说"。但也有学者认为，不是负性情感积累或丧亲本身，而是个体对这种丧失事

9　何裕民，杨昆．从心治癌：癌症心理读本［M］．上海：上海科学技术出版社，2010．

件的心理反应（即悲痛过程的强度及性质）在起作用。换句话说，丧失只是一个心理应激源，而不良情绪反应才是关键。这得到了一些实验结果的支持。例如，用声光刺激动物，使之产生紧张、焦虑，结果动物体内免疫系统的防御能力大大减弱，并诱发了以前潜伏在胸内的癌瘤。因此，可以说不良情绪是癌细胞的活化剂。

（3）抑郁说：在不良情绪反应中，与癌症关系最密切的是抑郁、强烈的挫折感、无望和无助等。有人认为是"抑郁，催化了肿瘤"。理查德·谢克尔（Shekelle）等的研究表明，有严重的抑郁倾向者，死于癌症的危险比对照组大3倍。美国霍普金斯医学院历经13年的研究也揭示：在2 017名妇女中，重度抑郁症患者更容易生乳腺癌，而且生癌后预后更差。

新近研究表明：在上述发展过程中，端粒受损是可能的深层次机制之一。

（4）个性说：个性与癌瘤的关系一直很受重视。莉迪亚·提摩肖（Temoshok）对150个恶性黑素瘤患者进行了调查，归纳出这些患者有一种人格特点，称为"C型性格"。表现为过分耐心，回避冲突，过分合作，屈从让步，控制负性情绪，追求完美，努力压抑自我，不善于显现情感及表达内心世界，等等。

C型性格造成的心身反应特点很多。其中，引人注目的是分子水平上引起DNA自我修复功能减退，促进原癌基因转化。同时，C型性格通过神经-内分泌系统功能改变，使机体免疫功能下降，从而失去了彻底清除细胞癌变的能力，最终促进了癌症病变的发生。

有研究发现，C型性格者的肿瘤发生率比一般人高3倍以上。然而，这还有争论。如施瓦茨（Schwarz）指出，上述观点还不能确立，因为其间的因果关系还难以确认。我们的临床观察中也支持施瓦茨的判断，认为迄今还不能证实C型性格是癌高发的独立危险因素。但我们也注意到了个别特例：例如中年胃癌患者有比较典型的个性倾向，往往表现为过分谨慎，回避冲突，小心处事，强烈自我控制的负性情绪，向内压抑，委曲求全，却又内心冲突剧烈。此外，在青少年脑瘤患者中，又表现为明显的内向、谨慎、胆小、多疑、敏感，不喜欢或不善于交往，甚至有自闭倾向等，这在男孩中尤其突出。

（5）难以排遣的压力说：这是我们新近提出来的见解，集中在发达城市的白领之中。例如，有学者曾采访过 20 余位患乳腺癌的高级知识分子，她们异口同声地认定，她们患癌之因，是累（压力）、急（性子急）、烦（事情多），其实，都是压力及压力纾解不佳。笔者非常认可这一解释。太多优秀人士患癌是因为难以排遣的压力，不管男女，只不过主流医界对此并没有足够重视！

精神心理因素何以致癌？机制十分复杂，一般认为主要是作用于中枢神经系统。一方面，通过神经系统引起自主神经和内分泌功能的失调，免疫功能受抑制，机体的内环境被打破，使细胞易于变异，产生癌细胞；另一方面，减少体内抗体的产生，阻碍了淋巴细胞对癌细胞的识别和消灭，使癌细胞"逃脱"免疫系统的"监管"，过度增殖，无限制生长，最终形成癌肿。

新近还有研究聚焦于细胞的端粒及端粒酶上，并已给出了较为充分的实验室证据。对此，可参阅诺贝尔奖得主伊莉莎白·布雷克本（Elizabeth Blackburn）等的著作《端粒效应》。

总之，精神心理因素可激化"内乱"，促使癌细胞的形成和癌症的发生发展。这是铁的事实，需引起足够重视，并充分加以运用（如临床中注重优化情绪以抗击癌症等）。至于其错综机制，有待深入探究。也许，需彻底换换思路，才能有所揭秘、有所认识，从而有助于洞察癌症的本质特点，令人类更卓有成就地加以应对。

不良生活方式：加剧了"内乱"

每个人身上都既有原癌基因，又有抗癌基因。一般情况下，它们处于动态平衡状态。特殊情况下，原癌基因被激活或抗癌基因失活，人就会被癌症盯上。而原癌基因的激活和抗癌基因的丢失，又常常与人们的生活方式和生活行为不当有关。因此，癌症也常被认为是一类与生活方式密切相关的慢性病。

例如，不当的衣食住行都会引发"生活方式癌"，其中，尤以饮食与癌症的关系最为密切。研究提示：一定程度上，胃癌、肠癌、肝癌、喉癌、食管癌、肺癌、胰腺癌、胆管（囊）癌、乳腺癌、前列腺癌的发生发展，都与饮食不当密切相关。长期过量的膏粱厚味（超量富含营养的食物，包括高热量、高蛋白质、高脂肪食物）是触发这些癌症高发的罪魁祸首。肺癌、肝癌、胃癌、食管癌、大肠癌与吸烟、饮酒和水果蔬菜摄入量不足也有关联性。生活压力过重，又不善发泄，可引发某些癌症的发生。起居无规律，生活节奏紊乱，少食或不食新鲜水果和蔬菜，长期食用腌制或油炸食品，包括长期使用一些化妆品等，都有可能引发癌症。

此外，某些行为方式也会引发癌症。比如，经常以车代步、以电梯代步，易患大肠癌；口腔不洁易患口腔癌；不洁性生活可致阴茎癌/宫颈癌；长期吸烟与被动吸烟、厨房空气污染，可致肺癌、胃癌、喉癌、膀胱癌、前列腺癌等。

不良生活方式不仅可引发癌症，还可能加快癌症患者的死亡。吸烟可导致约85%的肺癌患者、80%的喉癌（也包括咽、口腔和唇癌）患者、75%的食管癌患者、45%的膀胱癌患者、30%的宫颈癌患者和20%的胃癌患者加速死亡。吸烟者的癌症死亡率比不吸烟者高2倍多，重度吸烟者高达4倍以上。

其实，不良生活方式也是通过加剧"内乱"而影响癌症的发生发展的。有鉴于此，早在2011年举办的第47届美国临床肿瘤年会上，专家们明确提出："人们若想远离癌症，最有效的途径是彻底改变不良的生活和饮食习惯。"

生活方式不是与生俱来的，而是后天形成的。生活方式的形成，受一个人的社会（经济）地位、文化素养、认识水准、知识结构、个性特征等的制约。世界卫生组织的专家们指出，癌症也是一种生活方式病。为此，世界卫生组织曾专门举办主题为"与生活方式疾病作斗争"的国际卫星电视会议。笔者也参与过多次类似公益活动。

与癌症相关的不良生活方式有以下四大类：

（1）不合理膳食：随着生活水平的提高，人们开始步入一个单纯追求味觉享受的误区，而很少重视合理的科学进食。

（2）吸烟：吸烟是人类近200年来染上的一种不良行为。它对健康构成多种巨大危害，不仅会导致心脏病、高血压等，而且会增加多种癌症的发生率。

（3）心理紧张和压力：过去较长时期内，科学界一直认为用仁慈和同情来安慰患者，以及用心理支持来鼓励患者等都属于非正规医学。然而，直到最近人们才发现，正是这些所谓的非正规医学可舒缓患者的紧张和压力，从而对癌症患者的治疗效果和预后产生积极影响，促使他们更好地康复。

（4）缺少运动：已见前述。故人们呼吁：生命在于运动，防癌始于运动。

世界卫生组织的专家估计，进入21世纪20年代中期，生活方式病将成为世界头号"杀手"。发展中国家死于生活方式病的人数，将上升为与发达国家持平，达到60%。

因此，"生活方式癌"概念的提出，目的在于提醒人们癌症并不可怕，既可预防，也可治疗。而通过建立健康的生活方式，树立防癌意识，切断生活方式与癌症的关联通道，选择平衡膳食、戒烟限酒、适当增加运动并保持乐观心态等，可大幅度预防或降低癌症发生和死亡。

适度运动，多环节防范并促使癌症疗愈

运动可以防范并抵抗多种癌症，这是多年来研究的定论！如权威的《细胞》（Cell）杂志曾发表过一篇实验研究——关乎不同癌症的小白鼠

的运动实验，先促使小白鼠运动 4 周，随后植入癌细胞，之后继续让小白鼠运动 2 周，比较后发现：相对于不运动小白鼠，运动小白鼠患多种癌症的概率都有大幅度下降，且持续运动小白鼠的癌瘤体积缩小 58%。近期《美国医学会杂志》也刊文指出，运动不仅可以有效抗癌，而且能降低几十种癌症的患病概率，以及改善和加快癌症的痊愈。

运动与癌症发生发展及预后间的关系是复杂、多元且错综的。大量研究表明，适量运动可降低几十种癌症的患病风险，包括乳腺癌、结直肠癌、肺癌、肝癌、胃癌、皮肤癌、卵巢癌等常见癌类型。它的机制是多环节的——已知运动能通过调节激素水平、增强免疫功能、协调内在多方面功能、帮助及时排出毒素，以及提高当事人的生存质量，减轻治疗过程中的毒副作用和心理压力等，这些对癌症都起到一定的抑制和促使其趋于向愈的作用。此外，有研究提示，合理运动可增强人体 NK 细胞。NK 细胞是重要的免疫细胞，其主要功能是抗肿瘤、抗病毒、调节免疫力等。

也有研究聚焦于端粒及端粒酶上，已在这些方面找到了运动促进疗愈的部分机制。

不过，多数研究者强调要讲究运动方式。对此，笔者将会有专篇进行阐述。

让博士却步的"30岁"现象

曹某是笔者指导的一名博士生，博士课题是零毒抑瘤制剂诱导荷癌（胰腺癌）小鼠癌细胞凋亡实验，很成功。2006 年行将毕业前，两次跟笔者去深圳出差。刚到深圳感觉特好，主动与接待人员提出，希望能在深圳工作，对方也乐意接受。笔者在深圳原本有几百名癌症老患者，他们一直接受我们的医疗方案，包括中医汤方等。每次还会有许多新患者在老患者介绍下，要求帮助。两次出差，前后十余日，400 余名深圳患者找笔者诊治，曹某作为博士，侍诊抄方。

第一次出差结束，曹某问了个问题："为什么深圳 30 岁上下的乳腺癌患者特别多？"第二次出差结束，曹某说："我坚决不来深圳了。"原因就是深圳外来女性癌症患者的"30 岁"现象。

曹博士跟笔者侍诊多年，对各地情况应该说是有所了解的，她所说的的确是事实。据笔者长期观察，上海、北京，包括广州等大城市的乳腺癌患者，年龄段集中在 38～48 岁，农村还会晚 3～5 年。但当时（世纪之交）深圳有个奇怪的现象：27～33 岁会突兀地冒出一个高发人群段。这些女性无一例外均是来自内地的大学毕业生，都十分优秀；且到深圳"打拼"，才刚过 5～6 年时间。绝大多数干得不错，已开始有了自己的一份比较体面的事业或工作。然而，就在这时，乳腺癌击倒了她们！这是什么原因呢？

众所周知，深圳完全是一个移民城市，不像北京、上海、广州，还有原先文化积淀和老市民阶层的稀释。深圳文化，完全是创业文化、打拼文化、拼命挣扎以抗击挫折的文化。年轻人到深圳，谁都抱着一股创业热情，百折不挠……因此，深圳发展特别快，竞争激烈，生活节奏紧张，在内地所有城市中无出其右。这些优秀女性，一到深圳，就被甩入了高速旋转的生存漩涡之中。生存压力、竞争挫折，为发展而拼命挣扎，这种极度亢奋的心身状态，及其相伴随的机体内环境、微环境紊乱，自然是癌细胞发生的"催化剂"和癌症发展的"温床"；在高强度压力下，这些优秀单身女性的内分泌系统更易受到干扰。因此，5～6 年后表现出乳腺癌高发，也就是水到渠成之事。这让处于相同年龄段的笔者所带的这位女博士望而却步，也是情理之中的事。从心身健康与发展角度，这究竟是福还是祸？难以一言评说。鉴此，已有健康专家呼吁人们应注重"慢生活"。对此，笔者颇表赞同。

大概十余年后（2010），笔者在上海等一些大城市也见到不少 30 岁左右患乳腺癌现象，也许是全民创业，生活节奏加快，都"卷"了进去之故吧！也许，这也是快速发展的一种代价吧！

癌症发展：一个渐进、缓慢的过程

研究已清晰地揭示了一个事实：癌症的发生是长期而渐进的过程，要经历多个阶段。从正常细胞到演变成癌细胞，再到形成癌瘤，通常需要10～20年，甚至更长。当危险因素对机体的防御系统损害严重，机体修复能力降低，细胞内基因变异累积至一定程度，癌症才会发生。癌症发生的多个阶段为：正常细胞→轻度不典型增生（分化障碍）→中度不典型增生→重度不典型增生（原位癌）→早期癌（黏膜内癌）→浸润癌→转移癌……

从自然病程看，即使过去被称为"癌中之王"的肝细胞癌，从发现到死亡也有3～6个月的生存时间。而据估计，从癌变开始（以甲胎蛋白开始低水平升高算起）发展到晚期，至少有2年时间；从单个癌细胞发展到甲胎蛋白升高的实际时间还要长得多；乳腺癌在临床发现肿块前，平均隐匿时间为12年（6～20年），确诊后的自然病程也有26.5～39.5个月。因此，除了极少数进展很快的癌之外，绝大多数癌从一个克隆源的癌症细胞开始，至末期癌症有几年，甚至十几年的漫长过程，完全可以归于慢性病之类。

癌基因是维持细胞基本生命活动的一类重要基因，它的变异与癌症的发生密切关联。在人类基因组中，已发现的癌基因超过100个，与癌症的发生发展相关的其他基因（包括能抑制癌症发生的抑癌基因等）则有数百个之多。如将细胞正常生长比作一辆行驶中的汽车，那么癌基因犹如油门，可使细胞加速生长；而抑癌基因就如刹车，能抑制细胞生长。抑癌基因缺失或失能后易导致癌症发生。迄今发现的、明确的抑癌基因就有20多个。

特定条件下，对特定人群来说，癌症对生存期、生存质量也没有多大影响。已被反复证明了的事实是：尸检发现的恶性肿瘤远比临床表现出的癌症要多得多，说明并非所有的原位癌或转移癌都会出现临床表现。70岁以上的老年人非癌症原因死亡而解剖了的尸体里发现有癌肿很常见；但他们生前并未觉察到，也未对健康造成损害，说明高龄老人可以带癌生存。在临床上，也常可碰到带癌长期生存者。相反，如果这些患者生前被确认为自己患有癌症，背着"癌"的沉重包袱，不受消极影响也难。

尽管绝大多数癌症患者的病情会呈某种性质的发展，但也跟大多数慢性病一样，它有个较长的潜伏期，短时间内常不会迅速发展或恶化，从发作到死亡还有一个较长的发展过程。我们完全有理由相信，把癌症当作一类慢性病看待，理论上是有依据的，临床上也是可行的。

免疫"监管"下，癌症可以长期休眠

据国外新的报道，科学家们表示，他们发现癌症可在数十年里处于休眠状态。这不仅使人们进一步认定它是一类慢性病，而且可能使它成为一类"基本可以控制的慢性病"。

美国研究人员把一种在香烟中发现的可致癌的焦油成分注射到小鼠体内，使它们患上癌症，后来发现这些动物自身的免疫系统在一个很长的时期内一直在控制肿瘤生长。医学专家说，这个突破性发现令人吃惊。它可能帮助医生发明一些新的治疗方法，允许癌症患者和这种疾病长期共生，而不只是设法消灭它。

这项发表在在线科学杂志《自然》上的研究首次确定了一个至关重要的观点：那就是免疫系统不再抑制癌细胞时，失去抑制的它们，便开始生长。该研究给科学家寻找借免疫系统以无限期控制癌症的方法带来更多希望。这项研究负责人美国圣路易斯华盛顿大学医学院分子免疫病理学家罗伯特·斯切雷伯（R.Schreiber）教授表示，该项研究成果将用于发明控制癌症生长的免疫疗法上。他说："我们的研究成果为科学家将来确定使癌症处在平静、休眠、回归状态的适应性免疫分子机制提供了基础，或许还会为发明一些使癌症成为一类可控性慢性病的治疗方法铺平道路。"

荷兰莱顿大学医学中心免疫学家尼利厄斯·默利伊弗（Nileus Merliyef）教授警告说，这项"令人吃惊的"研究可能会影响人们对化疗/放疗效果的期待。他表示："这些最初迅速把分裂细胞当作目标的治疗方法（即化疗/放疗），有可能对休眠细胞没有多大作用；最后，却会使这些处在休眠状态的癌细胞可能摆脱免疫系统的控制。"也就是说，化疗/放疗也许对这些休眠的癌细胞并无杀伤作用，却有可能帮助这些癌细胞摆脱自身免疫系统的控制，并在时机合适之际处于疯长状态。

美国圣安德鲁斯国际癌症研究协会首席执行官诺曼·巴雷特（Norman Barett）表示："这项研究出人意料。免疫系统具有使癌症进入休眠状态能力的想法很新颖。这些研究成果看起来很有前途。科学家需要进行更多工作，才能证实这个发现是否有助于发明治疗癌症患者的新方法。但是，我敢说，只要时机成熟，世界各地的科学家就会开始进行相关研究。"

一个有趣案例之提示

笔者有位老朋友，大我整 20 岁，在我读研究生时，他已是经常亮相于电视台的上海市领导了。他的女儿患晚期乳腺癌，各种最新疗法用尽也没能救回来，最后时间找到笔者，也回天乏力。后来，他介绍多位癌症患者请我治疗，效果不错，因此成为好朋友。当他整 80 岁时，因小便有血尿，进一步查其小便（尿液）发现有脱落的癌细胞（移行上皮细胞癌）。很明显，来源于泌尿系统。但多次膀胱镜检查，没发现病灶。当时他的保健医生给了两个建议：①系统检查，再行根治术；②先保守治疗，因他有不少基础病，就算查出高位癌（估计是输尿管上端，或肾盂内），手术创伤都不算小。他因女儿去世的阴影，又没任何不适，所以拒绝接受创伤性检查及治疗，请求笔者给予救治。笔者先以汤剂调整，嘱咐其多喝水，并要求定期查尿的情况。3 个多月后，血尿止住了；半年后连续反复多次查尿液，没再发现脱落癌细胞。遂改用专门量身定制的丸药，不再喝麻烦的汤剂！现转眼 10 余年过去了，他到处旅游，无任何不适，可以说临床痊愈了。去年 90 岁大寿，还邀请我一起参与家宴。这案例很有提示意义——对耄耋老人，大动干戈合适吗！他有的是医疗资源，也许彻底查清楚未尝不可，但毕竟是有损伤的，优哉游哉！对于上了年纪的人来说，未尝不是一种选择！也许，这才是更明智的对策！

这个案例提示三点：

（1）进一步佐证，有些情况下，癌症只是慢性病。

（2）对待癌症，我们是否需要重新定义一下？

（3）老年人患了癌症，没有症状的情况下，是不是应该悠着点，先观察观察！

癌症：亟须重新定义

10 多年前，一批为美国主要的癌症研究机构担任顾问的资深肿瘤专家建议：应当对癌症的诊断和治疗方法进行彻底改革，其中，包括改变癌症的定义本身，他们强调，似乎应该把"癌症"这个词，从一些常见的诊断中彻底去除掉。

这些建议来自美国国家癌症研究所的一个工作组，他们的建议发表在《美国医学会杂志》。专家们认为：一些癌前病变或症状（比如，影响乳房的原位导管癌等），并不是真正意义上的"癌"，应当去掉"癌"这个字，进行重命名。这样，患者就不会太害怕，也不太会寻求很可能是不必要的乳房切除手术。

他们认为：许多在乳房、前列腺、甲状腺、泌尿系统和肺部等进行的癌症筛查中发现的所谓"病变"，完全不应被称为癌症，而应当被重新归类为 IE 症状，意思是"上皮来源性的慢性病变"（indolent lesions of epithelial origin）。而其中的"indolent"（在此译为"慢性"），意味着惰性很大的，发展缓慢的，或者不活跃的。

"我们需要一个 21 世纪的癌症定义，而不是 19 世纪的癌症定义，而我们一直都在使用后者。"美国癌症学会首席医疗官布劳利（O.W. Brawley）博士如是说。

呼吁重新定义的、更强大的原动力来自医生、科学家和患者权益倡导人士对现状的担忧。因为，今天残酷的现实是：几十万名男男女女正在接受不必要的、有时有严重损害的诊疗方法，以治疗癌前和偏于惰性的癌性病变，而这些病变本身很有可能永远不会产生致命的伤害。

近年来，高敏度筛查技术的出现，提高了发现这类所谓"偶发瘤"的可能性。偶发瘤指医学扫描检查时意外发现的肿块或异常病变，这些肿块几乎永远不会出现任何问题。然而，一旦医生和患者得知这样一个病变存在时，他们通常会觉得必须马上进行活检、明确一下，并想尽办法摘除它。这往往会为患者的生理和心理带来巨大的痛苦和风险。太强调这类问题，通常称过度诊断；患者因此而承受的不必要治疗，称为过度治疗。其实，这两类现象在中国越来越严重且泛滥！

美国国家癌症研究所专家称：过度诊断是一个公共卫生领域的重大问题，也是该研究所的一个研究重点。"我们还是无法说服人们，乳房 X 线成像术、前列腺特异抗原（PSA）测试和其他筛查手段所发现的问题，并非总是传统意义上会杀死你的恶性征兆，"美国国家癌症研究所主任、诺贝尔奖获得者瓦默斯（H.Varmus）博士说，"正如公众正在逐步认识到这一点，一些科学家也正在认识到这一点。"

加州大学旧金山分校巴克乳房保健中心主任埃瑟曼（L. J. Esserman）博士是这份报告的主要起草者，她说解决这一问题的方法之一，是更改筛查中发现病变的名称。

其实，笔者完全赞同这一倡议。临床上像一些老年性的前列腺局灶癌、一般的甲状腺局灶癌、肺磨玻璃结节（GGO、GGN 通常是以肺泡病变为主体）、垂体微腺瘤，包括胃的肠化生、多发性肠息肉等，都是常见的惰性病变。动不动就手术、化疗、放疗，往往是得不偿失的。

美国"最权威"的胰腺癌专家的另类见解

笔者与胰腺癌患者郑先生因为长期医疗来往，发展成了挚友。他于2007年被确诊为中晚期胰腺癌，多次去美国霍普金斯大学肿瘤中心求治。当时原籍以色列的美国专家告诉他："我是全球最权威的胰腺癌专家。你这个病，化疗可活6个月，不化疗只能活3个月！"且斩钉截铁地告诉他："没有其他可能！"因为放化疗没法继续了，他在我处寻求中医药治疗，很好地生存了七八年。其间，他又去了美国，这时没有依赖放化疗，肿块却缩小了，自身状态很好。那位医生很诧异，要求对他进行追踪，他俩也变成了朋友。因为郑先生喜欢打高尔夫球，两人开始经常在高尔夫球场上打球、聊天。那位医生谈道，美国从尼克松时代签署"国家癌症法案"后，加强对癌症研究投入。尽管对癌症的发病率、死亡率没有直接作用，但却研发出非常多的、成套而精密的检测设备与科学方法。若干年后，人们突然发现：这些设备方法尽管标志着科研的重大进步，对癌症的早期认识或蛛丝马迹的发现，似乎很有好处，但这些东西推广后，是福是祸，说不清楚，因为这些东西并没有显著增加人们的生存时间。

那位专家还认为：许多癌症的早发现，不见得是好事！例如，前列腺癌在高龄老年男性大都会有。若早期发现了，告诉患者，你患癌了；然后需一连串的诊疗，也许只能再活四五年，够积极了吧！但如果没发现，他优哉游哉，没有症状的或许也能拖个七八年；有了症状再诊疗，还能再活二三年！不是更好吗？……郑先生转述这观点给笔者。其实，他是赞同该专家意见的！我当然更是欣赏，因为临床接触多了，太有感触了！

但笔者深知，这些提议短期内是不会被接受的。阻力主要来自医疗界本身。刊载上述消息的《纽约时报》在同一篇文章中，就转引了纪念斯隆－凯特琳癌症中心的劳德乳房医学中心医疗总监诺顿（L. Norton）博士的观点，他反驳说："哪些原位导管癌会演变成恶性癌症，哪些不会？你能告诉我吗？""我很希望我们知道这个答案。但并没有非常精确的方法。"

此话不假，就像当时对于根治性乳腺癌手术的反对者的诘问一样！因为多数民众被灌输了癌症绝对是另类的恶魔；故一旦已知，的确多数人进入了癌变快速发展的倒计时；恐惧、担忧等更足以促使它加快进程！如果不知，或者没被发现，这些"上皮来源性的慢性病变"中的绝大多数不会发展成恶性癌症（注意，癌症前面多加了"恶性"两字）！丹麦学者的基因探针研究发现，40 岁女性乳腺组织中 40% 有异常蜕变细胞；到了 50 ~ 60 岁后，这个比例逐渐减少。美国的前列腺局灶癌前瞻性研究发现，20 年后，只有 7% 的患者最后死于此癌，都是例证。

笔者一位亲属插队落户在外地，1994 年回到上海，插队所在地缺海碘，长期吃井盐，她脖子上出现一大串硬结节，医院高度怀疑甲状腺癌，强烈建议她第一时间手术。当时她找到笔者，笔者摸了后，硬邦邦的、凹凸不平，也高度怀疑恶性甲状腺癌，强烈建议她尽快手术！没想到她笑笑，绝不接受，并不当一回事；只求中医药治疗了 2 年多。后来，她自己也遗忘了。30 年过去了，她脖子上的硬结没任何变化，反而软化了，原来脖子的憋闷紧绷感也消失了！多年后问她，当初为什么拒绝手术，她说："同事中做手术的都复发了（那时代，甲状腺癌的手术复发率奇高，几乎达到 90%），我不如优哉游哉，自在点……"

的确，我们不主张鸵鸟对策；但对被泛化了的癌症，却坚定地认为有重新定义之必要。

考虑到癌症历史上诸多艰难的变迁，相信这个重新定义过程会十分艰辛，更需要社会力量的参与！我们期待着！

"集体无意识"？从肺磨玻璃结节说起

再说回到过度治疗现象，在中国这几年泛滥，且越来越严重了！
我们仅以现在令很多中年女性非常揪心的肺磨玻璃结节说起。

我先自我坦白，世纪之交时（2003），右肺上叶出现 9 mm 结节，那时候再小的结节 CT 难以发现。因为自己是学医的，知道悠着点的意义，且自己已戒烟多年，故没听从建议，继续该怎么活就怎么活。此后，右上肺结节不见了。2023 年左下肺又见新结节，仍旧从容处之，顶多一年一次常规体检！因为自己已多年不抽烟了。

　　由于检查设备的进步，临床上查出了越来越多的肺磨玻璃结节，太多的中年女性为这所困扰，前来求助。笔者了解清楚情况后，多数会建议先观察调整，不宜匆忙走进手术室。许多听从建议的调整后结节居然消失了。的确，定期"观察"也是一类有效的医疗应对行为。

　　下面两个鲜活的案例让我对此问题凉透了心，且坚定了自己的信念。

　　疫情刚结束不久，前后来了两位女性患者，都是温州的。第一位女性是鹿城的，找我时坐着轮椅，年龄不过四十出头，无业（或说做小生意的），5 年前发现肺部有多个磨玻璃结节，被当地医生吓坏了，匆忙做了手术。但不久发现又有结节，继续找大医院做手术。前后已做了10 次手术。最近又有结节了，医院又要她做……从一个活蹦乱跳的年轻人，几次术后就行走困难；第 8 次手术后上不来气，动弹不得，已不能行走了，只能坐轮椅，近期又见肺磨玻璃结节，仍建议她再行手术，她彻底崩溃了，欲哭无泪……面对这弱女子，我一度语塞，无言以对，只能说你第一次"稳一稳"，悠着点，多方面听听意见，也许根本无须大动干戈……至少，你现在不能再手术了！我们慢慢调理，别再纠结磨玻璃结节了。

　　第二位女患者是温州乐清的，见到我时，在我面前坐下后就嚎啕大哭，说何医生你救救我！原来，她和前者一样，体检时发现磨玻璃结节，多发，但没有不适。已做了 6 次手术。这次又发现另侧磨玻璃结节，医生与她商量，说我们换种方法，不用手术，用微创处理它……她反过来诘问医生：如此无休止地治疗，哪一天才能好，有没有休止时间……该医生无言以对。我分析了她的原始病史，说你第一次手术就应该谨慎，不应该如此匆忙，多听听意见或许不至于如此尴尬！好在现在还来得及，先观察、调整再说，不能再盲目手术了！她如释重负地点了点头，悻悻地告辞了，几年过去了，现在情况不错，也不再纠结肺磨玻璃结节了！

可以说肺磨玻璃结节已成为当下中国全民的"痛"，纠结手术与否的大有人在。我们认为这问题既简单，又复杂，对素不抽烟者，发现有肺磨玻璃结节不妨先观察观察，借生活方式调整或消炎食物/药物等纠治，半年或一年做个复查，无须大动干戈（手术）。抽烟者则需认真对待，纠治的同时需3个月或半年复查一次，因为抽烟（特别烟龄20年以上）者，发展成致命性癌的概率并不低。至于前者，大半是因过于纠结、认真性格者，多有完美主义性格特点，这类特征使人始终活在紧绷的情景之中，她们的自我修复能力往往偏弱。现实世界中"肺气通于天"，外界各种刺激（污染等）无时不刺激着肺，一般人大都有较强的自我修复力，即使有炎症（表现为炎性结节，也可以出现磨玻璃影），大都很快自我修复/消失了。但完美主义者却不然，自我修复力弱化，常一时难以修复，但此类结节很少是单个的，往往是多发的；若不改变活法，新的结节还会不断涌现，遂陷入无休止折腾中，一如前面两位女性。此时，调整心态，从容应对，不匆忙手术，才是理性选择。

权衡:
呵护生命，优先于征服癌症

治癌不是修车，"人"比"病"重要

有时去治愈，常常去帮助，总是去安慰

化疗药不是巧克力

患者有选择治疗方法的权利吗

告知患者病情，应贯彻"适当告之"原则

20 世纪的多数时间里，生物医学取得了长足进步。一时间，科学成就造就了人类的忘乎所以，认为人类自身已无所不能，一个个疾病最终都将被"征服"！于是乎，忘记了医学的初衷和本质首先是敬畏生命、呵护健康，而不是其他，更不只是征服疾病。而这种极端思潮至今在医学界，尤其肿瘤界，仍势力庞大。

面对癌症患者，不少医生认为自己只是治癌的。治疗癌症高于一切！治疗了癌症，也就维护了患者的利益。殊不知，征服癌症与呵护生命及健康之间并不存在必然的因果关系。"癌症未治好，人已走了"和"并未治癌症，人却依然活着"的情况，均很常见。因此，如今癌症治疗领域，我们反对只重手段、忽略目标、忘记医学初衷的短视性征服癌症行为。须知，征服疾病只是呵护生命的手段和方法之一，远非目标！而医学的初衷及终极目标均是呵护生命，增进健康。为此，我们强调在呵护生命和征服癌症之间，须保持适度的"张力"。在两者有所抵触时，应以呵护生命为先，因为它毕竟是医学真正的初衷和终极的目标！

记住教诲："人"比"病"更重要

西方公认的"医学之父"——古希腊的希波克拉底有一句格言："知道是谁生了病，比知道他生了什么病更重要。"这句话可作多重诠释，但有一点是无异议的：医生更应该关心生了病的"人"，而不仅仅是他的"病"！这体现着医学的"人本主义"。可以说，它永远是医学的核心要素。

然而，遗憾的是，尽管在医生宣誓时还会常常提及希波克拉底，但对他的告诫，却大多已经淡忘或压根未曾听说过。在充斥着"生物至上""技术至上"的时代，忽略了"人本精神"；而不同程度被资本所控制的生物医学领域，情况尤其如此。人们眼中看到的只有病，比如说只是注意某些癌胚指标或者说瘤体的变化，而把更为重要的"人"的生命延续及其生存质量等抛到了脑后。也正因为这样，才会有"另类"的医学专家大声疾呼："呼唤人性的医学。"（笔者于 2002 年曾在《医学与哲学》杂志上发表了《呼唤人性的医学——对医学人性化和人文化回归的企盼》一文，有人称笔者的观点为"另类"。）

这现象在肿瘤治疗领域更是走到了极端。因为某些指标或生物学征兆不太正常，无休止的化疗、介入、放疗，直至生命终止的低级错误，人们一犯再犯！且还美其名曰：为了治病救人。其实，我们是真的到了该好好想一想——医学究竟是干什么的，初衷是什么——的时候了。

对此，希波克拉底的上述教诲无疑具有醒世之功。

张老伯初诊时已 77 岁，患肠癌 5 年多。确诊肠癌 2 年后转移到肝，做过 2 次介入后，2005 年底找到笔者。当时肝内大小有 3 个病灶，大的 2 cm，2~3 个月后缩小到 1 cm；身体已无法再承受介入伤害，故一心一意坚持中医药零毒抑瘤治疗。一切皆恢复得很好，老伯每次来门诊也总是有说有笑的。到了 2007 年 6 月，CA19-9（一种提示癌的指标）

有所上升，CT 显示肝内 3 个病灶中大的稍有增大，小病灶一个已消失，一个无变化。其夫人和女儿都是特别认真、谨慎之人，每次门诊完毕，总要问一声：他的指标有上升，肿块有些增大怎么办？笔者明确回答：目前不值得做创伤性治疗，因为患者一切感觉都好！你们要现实些，追求生存质量与自我感觉都十分重要。老伯也赞同笔者的意见，毕竟他已遭过罪，现在好好地享受生活，多好！

然而，其妻女每次盯着追问，笔者只能说，必要时可考虑再介入 1 次，但目前不值得！

半年过去了，连续 2 次检查，指标仍稍偏高，肿块长到了 3 cm，但长势的确很慢。其妻女俩不顾老伯反对，也不听笔者的劝阻，执意给老伯再做一次介入。而介入科医生在操作前请家属签字时也明言，这次操作危害性很大，可能得不偿失。但她们满脑子的"征服癌症"、控制指标思想，以为介入一做，就可征服癌症，就万事大吉了。谁知 2008 年元旦前做了介入后，初起只是肝区疼痛、胃脘不适，中药亦只能暂停；10 天后出现黄疸、低热、严重消瘦、肝功能指标异常，肝衰竭之象日趋明显。一查，CA19-9 不但没降，反而从原先的 70 多，跳到了 300 多。过了春节，患者已奄奄一息。好端端的带癌生存者，家属只知征服癌症，没想到反而"催其命期"。春节前后，妻女俩一次又一次来造访笔者，悔恨万千的同时，希望笔者能有回天妙术，可惜的是老伯已滴水难进，无计可施了！

就在 2008 年元宵节前后，笔者写下这段文字时，不由得掩卷而思：是啊，医者和家属都应该永远铭记："人"比"病"更重要；敬畏生命，呵护生命，应优先于征服疾病，控制指标！

2022 年，笔者出版了自我学术总结性的《中国医学再出发——复兴时代与中医药学》，其中就中西医学的核心价值进行了系统总结，梳理出 17 点差异；其中第一点就是关注焦点——"人"和"病"之异，中医学拳拳于救活生了病的"人"，关键是"人"；西医学则汲汲于控制异常的"病"，一切以"病"为中心；突显两者在价值观上的差异，适成一种对照，值得很好地体味、分析！

以不伤害为原则

希波克拉底，现代医学史专家称其为（西方）医学之图腾和精神领袖，认为他在医学上的遗产和对医学哲思的贡献，泽惠千万年！包括今天的临床医生，都应好好聆听他的教诲。

希波克拉底除了强调"人"比"病"重要外，还有许多精辟的见解。耶鲁大学医学院著名外科教授舍温（B.Sherwin）便特别推崇希波克拉底对医学临床操作的下述教诲："首先，以不伤害为原则。"这位外科教授不无遗憾地感慨，"当今，医学对希氏精神继承的最大蜕变就是只知'谋杀'"。此说似乎刺耳，但真意却不难体察。

舍温教授所针砭的医界时弊，在癌症治疗中登峰造极。长期以来，癌症治疗似乎为一种思维定式所左右：即癌症须以创伤性治疗为原则，以毒攻毒；伤害越重，癌杀得越多，也就疗效越好，意味着医生也就越负责任。这种思维定式已成为一种至高无上的铁律。一如 20 世纪中叶前的精神病治疗，不是禁拘，就是电休克、胰岛素休克，要不就是外科开颅！我们知道，所有人都是在一定观念指导下进行操作的。身陷其中的人们，很少会反思观念本身的正确与否。就像这些年上海人为"冬令进补"之观念所操纵，一窝蜂地争相吃补膏，却很少有人反思：这种滥补本身的合理性何在？是否每个人都需要？调理身体的最佳方式是什么？

笔者并不反对癌症治疗中运用创伤性疗法，相反，倒是认为有时是必不可少的。但这充其量只是无奈时的被迫选择！而不是首选或最佳选择。且在运用可能有创伤性疗法时，须认真评估：这一方法的实施，对该患者来说，利与弊综合评估后，究竟孰主孰次？是不是符合他的长期利益最大化？

《黄帝内经》有"大毒治病，十去其六……无毒治病，十去其九……无使过之，伤其正也"的告诫。后世医家又多主张治病当以"王道"（比较温和的调整方法）为主，反对滥用"霸道"（创伤性大的疗法）。正是在这思想指导下，长期以来，我们努力探索癌症治疗中无毒疗法，并成功摸索出"零毒抑瘤""零毒化疗"等新思路，即使也受到过质疑，但至少已在数以万计的癌症（其中包括数千例胰腺癌）患者的治疗中取得了比常规疗法更令人满意、伤害几无的疗效。

作为佐证，笔者患者中 90 岁高龄的患癌老人有近百位，其中，没一位用创伤性治疗，大都活得很好。即使有几位已过世，也是因为脑出血和重感冒等。最高寿的 107 岁时去世，95 岁时患肠癌，第一时间就在笔者处治疗，两三年后症状消失，当时很有信心地要活过 106 岁，超过宋美龄！结果真的活到了 107 岁，她的一个儿子是位杰出的、从事基础医学研究的专业人士，中国工程院院士，对母亲的保守治疗十分赞同。相信如以征服为主，也许这些老人的寿限仅几个月而已。

世纪之交时，笔者任上海中医药研究所所长，接待过美国肿瘤专家 G.Nun 教授，曾就西方流行的肿瘤自然疗法（以食物及体能调整为主）和中医药零毒抑瘤作过学术交流，他很有兴趣地采访了笔者在上海的十几位以纯中医药治疗成功活过 3 ~ 5 年的胰腺癌患者。当时即表示，肿瘤医生应"吸收那些正在试验的更先进、无毒、无侵害性和重要的非专利治疗方法的医生加盟"，并在他后来的著作中加上了这段话。

总之，"以不伤害为原则"在今天的癌症治疗中，具有突出的现实意义。

医学的真谛——有时去治愈，常常去帮助，总是去安慰

这是美国萨拉纳克湖畔特鲁多医生墓志铭上的一段话。这段话时时在笔者脑海中浮起，视之为自己行医的"座右铭"。课堂上，笔者也很愿意和医学生们共同品味！

是啊！尽管癌症是一类慢性病，很多情况下并不好治，甚至十分棘手，医生常无能为力。这种情况，肿瘤科医生更是经常遇到。其他各科

医生也会不时碰到。因为作为人类应对健康问题和疾病痛苦所发展起来的一类应对技术手段，无论如何，在现实应对疾病、痛苦等生命难题时，总会有这样那样的遗憾和不足。对这种尴尬境地，作为医生，既可以摊摊手，无可奈何地说：抱歉，实在无计可施了！但也可换种应对方法：就是积极给予帮助，想方设法给予安慰。因为"常常去帮助""总是去安慰"同样是医学职业赋予每位医护人员的职责！只有这样，才能做到关爱生命、敬畏生命、呵护生命与治疗疾病、祛除痛苦的有机融合。

1995 年，笔者接手了一位年近 60 岁的乳腺癌患者，伴多发性骨转移。当时骨转移较严重，经放射性核素配合中西医内科治疗后，骨转移十分稳定。骨扫描除局部仍有阴影外，总体情况可，仅到了阴雨天周身关节会作痛。一直坚持中医零毒抑瘤治疗，到 1999 年夏季仍十分稳定。其丈夫是公安系统干部，膝下四女，人称四朵金花，因长期诊疗，与笔者都已十分熟识，关系甚洽。

1999 年 10 月，笔者因公出国月余，无奈停诊。其夫听友人介绍，某医生有妙方，专治骨转移，3 个月保证有效。遂一试，哪知，吃了 2 天后又吐又泻，1 周后人急剧消瘦（恐攻伐太过），出现周身骨痛。那医生坚持说：这是起效的反应，必须坚持服用。1 个月后笔者回国时，其大女儿第一时间来机场，直接载笔者去看她母亲。此时，虽仅别 1 个月，却形肉皆脱，骨瘦如柴！赶快嘱其停用大毒攻伐之剂，仍以零毒调养之法。不久，患者气色、体力等都逐步改善，可就是骨节疼痛越来越剧烈。家属们弄来一些有"止痛"佳效的药物之类，初起还很有效。到第二年开春，疼痛日剧，连吗啡亦已无效。但患者及家属又十分信任笔者，请求帮助。对于这种疼痛，笔者也真的无计可施。怎么办！安慰是必须的！笔者每周抽两晚去看看，和她聊聊天。同时嘱其四位千金，每人轮流陪夜；白昼尽可能少用止痛剂；教她们一些简单的止痛穴位，常常配合按摩、指压等法。入夜前后，则加大止痛剂用量，配合运用镇静及安眠药等，同时嘱咐女儿们一直用手轻轻抚摸患母肌肤，借情感和肌肤之亲密接触，疏解患者不适，减轻其骨痛，因为通常骨转移患者临睡前后疼痛最为剧烈。没想到，这一招还很管用。患者从此以后，每天能安睡几小时，直到临终，走时无多大痛苦，家属也总算心安了些。

另一案例也令笔者很有感触。

20多年前，笔者供职的中医药大学一位不很熟识的老师来找笔者，求笔者无论如何，尽快安排时间去看一位晚期胃癌患者。此患者是她已去世的老师——笔者未曾晤面过的同校一位中医先辈的儿子。笔者应允了，看完门诊后，赶去看望此患者。走进病房，只见此患者处于浅昏迷状态，已属弥留之际。师母站在病床旁，轻轻地呼唤40多岁的儿子："何医生来看你了！"只见患者动了动眼皮，动了动嘴唇。很显然，本人无计可施。笔者只能在他床边，轻轻地抚摸他的上肢和下肢；同时，既是自言自语，也算是和他说："我来看你了，你好好休息，会好的！别心急。你的母亲和亲人都在旁边。"前后近20分钟，家属劝笔者离去。临走前，笔者对他说还会来看他的，患者有所反应。第三天早上，患者走了。1周后，师母来学校专程致谢，笔者问何谢之由，再说笔者什么措施也没有采取过。师母说："不！非常感谢，您那天来看他，和他说话，抚慰了他，他那晚安安稳稳睡了一觉，这是他生病从外地回上海后从未有过的。以前他每晚打镇静剂、安眠药都不行。那天晚上他却睡得很好，走得很安详。我一定要来面谢您……"这使笔者想起了本文开头的那句格言，感悟到能给予安慰与帮助，同样是医生的天职。

医生给患者的首先是"心"，然后才是药

笔者亲遇一个病例：一对中年夫妻前来求诊，丈夫是晚期肝癌患者，神情沮丧，一言不发；妻子则啼哭不止，哽咽着说，他们刚刚挂了专家号，专家说太晚了，最多只有两个月了，任何治疗都没有意义，想吃点什么，就吃点什么吧……说完就拂拂手，示意他们退下。他初诊是笔者的师兄看的，后来转到笔者处。通过中医药的零毒调治，患者有质

量地活了整整 2 年，后因意外刺激，盛怒之后引起消化道出血，诱发肝性脑病致死……

事后想想，也许这位专家什么也没说错，从统计概率来说，晚期肝癌患者的生存期 90% 是在 3 个月以内。但 2 个月与 2 年，凸显出只讲科学性与同时兼顾人性的医学之本质差异所在：是默认事实、消极应对！还是有所作为！折射出医生对人性的根本态度。如果因其必定会死就放弃治疗，那医学就简单多了！因为谁都难免一死……

但是，人之本性，莫不喜生而惧死，莫不喜吉而恶凶……

提倡人文关怀是 21 世纪医学发展的主旋律，也是当前提倡以人为本、构建和谐社会大环境对医学提出的最基本要求。遗憾的是，当前医学人文精神的缺失，是一个不争的事实。某些医疗机构，医疗服务已变成了无人性的索取。在资本控制、市场导向的医疗商业化社会，过分技术化、过分逐利化，忽视"人"的存在，不能不说是现代医学的尴尬，是医学发展的畸形产物。

有人戏说："19 世纪，上帝死了（指科学战胜了宗教）；20 世纪，人死了（指'人'被剥夺了精神、情感，只剩下了躯壳）。"其实"医"字的结构内有一个"人"字，一撇是技术的医学，一捺是人文的医学。由于科技发展，人文的这条腿在逐渐短缩，医学出现了不和谐。

人患病，不管能否治疗，都需要情感关怀。我们不能以"科学的成功"来取代"人性的满足"。医生须把患者作为一个整体来看待，须对医学作为"人"学的合理性和目的进行关注。人类对疾病征服的实践活动综合了科学性、艺术性和宗教性，没有人文的医学，只能是失败的、非人性的医学。

人文是医生的灵魂。医生面对的是活生生的患者，而不是没有生命的机器。工程师可以不带任何感情地说：这架机器不行了，报废吧！而患者却永远无法接受医生这么说。医生不仅需要科技，更需要感情投入；不仅需要提供技术服务，更需要提供爱的同理心和与之共情。医生应把患者看成是与自己平等的人，去尊重他，关心他，与他交友。患者的精神状态和情绪活动，相当程度上决定着他们的配合程度、疗效及预后，癌症患者更是如此。在临床中，我们不断地与癌症患者交心及沟通后，许多患者与我们成了"无话不说的好朋友"（患者总结语）。这不仅增强了他们生活之信心和面对疾病之勇气，而且能积极配合，在双方共同努力下，往往能事半功倍。正如古罗马哲人曾经说过的："医生给患者的，首先是心，然后才是药草。"

"交心"——需掏心、倾听、支持与保证

一张 3 名中年男女拥抱着热泪盈眶的照片，记载着笔者与张氏姐妹一段医患交往情。

近 30 年的交往，张氏姐妹与笔者早已成为很好的朋友。2003 年国庆节前，我们举办一场肿瘤患者五年生日会时，姐妹俩抱着我痛哭，我与她俩热泪盈眶的照片，仍保存在影集中。她俩和笔者的因缘很深。1998 年，妹妹发现乳腺肿块。她是个女强人，某外企 CEO，当时没在意，坚持上班。听广播说"气功爪"能治百病，消肿块，买来一试，结果却出了大事——该女子乳腺本就松弛，存在癌块，盲目用"气功爪"之类具有负压的器械一吸，整个癌块损破，进入血液，导致大面积糜烂，整个乳房红肿、刺痛，伴左胸壁大范围炎症、发热。急求西医，没办法手术，只能消炎加小剂量化疗一试，并被医生臭骂一通："生活在上海，还是 CEO，竟如此无知？！"

早在 1995 年，姐姐原本怀疑患乳腺癌，准备手术。术前找笔者中医调理。几个月后肿块消失（乳腺癌被否定，且少挨一刀），故与笔者已有交情。妹妹确诊后，姐姐第一时间前来找笔者求助。随后带来哭泣不止的妹妹。当时，其妹妹的情绪真的是糟透了。

笔者心里很清楚，作为一名 CEO，一名已比较成功的职业女性，身上肯定有促使其成功，同时也有助于癌症康复的因子。问题是当下她的心境与情绪太糟了！心病才是大问题！心病不去，身病不愈。要去其

心病，需要氛围，需要适宜的语言，需要榜样，需要医生"掏心""交心"！前几者都不难，我们的圆桌诊疗、快乐门诊，自可营造最适宜癌症患者心理康复的氛围。笔者修习心身医学，纠治心理自是分内的、专业内的事，亦非困难。类似的榜样，其姐就是一个。尽管没她严重，毕竟无须手术，已无癌症之虞。每次门诊中，与她类似的晚期患者，甚至曾比她更错综，现恢复得很好的也比比皆是。她们在不经意之中，即可相互交流。而医生掏心、交心，则看我们努力了。笔者和她算是同龄人，都经历过生活中的风风雨雨，几多磨练，也有共同语言和语境。

因此，每次来，笔者都注意"交心""掏心"！在努力贯彻"倾听""支持""保证"——这是心身医学纠治患者时常用的简程心理疗法之核心原则。倾听，认真倾听对方诉说；支持，给予患者精神情感支持，同时尽可能消除其躯体痛苦；保证，则以合适语言，告诉其良好的康复前景，也可理解为对治疗方法和可能获得的良好效果的一种承诺。使用这三原则的同时，尽可能让患者感受到笔者十分重视她的病与痛苦，与她感同身受；用同龄人的语言与她广泛交流，且让她能够常在无意识中感觉到自己的病并不十分严重……

中医药治疗中，除常规的内服抑瘤制剂外，笔者还善于借助外治法。对张女士，笔者就用外敷药敷贴在红肿的乳房胸壁周围……当时，她每周一次门诊，一个月内还常哭哭啼啼；一半个月后，红肿退尽，身体也从化疗创伤中有所恢复；随后适时做了手术，继续中医药调整；几个月后，再也不见她哭泣了；一年后，常能听到她爽朗的笑声及快节奏的话语。不久，她恢复了正常的 CEO 工作，而且单位同事到现在还不知道他们心目中的女强人，曾有过这么一次历经几年的磨难。

她多次表示：一旦从 CEO 位子上退下来，要积极参加救助肿瘤患者的爱心活动，首先帮助他们心理康复。现在她已经康复 26 年了。不久前为了她亲属的病还来找我，她则早已是完全康复、活蹦乱跳、到处旅游的银发健康一族了。

己所不欲，勿施于人

笔者有位业界同仁是某部队医院肿瘤科主任，大校军衔，平素来往不很多。1997 年他来找笔者，开门见山地说其母 70 多岁，患了胃癌，希望笔者给她中医药治疗。笔者关心地问了一下"开刀了吗"，这位同仁说"没有"，又问"化疗几次了"，回答说"没有化疗"。笔者纳闷地说："您为什么不给她化疗啊？平素您不是主张所有患者都要化疗的吗？"他很尴尬地说："组织上安排我去化疗科，所以我才……至于我妈，70 多岁了，我坚决不给她化疗。"后来他的妈妈经中医药零毒调整治疗后，至少活到 2003 年底他退役时，还是不错的。后因其转回地方工作，失去联系，不知详情了。

就这位军医对待他母亲的态度，我完全赞同，因为这的确考虑了他母亲的最大利益所在。许多医生，因认识与观念问题，看重传统的放化疗，习惯于对肿瘤患者施行反复放化疗等，我们表示理解。这是观念、认识与经验差异，也许我们之间更需要加强相互沟通，互补长短，在这两种做法之间寻求其中最佳的结合度，以利于患者利益最大化。

这位医生性质却截然不同。孔子有曰："己所不欲，勿施于人。"这已成为中国人行事的基本标准。

只实施那些愿意用在自己身上的手术

历史上，伟大的外科医生西奥多·比尔多恩（T.Billroth）曾告诫后学说：作为外科医生，对于患者"只实施那些你自己愿意用在自己身上的手术"。其实，癌症治疗何尝不应该如此？

笔者之所以愿意将上述肿瘤科主任的案例写出来，并不仅仅因为有这一极端事例，或为了标榜什么，而是近些年笔者发现，在一些非医学因素的驱策下，盲目、过度，甚至没有必要的手术，以及对患者乱施放化疗等的情况，在国内一些医院和某些医生中非常盛行。

有一次，笔者应邀在某省城为癌症俱乐部患友咨询，上午十多个患者中，居然有7人承受了完全没有必要的放疗或化疗。经上述治疗后，个个都心身受损，且绝大多数是经济困难、知识水平偏低的农村人士。那日上午，笔者感到特别郁闷，心情沉重，愈发感到"己所不欲，勿施于人"是行医中必须恪守的底线。当时笔者就在反思自己，是不是做到了西奥多·比尔多恩所说的那样"只实施那些你自己愿意用在自己身上的手术"。假如一个疑难患者求救于笔者："如是年长者，我是否应该暗自考量：若对方是我的长辈，我会怎么处置？如对方是年龄相仿者，则应该看作是兄弟姐妹！年幼者，则看作是晚辈！然后设身处地地从对方角度考虑！"这样做，也许提出的不一定都是最好的建议，也不一定都能救他们，但至少作为医生，应追求施行相应的医疗措施后自己内心坦荡、踏实、平静，而永远不会因非技术能力及非医疗因素造成对方不必要伤损而感到内疚万分！

治癌不是修车

《人是机器》是18世纪法国医学家拉·梅特里的代表作。该书中受当时盛行的机械观影响，认为人就是一架机器，生病就是这架机器某些零件坏了，治病就是修理机器。这一观点曾红极一时，后来遭批判、唾弃。然而，它依旧阴魂不散，受生物医学模式支配的医生仍不时会循此思路治疗。特别在复杂的癌症治疗中，我们常可发现这类踪迹。

试举临床所见一案。

樊先生是南汇人，他的堂弟2002年确诊为原发性肝癌，未手术，做了几次介入治疗，2002年底开始在笔者处治疗，一直带癌生存着，生存质量不错。他本人于2005年底突然发现右乳头痛，一摸有肿块，确诊为罕见的男性乳腺癌。虽然做手术了，但因术前自行挤压厉害，淋巴结及腋下有转移。因其堂弟带癌生存状态良好，遂来笔者处求治。

樊先生胆小、谨慎，老是怨天尤人，深怕不治而死，到处求治。来找笔者时，在桌子上哗啦啦地倒出这些天不同医生给他开的十几种药。口服化疗药、保肝药（化疗后肝损伤、指标升高）、两种升白剂、消炎药（伤口未痊愈）、抗抑郁药、安眠药、止痛药、开胃药、退热药（可能是药物反应，有低热），再加一些维生素和增强免疫的针剂，等等。其中，保肝药有多种。然后他问笔者，医生建议局部做放疗，同时须口服雌激素拮抗剂——"他莫昔芬"（常用于女性乳腺癌患者），要不要用？笔者无言以对……当时，笔者和所有聚在圆桌旁候诊的患者都看呆了。这么多药！怎么吃？他的夫人指着这些药，在数落着他，说他一睁开眼，就排着队吃这些药，不吃又怕死，吃了又胃难受……

　　笔者笑着对他说："医生将您看作一辆车，车坏了，故就像修车匠给您修车一样，轮胎坏了换轮胎，车闸坏了修车闸，车铃坏了修车铃，唯独没有考虑您是人，不是车。这样下去，再好的肝肾，都会受损衰竭。"在座各位都笑了。笔者当即建议，停用所有这些药物，以中医药治疗为主，严密观察。并告诉他："您的病，比起您堂弟，轻多了。认真中医药调治，基本没问题，但需要调控饮食。放疗和保肝药、口服化疗药、止痛药、升白剂、消炎药暂无必要，唯独晚上睡不好时可适当用些安眠药。"患者尽管心存疑惑，最后还是接受了。从那时起，多年过去了，通过中医药内服外治（伤口原本愈合不好），患者一直很好地生存着，人也乐观豁达多了。

　　樊先生的问题，若脑里有完整人的观念，注重以人为先、以生命为重，进而敬畏生命、敬畏自然规律的话，其实不难解决。从整体、综合角度看，他的口服化疗和内分泌治疗，似无必要；放疗适应证不明确，升白、保肝、消炎可有可无；开胃药、维生素等均可暂缓，估计少服这些药后，肝损伤和低热等均可缓解。其实所有这些，用中医药调治，均可解决。如仍旧有问题，再兵来将挡，作出相应治疗也不迟。至于伤口愈合欠佳，可借外敷促使愈合。唯独其睡眠差，有时中医药顾及不周，失眠时可暂服安眠药，以解燃眉之急。抗抑郁，他还未严重至此！心理因素疏解了，问题迎刃而解。多年的调治结果，证明了治"人"的正确性。

其实,癌是全身性疾病,头痛医头、脚痛医脚不仅不能解决问题,而且还会导致药源性新伤害。笔者亲遇一案,76岁的退休中学女教师潘某,肠癌化疗导致肝损伤,同时造成肾衰竭、全身水肿,输液过多又诱发心力衰竭。家属问医生怎么办?医生说先上激素再说,"下一步,腹水控制后再化疗"。家属一听没完了,肯定死于治疗,赶快出院。至笔者处行中医药内外综合诊治,已8年有余,一切良好。未再用西医对抗性措施,也未再出现这类"剜肉补疮、肉疮皆烂"的尴尬局面了。

我有选择的权利吗

陈工是退休高工,求诊时65岁,稍通医学。2004年2月的一天,晨起咳出大口血痰,紧张不已。CT一查,左下肺有个3 cm的占位,边缘呈毛刺状,被确诊为肺癌。他与儿女辗转找到笔者。笔者建议先行手术切除,看病理切片后再作中西医结合诊治。他反问道:"为什么所有的医生都要我开刀?我能不能不开刀?我有没有选择不开刀的权利呢?"笔者无言以对。只是说:"开刀也许对您来说,是最佳的选择。"2天后,他被子女强行送进了一家专科医院,医生会诊后,决定准备动手术。老人倔强地就是不开刀。医生说那只能用化疗了。老人又坚决地说也不化疗。医生愣住了,问道:"您不开刀,不化疗,住医院干什么?"倔强的他,等医生一走,就独自逃回了家。再次找到了笔者,恳切地说:"我只选择中医药治疗,这是我自己的选择,即使失败了,也与您无关,您放心地治疗吧。"类似的不愿接受手术及化疗/放疗的患者,我们倒是见得不少,但大多属文化层次不高者,而知识分子却很少很少。但他的理由不是畏惧,而是认定:"西医治疗5年生存率最多也只有30%~40%,中医或许还不低于此。病生在我身上,开不开刀关系到我的大事,难道我没有权利选择吗?!"

以此方式诘问和捍卫自己的权利,笔者倒是生平第一次碰到。其结果也喜人，以中医药治疗 1 周后，咯血便止，9 个月后，CT 显示病灶明显缩小。后来安安稳稳过了 17 年，最后几年来还经常郊游、垂钓、参加舞会等，一如正常人，活得有滋有味。疫情期间因为感染而谢世，享年 83 岁，也差强人意了！

另一案例也很有启示，上海某三甲医院政工干部陈某，刚退休不久，一天突然发现小便有血尿，进一步检查发现膀胱底部沾满了隆起状的癌细胞。由于离尿道口很近，故会诊后强调切除膀胱，他不从。该医院组织上海专科联合会诊，意见一致，须切除膀胱。他不是学医出身，但身在医院多年，看到太多癌症患者草率治疗之恶果，死活不接受切除术。遂找到笔者，希望帮他保住膀胱。笔者深知其情况特殊，只能答应走一步看一步，先改善血尿再说。但要调整生活方式，须把烟戒了，学会多喝水，不能老是坐着……这些他都虔诚地接受了，1 个月、2 个月，慢慢地调整，一年多下来，血尿消解了，膀胱癌没再长；两年后，膀胱壁变薄了，隆起基本消失了……现在七年多过去，生活质量很高。他常常会回到该医院，对关心他的医生说，你们要好好认识中医、理解中医，我的例子就是典型，如果当时就按照指南治疗，我切了膀胱，早就成"宦官"了……

此类案例给了笔者多项启示。

（1）患者有没有选择治疗方法的权利？有的话，医生的推论（诊疗意见）与患者的自我选择之间有矛盾时，又应怎样协调平衡，如何取舍？！这不仅是医学伦理问题，也涉及医学决策中的如何评估及有冲突时怎样权衡。对此，笔者个人认定：意识清晰、有一定文化水平且获悉了病之实情及各种治疗方案利弊的患者，应该有这么一个不容剥夺的权利。医生这时能做的就是尽可能地帮助他分析病情及各种疗法之利弊，以利于患者作出更理性的抉择。

（2）违背了患者意愿，强行实施，有好的动机一定就有好的疗效吗？对此，我们基本持否定态度。笔者曾治疗一位瘦弱的 72 岁老妇人，也算是义乌同乡，但其子女在深圳发展，从深圳来找笔者。怀疑肺癌，无特殊不适，老妇人反对手术，子女却特别当回事，家境富有，特地从北京请来医生主刀。结果，术后3个月，老妇人瘦得更甚，徒增胸痛、咳嗽等。每天埋怨子女，如此情绪，何从谈及康复？不到半年，撒手人寰。

因此，应认可患者有自我选择的权利，且一定程度予以尊重，这才是人性化的医疗。

200万元为何仍救不了他

笔者早年（20世纪90年代末）曾遇这么一个案例：一位温州籍富商，偶然发现肠癌，不算太晚期，发现时立即动用各种资源，8个多月时间，用了200多万元，最后还是走了！当时的200万元属天文数字，这位患者治疗失败之因很多。而最为主要的也许是人们目标设定上的偏差或不切实际。这表现在以下几方面：

其一，误以为彻底杀死、杀光癌细胞，不留一个，才是最安全的。因此，把目标确定在根治上。这既不现实，其结果又常常适得其反。

其二，认为有钱就能买来好药，天底下总有好药能治人一病，只不过现在自己没找到而已。只要有可能，愿花更大代价一试。

其三，相信现代医学无所不能，既然医学能把肝、肺、肾都换了，把肺结核、心脏病都治好了，也一定能把癌根治，在具体操作中又表现为对名医的极端崇拜。认为他们可妙手回春，无病不能救。因此，常一波波地东奔西走，遍找名医。

其四，信奉宁可错杀一万，也不放过一个。不顾身体承受能力，一味各种治法蛮干。

其五，大多初期不太相信中医药，认为等病情稳定了再用中医药；必须先用科学的现代医学根治。且笃信"钱越贵，药越好，效越佳"之理。其实，这可以说是无知至极！

其六，这类人大多有地位，有钱财，自视甚高，生了大病，失落至极，心理调整也困难，常郁郁寡欢，怨天尤人。

其七，这类人社会关系丰富，常能呼风唤雨，周围出主意的人也多，治疗中朝三暮四、举棋不定，或十八般武艺一起上，总以为治疗措施与治癌药物"多多益善"！殊不知，癌症治疗就是慢性病治疗！许多方法常需要一定时间才能起效，且药物之间有时会有拮抗等效应。

总之，若能以平常心，把它当作慢性病调治，也许可避免其中80%~90%的不当死亡。

同是这位花了200多万元最终还是走了的患者的妻子，她先生走后自己又患上了乳腺癌，接受笔者治疗，现已20余年了，对笔者临床情况十分了解。她最近还感慨地说，先生如一开始就接受我们建议，不瞎折腾，百分之百今天还活着！

两个案例之反差：何以结果与预想的大相径庭

著名脑外科专家、北京宣武医院的凌锋教授是我老朋友，她因救治了被英国医生放弃了的严重脑外伤名记者刘某，创造了奇迹，而为世人所熟知。她在《CC讲坛》上有个讲座（凌锋：系统医学与现代经典医学），传播很广，影响很大。其中讲了两个案例：某中年男子，有点身份，资源充分，因食管癌先后做了化疗/放疗，然后又做了手术，所有治疗都是专家做的，都做得很好，可惜手术做完后，人再也没活过来。也就是说，局部战役都赢了，却输了全局。第二个案例是她父亲，一位百岁的抗美援朝老战士，因进食困难，当时有人提出创伤性切开喉管，再行纠治，凌锋教授斟酌良久，没有接受，却只是借微调方法，以非创伤性的"王道"疗法，借一步步的微调，激活老人内在功能，慢慢地加以纠治而趋于康复。康复后百岁老人居然下了床，走出了病房，唱起《志愿军进行曲》……这两个案例反差太大了，值得深思——究竟何谓合适的医学？

化疗药不是巧克力

循证医学所支持的临床观察表明：除淋巴瘤、睾丸癌等少数癌运用化疗方法效果有明显提高外，其余多数癌症的化疗效果 20 多年来并无明显改善。这是美国国家癌症研究所的结论，也是哈金森癌症研究中心的意见。该中心主任鲁斯·埃其奥尼（Ruth Echione）指出："依赖化疗，过去 20 年来，癌症晚期患者的存活率只有少许改变。"

德国汉堡大学附属埃彭多夫医院妇科主任汤姆森（Thomson）教授曾谈到过这么一次调查，当时要在临床试用一种新的肺癌化疗药。有研究者对肿瘤科医生做了专项调查，问题是："万一你自己得了肺癌，你会参加这项研究吗？" 79 位接受调查的肿瘤科医生，有 64 位表示拒绝。他们认为这种常规化疗毒性太高，且疗效并不确切。汤姆森在柏林国际医学研讨会上表示："如果有越来越多的医生说自己不会答应进行这类治疗，那么，这类疗法的意义就很值得我们反思了。"

是啊，化疗药不是"魔药"，更不是巧克力。化疗药疗效正被过分夸大，这是医学界人士几近一致的看法。

"化疗药不是巧克力！"这句话也有一个值得深思的故事。

笔者有一位患友，求诊时肠癌转肝，化疗没控制住，后来在香港花大代价做了几次，效果同样不好。后以中医药为主，结合靶向及消融等，一度控制得很好，患者恢复半天工作。后因副作用停用了靶向药，8~9 个月后，患者自我感觉良好，但 CA19-9 有所上升。考虑到他的情况，一资深化疗科主任建议他补几次常规化疗。他征询笔者意见，笔者认为可以。因为根据经验，长时间（一年以上）中医药零毒抑瘤治疗后，大多数化疗药的耐药性可以克服。但当时笔者只主张他做 3~4 个疗程，见好就收。2 个疗程后，几无反应，CA19-9 已正常。考虑到可以巩固疗效，也因为化疗后身体并无多大不适，又补做了 2 个疗程。对此，他和笔者均感到满意。然而，去该化疗科主任处门诊，主任又建议他再继续化疗，至少再做 4 个疗程，认为转移癌必须乘胜追击。他很困惑，内心不想再做，但又害怕，和笔者商量。笔者给他出了一个"馊点子"，他亲戚是位很有地位的人，且与此化疗科主任熟悉，不如由亲戚出面，请专家吃顿饭，饭桌上再好好咨询一下。"你以为化疗药真是巧克力啊！"这句话就是饭桌上该化疗专家既带有调侃，也带有自我解嘲式的回答。

是啊！化疗药不是巧克力，必需时用上还可以；把它当魔药，那就进入了误区。笔者患者中，太多的人赌最后一次化疗，希望下一次化疗能发生奇迹，奇迹没发生，这次化疗却成为"压死骆驼的最后一根稻草"，可不慎乎！

生存期预测：最不人道的"科学"

2006 年终，由上海虹口科学保健康复协会组织的一次迎新春肿瘤患者联欢会上，有 52 名活过 5 年的患者济济一堂，欢声笑语。笔者与其他四五位医生也应邀出席，共同联欢，气氛融洽。这时，有一个女患友提起了话题：说当时医生都说她只能再活 6 个月，不到 200 天，现在她已活了整整 2 000 天，她还想再活 2 000 天、5 000 天。她的话，激起在座各位的回忆与感慨！结果，大家一统计，50 多名患者中，有 34 名患者当时被医生确定为寿限为 6 个月到 1 年。其中，又有 14 人被明确判定只有 3~4 个月，不会超过 6 个月。只有不到 20 人不清楚当时医生是否有过这类判断。而这些被判为几个月到 1 年的人，现在个个活过了 5 年，最长的一个已经活了 11 年。他们回忆起最初得知（大多是事后从家属中获悉的或不经意透露出的）医生依据"科学"所作出的、预测的寿限时，大多感慨良多！至今仍充满苦涩、无奈，怨恨中又多少夹杂着一丝庆幸。

诚如一位患肠癌已 23 年、参加过解放战争，当时做了手术，没法化疗、放疗，第一时间在笔者处治疗，康复很好，现在海军上海干休所安享晚年的、正师级离休老军人朱某所说：

"这么多年，我感觉我康复得很顺利，在与疾病对抗过程中，我深深地体会到，现在这个医疗和科技高速发展的时代，'医生无所不知'的模式已经过时了。取而代之的是，知情的患者和医生一起共同作决定，共同选择治疗方案。"

他平素很喜欢研究，看一些相关资料。他又接着说："美国医学研究数据表明，90%的癌症患者完全把自己交给医生，他们的命运就像医生预期的那样：如果医生预期患者还能存活1年，那么大概1年之后死亡就会来临，因为患者相信这一点。而10%～15%的癌症患者为'异常的'患者，他们把康复的希望和他们的身体掌握在自己手里，积极地与疾病作斗争，他们虽然一直在用药，但他们与医生保持一定的距离，他们自己努力实现自己的康复。这10%～15%的患者中，6年以后活着的还有90%！"

"我感觉我们患者需要的方向是迈向健康。而迈向健康，需要的是医疗、饮食、运动、心情、睡眠等各方面条件。而现在的医生很少有精力去为患者创造这些条件。医生可以有很好的技术，但是综合调整还得由患者来做选择，因为每个人对自己的情况还是比较了解的。"

其实，笔者坚信：医学首先是人学、仁学、人道之学，所谓依据以往数据所作的"科学预测"，既不科学，又不人道，且完全没有必要。很多情况下，在医患及家属的共同努力下，奇迹是可以创造的，至少可延长其寿限。如轻易地根据冷冰冰的数据作出判断，即便是瞒着患者，仅对家属告知"判断"，也是需要谨慎和深思的！毕竟，心理学有经典的"皮克马利翁效应"——执着与过度的心理期盼，不管是消极的，还是积极的，都会影响到结果。

"皮克马利翁效应"是心理学中的著名心理效应原理，又称罗森塔尔效应。源自古希腊神话：皮克马利翁是神话中善雕刻者，深爱着自己所雕刻的美少女，结果上帝便赋其雕刻之女以生命，两人结为恩爱夫妻。这表明，当人们有执着与过度的心理期盼时，往往就会有助于相应结果的出现。

临床上，数不清的肿瘤患者的生存奇迹，就是像这位老军人这样创造的！

仍以老军人的肠癌为例，世纪之交（2000）如东 36 岁的孙某患肠癌多发性肝转移。当时做了肠癌手术，肝脏上只是把看得见的大小 7 个病灶拿掉了。那时还没有靶向药及免疫疗法等。主治医生说"听天由命吧，想做几次化疗就做几次"。结果他做了 5 次后再也不想做了，大概中医药治疗断断续续七八年，也不再吃了，现 24 年过去了，奔 60 岁的他，水产创业后现成为当地有名的企业家，在如东传为奇迹！如今，他只是两三年找我一次，叙叙旧，聊聊身体情况，偶尔吃点药，一切都好。

其实，癌症只是慢性病。好生调养，常可以很好地康复。再说，谁都不是神仙，谁都没有能耐和资格对他人的寿限作出判断！因为涉及因素太多了。即使是打着医学旗号，自认为掌控了科学的人！否则，会招惹怨恨，甚至引起冲突！

知情同意：一个两难的抉择

2005 年，笔者卷入了一场媒体争论：争论的焦点是要不要全盘告知患者真实病情。武汉一家医院主张第一时间全盘告知，认为这是国际先进做法，体现了患者享有充分的"知情权"。近来，沪上某知名媒体也以《是谁剥夺了就医者的知情权》为题，对时下"医疗市场所普遍存在的暗箱操作和由此造成的收费混乱局面"进行针砭，主张全盘告知。就其他疾病而言，这也许不无道理。但就癌症来说，笔者则持保留，甚或是反对态度。至少，强调癌症患者的"知情权"应让位于"生存权"，只主张"适当告知原则"。

先讲两个真实的病例。

故事一：一位年逾七旬的海军将军，是晚期肺癌伴肺部感染，有高热、咳嗽、痰多、气急等症状。家属只告知其"肺炎"，经中西医治疗控制感染后，患者无任何不适。这时，他拒绝所有治疗，死活不肯接受中医药零毒抑瘤等治疗。他振振有辞地说："肺炎已控制，何必再喝苦药！"他老伴求笔者相助，但不同意告知他实情。笔者只能很委婉地对将军说："您的肺炎，不是一般的肺炎。尽管目前有所控制，但若不积极采取进一步措施，恐怕后果很糟。"将军自然听懂了笔者的话外弦音，再也不固执地拒绝治疗了。

故事二：在上海某区长期从事统战工作、生性谨慎的钱女士，退休不久因患胰腺癌，肿块 8.8 cm × 8 cm，剖腹探查后无法切除，关腹后找笔者求治。但当时家人告诉她肿块已完全切除，已无危险了。经笔者用中医药的零毒抑瘤调治，1 年太平，2 年太平，生活一切如常。两年半后，原本每次陪她去医院的妹妹出国探亲，由患者的丈夫陪同去复查。此前，她妹妹前去复查时都会先与医生沟通，希望能善意地欺骗。而丈夫老实巴交，不善言语，忽略了这些关键细节。年轻的医生看着 B 超检查结果，笑嘻嘻地对患者说："您的肿块大大缩小了，现已不到 2 cm了，祝贺您！"一段好话，想不到却让钱女士惊愕了！当即怏怏不乐，回家旋即感到心窝下痛。家属急找笔者帮忙，但已晚矣。原本笔者的处理方案对她效果很好，此时却无效。她老是感到心窝下（腺体部）疼痛。笔者与其家属把整个治疗过程和每次检查一次比一次好的真实结果放在她面前，她就是不信，喃喃自语地说："你们都骗我，我生胰腺癌没有切除，治不好了……"结果，郁郁寡欢中 4 个月后撒手人寰。

很显然，癌症患者的"知情同意"是很难的选择。不告诉他生了癌症，他不会坚持治疗；而完全告知后，许多患者死于知情后的心理恐惧和失望。为了更好地处理这两难选择，笔者曾指导研究生作专题研究，总结出有效的对策。简单地说，对此应贯彻"适当告知原则"："在适当时候，以适当方式，告知其适当部分。"笔者认为，这是最切合中国国情的对策。

所谓"适当时候"，指治疗 3 ~ 5 个月以后，一般患者最敏感、最脆弱、最容易因得知患癌症而出现心理"休克"时期已过，当事人多多少少也感觉到自己的病情不同于一般，故可"以适当方式，告知其适当部分"。这样做的目的，是让当事人能更积极配合后续漫长而往往比较痛苦的治疗过程。我们的研究表明：患者的适当知情，明显地有助于后续的治疗和良好疗效的取得。而且，此时告知，对患者的心理伤害也最小。

当然，这里的关键是以什么方式告知：直截了当地告知，对有些文化层次较高，心理素质较好的患者最为合适；但对善疑虑、情绪不易稳定者，此又非良策。还有，所谓"适当部分"，指所告知的病情严重程度，这要视患者的心理接受能力、可能的预后情况等而定。除病情较单纯而严重程度比较轻的外，一般均不宜和盘托出，特别是过早全盘告知。

至于对高龄肿瘤患者，我们总的原则是不告知或少告知为妙。因为对他们来说，我们大多不主张创伤性治疗，中医药辨证论治加零毒抑瘤即可。要让他们配合这些，总是相对容易的。告知后，增加了一分让老年人担惊受怕的危险和可能，何必呢？

关键：
在于生存质量

彻底杀灭癌细胞是不可企及的

过度治疗，瘤没了，人也残了没了

零毒抑瘤，带癌生存，也是一种思路

有时候，与癌共存，活着就是成功

活得更好，更长久才是值得追求的目标

癌症的发生，是一个多因素、多阶段、复杂渐进的慢性过程，它通常是十几年甚至几十年累积的结果。而且，致癌因素中不仅有已明确的，诸如基因缺陷或内外致癌物诱发等生物及理化因素，同时，社会的、心理的、行为的、人文的因素等也在癌症发生发展中起着或多或少的、不可忽略的作用，特别是精神心理状态。

尽管癌症依然是一类严重威胁生命的疾病，却多数是容易预防并可治疗的疾病。尽管没人敢狂称能治好所有癌症，但许多癌症的治疗效果不错，也是事实。许多患者即使癌症没完全被控制，人却好好地活着，活得很久，生存质量不错，未尝不是一种成功。

所有这些，促使我们应该好好思考一下：人类应对癌症的主要目标究竟是什么？是杀死癌细胞，消灭癌症吗？还是其他？

至少我们认为：帮助患者活得更好、更长久才是"人性"医学的初衷及主要目标。严格说，所谓"活得更好、更长久"，就是"有生存质量的生存时间越长越好"。

其中，生存质量是关键。我们的目标是帮助患者尽量生活得更好和更长久些。

21世纪20—30年代，人们可以自信地说，也许我们可能无法治愈所有的癌症，但在大多数情况下，可以与它很好地"和平共处"，让生了癌症的患者能有生存质量地长期生存。

不可企及的治愈理想

经典的肿瘤治疗模式——彻底杀灭癌细胞的概念，在强调整体医学的今天，已日趋显示其弊端，它往往会造成癌症的过度治疗。

经典的肿瘤治愈概念认为：延长癌症患者生存期的唯一条件是各种治疗手段所能达到的无癌症程度。换句话说，治疗癌症必须杀灭或清除最后一个癌细胞。为此，人们曾经追求尽可能扩大的根治手术，大剂量多种药物的强化、联合或冲击化疗，大照射野的根治性放疗，等等。然事与愿违，迄今为止，上述治疗所能达到的最高疗效大都仅仅是短期的"缓解"，癌症的复发转移仍是难以解决的问题。

而且，患者治疗后普遍出现生存质量明显下降，甚至因不能耐受继续治疗而死亡。由此，关于肿瘤疗效评定标准问题，引起愈来愈多学者的重视。

目前，世界卫生组织提出的实体瘤疗效评价标准为完全缓解（CR）、部分缓解（PR）、无变化（NC）和病变扩展（PD）。而"无瘤生存"曾是现代医学治愈癌症的理想标准，即癌症的治愈必须清除体内所有的恶性肿瘤。按后面这标准，临床上的"CR"并没有治愈。

从肿瘤细胞增殖动力学及抗癌药物的药代动力学规律考虑，要达到体内癌细胞的完全消灭，是不可能的。研究揭示：作为规律性现象，一个体内细胞恶变后，一般需经过30次倍增（分裂增殖），当细胞数达10^9时，才可形成直径约1 cm的肿瘤，成为临床可诊断的癌瘤病灶。而抗癌药物杀灭癌细胞遵循"一级动力学"的规律，即一定量的抗癌药物杀灭一定比率，而非固定数量的癌细胞。因此，癌细胞即使按最理想的预测可能被杀灭 99.999%，即达到 5 个对数级的杀灭（这其实是绝无可能的），体内仍残留不少的癌细胞（至少 10 000 个）。但此时临床上并不能查出任何肿瘤，似乎已达到了"CR"水平。此时，剩余残留的癌细胞清除工作就留给机体自我来清扫了（这能力也就是我们称之为"抗癌力"的一部分）。然而现实中，往往一段时间后，残留的癌细胞又开始增殖，呈现出"野火烧不尽，春风吹又生"之规律，临床癌症复发了。况且，就目前治疗手段，包括使用最好的化学药物等，对许多癌症，尤其是实体瘤来讲，是无法达到"CR"效果的。

更何况，经过反复给药后，癌细胞一方面产生抗药性，往往同时又出现变异，使其对化疗等方法治疗敏感性大幅度降低。因此，现阶段治疗后即便是肿瘤在短时间内能够达到"CR"，但其远期效果仍十分不理想。

再加上癌症极高的复发转移率，以及化疗常可明显增加患者患二次癌、三次癌的可能性，要杀尽最后一个癌细胞，不仅是可能不可能的问题，而且也是有没有必要和科学根据的问题。

因此，经典癌症治愈概念，只能说是理想主义的"乌托邦"，可望而难以企及。

目标，需要适当调整

如果说，癌症临床领域追求治愈的手段比较温和，人们为征服性治疗付出的"代价"不大，那么这种追求是可理解的，且是应该鼓励的。但事实恰恰相反。临床上，为了追求对癌细胞的"赶尽杀绝"，人们只能仰仗着副作用明确且持久，而功效有时还难以确定的种种创伤性方法。为此，每每造成患者心身巨大创伤，这也是人们闻癌色变、胆战心惊的缘由之一。

鉴于此，自 20 世纪末起，国内外肿瘤学界就在呼吁，努力改变这种现状！

例如，国内著名肿瘤学家孙燕院士就曾指出："人们不再满足于将肿瘤治好而患者变成残疾或功能严重失调因而过着悲惨生活的情况，'病是好了，人也残了'的现象再也不能继续下去了。"更何况，多数情况下患者的病情只是暂时得到了控制，癌症并未真的完全治愈！因此，是到了该好好思考这得不偿失的目标是不是合适的时候了！

而改变的核心，首先是治疗癌症的目的与目标需适当调整，如实设定！

其实早在 1994 年，加拿大的施佩尔（Schipper）教授在《关于癌瘤康复的新概念》一书中就提出：有效的治疗有时并不需要肿瘤的完全消退，机体的反应对癌症治疗最为重要。这一观点与我们一直强调的中医药治疗癌症的疗效特点和姑息性目标——"带瘤生存"相一致，说明带瘤生存有其合理性、科学性。

20 世纪 90 年代中期，我们从长期的临床实践及 10 多年的康复追踪中，注意到不以毒攻毒、一味杀癌的调整性治疗——零毒抑瘤，对许多癌症患者，确保了他们健康方面长期的最大利益。我们也明确地把确保提高患者的生存质量，追求有质量的生存期越长越好，必要时主张带瘤生存、与癌和平共处等，写进了普通高等教育"十五"国家级规划教材《现代中医肿瘤学》之中。

再如，世纪之初（2002）美国临床肿瘤学会第 38 届年会上，欧美发达国家的许多学者便提出了对肿瘤治疗的新认识，总结了他们从过去的以癌病灶为中心的治疗思想，转向以对患者总体呵护，提高其生存质量和社会适应能力为中心的指导思想。这可以看作是主流医学界的一大趋势性转变。美国临床肿瘤学会第 42 届年会上（2006），生存质量成为该届年会中出现最频繁的词之一。此后几届的年会中，这一趋势一直在持续着。

可以这样说：国际上早已将提高肿瘤患者生存质量，延长生存时间，作为重要/主要指标，列入肿瘤疗效评价标准。

中国的医学家出访后也早已注意到了这种国际性趋势和国内的现实差异。如中国抗癌协会临床肿瘤学协作中心执行委员会主任储大同访美回来后，便发表他与美国同行进行学术交流时的感受："有些癌症患者经过治疗后，肿瘤可以长期不进展，但也不缩小，虽然治疗有效率很低，但患者可以长期生存，同时在生存期拥有较好的生活质量，那就是成功！"并指出这将是一种主流趋势。

人们日趋把"癌症无进展生存期"和"生存质量"作为临床评估的关键性疗效指标。它代表着当今国际肿瘤学界评价肿瘤疗效的最新趋势。这一变化大势值得国内学界和所有与肿瘤相关的民众（包括当事者及其家属）的深思和借鉴！

何谓生存质量？简单说包括躯体健康、社会人际关系和谐与精神健康等。

国外学术界强调的癌症患者生存质量评估，一般包括 10 个方面：

（1）躯体方面的症状及体征。

（2）对医疗等各项治疗措施的满意度。

（3）整体功能恢复状态。

（4）家庭内部及邻里关系。

（5）性功能、性行为等的恢复情况。

（6）情绪或心理健康。

（7）职业承受能力和环境适应能力。

（8）对未来的打算与希望。

（9）精神方面满意程度。

（10）社会职能。

从上述对患者生存质量期望状态评估中，可清晰地看出：人们绝没把癌症当成绝症，而只是比普通慢性病较为难治些。因此，躯体功能恢复、性功能、性行为、职业承受能力、环境适应能力等都赫然在目。不仅追求心身完美康复，还把对未来的打算与希望、精神方面的满意度、社会职能等都列作评估标准。可见，强调癌症患者的生存质量，真正体现了"以人为本"的医学最高宗旨，追求的是患者整体的、长期的利益最大化。

此外，把对医疗等各项治疗措施的满意度和家庭内部/邻里关系等都列入评估范围，很值得国内学术界及相关人士（包括患病当事人及其家属）深思。这方面，国内外差距不能不说是巨大的。以"杀癌"为唯一宗旨的，纯躯体治疗的生物医学治癌模式，的确应退位于以提高生存质量为最大诉求的，以综合治疗、全面康复为特色的社会-心理-生物医学治癌模式了。

有鉴于此，目前在癌症治疗中，积极地注重提高患者的生存质量已成为一种主流性趋势，国内外许多开明而睿智的医学家们正在为此作不懈的努力。

如以往乳腺癌患者大都强调做大范围根治术，喉癌患者要做全喉切除，这些手术对患者功能和形象损害极大，严重地影响他们长期生存质量。现在，越来越多的医生倾向于应尽可能保全患者的功能和形象，早期乳腺癌患者可采用保乳术后接受全乳房放疗，可取得同根治术相似的远期疗效；喉癌患者完全可以先进行根治性放疗以保存发音功能，以后万一复发时还可以再接受手术治疗等。

另外，对那些治疗效果不佳的晚期癌症患者，强调生存质量更有积极意义。首先可有助于对其采取较佳的"第二治疗"——姑息性治疗或康复治疗措施。这时，采取诸如积极的中医药疗法、零毒抑瘤疗法、自然疗法及精神疗法、支持治疗和对症处理等，都可使其在有限的生存期内尽量减少痛苦，保持人格尊严，且预期的生存期常常可明显延长。

活得更好、更长久才是医疗初衷

当家属得知自己亲人患癌后，通常第一反应是一下子蒙了！然后，开始盲目寻找各种治法，现代的/传统的、高科技的/土法的一起上。宗旨和目标只有一个：无论付出多大代价，也要在第一时间把癌细胞统统杀死，从而才有可能挽救患者生命。因此，经常看到许多家属，哪怕只有一丝可能，也不管精神、体力、经济、身心等的代价多大，都愿意孤注一掷，拼命一试。结果，许多患者就在这种盲目的求医过程中离开了热爱他的家人，留下了永远的遗憾。

为什么会这样？是患者和家属认识误区，还是在临床治疗及相关研究中有着诸多不足？抑或是人们对癌症治疗所追求的目标设定存在严重偏差？我们认为这几种因素都有。其中，患者和家属缺乏癌症常识，导致他们过于迷信某些方法，以致误用、滥用、错治或失去合理治疗最佳时机等，则是最主要原因。这主要表现为错误地认为癌症就是癌细胞所为，杀死杀光癌症细胞，癌症就好了！而天底下总有好药可以彻底杀死癌细胞，故不顾一切、一意孤行地杀瘤、杀癌，终致不救。

几十年的临床，笔者看到太多失败案例，往往就在于最后再试一次的杀癌方法（或化疗，或放疗等）！而这一次真的成为"压死骆驼的最后一根稻草"！在这一目标追求过程中，有的人，甚至短短 8~9 个月，用尽了 200 多万元，最后还是难逃厄运！至于花费 50 万~60 万元，乃至上百万元的比比皆是！这与钱多钱少、药贵药便宜没有必然联系！有关联的就是治疗目标设定上出了偏差！

癌症只是慢性病，治疗慢性病所追求的目标是什么？是治愈吗？可以明确地说：慢性病中的大部分均无治愈的可能——无论是心血管、胃肠疾病，还是代谢失常等病症。

慢性病治疗的合理目标应该是（且只能是）尽可能减少疾病对患者生活与生存带来的不利影响，控制或减缓该病的发展或恶化态势，帮助患者活得更好，活得更长。且应首先强调"活得更好"，而后再争取

"活得更长"！专业的、规范的表述就是：帮助癌症患者达到"有生存质量的生存时间，越长越好"。

换句话说，若活得不好，痛苦万分，则生不如死！只强求其生存时间，同样违背了伦理学原则。因为人难免一死，与其活着受折磨，且又没好办法解除折磨，对患者及家属来说既痛苦，又不人道，故有"大病求死"一说！

我们清晰地把"让患者活得好一些，活得长一些"确定为癌症治疗的真正目标，几十年的实践也的确取得了很好的成效，特别是在中老年肿瘤患者身上。

许多陪着老爸、老妈来看癌症的中年同志，笔者常第一句话就问：你们的希望是什么？想尽快弄清楚父母生了什么癌症？严重到何种程度？然后不择手段，加重痛苦地去治好它？还是让老人活得舒服点，活得长久些，晚年快乐些呢？

绝大多数中年朋友都会意地笑了，接受我们的建议和策略：中西医结合，合理运用一些西医方法，更多地借助中医药调整，零毒抑瘤，带瘤生存，和平共处，常会活得更好、更长些。因为这的确最大限度地确保了患者整体和长远利益。

指标，有时候只是一组数字

随着医学科学的发展，一些癌组织可产生某种具有一定特异性的物质或组织碎片等，通过特殊检测方法，了解这类物质及碎片的存在及其量之多少，常可对某些肿瘤性质确定、治疗方案的拟制，以及复发与否的判断等有所帮助，这些"物质"之评估，就成为一系列特异指标，用于肿瘤临床。它通常简称为"肿瘤标志物"，有时也简称为"癌胚"指标。

肿瘤标志物的发现及相关检查，可及时提醒人们注意一些征兆，所以我们主张不仅癌症患者须定期做针对性"肿瘤标志物"检查，一些高危人群（包括老年人），也应在专业医生指导下定期做些针对性检测，以便尽早有效地进行防范或治疗。

然而，指标毕竟只是指标，它只是一组数字，一种可能征兆，并不代表就是事实结论。西方之所以称内科医生为"doctor"（英语本义为博学之士、博士），是强调医生应为善用脑进行思考，能透过现象（包括指标）看本质的博学理性之士。否则，一切以指标为旨归，只迷信这些标志物，很可能误己误人。

生物学完全不同于物理化学。物理化学的很多参数变化非常准确地提示发生着的事实。温度 100 ℃时水会沸腾，这可重复检测、确认，生物学指标通常并不如此。一方面，生物学指标，包括肿瘤标志物，它们受到多重因素影响，一个参数反映了多种可能性，如以最为常见的血清癌胚抗原（CEA）为例，它是非常实用的指标，肠癌、肺癌、胰腺癌、胃癌、乳腺癌等许多恶性肿瘤都可见血清中 CEA 指标升高，故临床常首选。然而，吸烟、酒精中毒、感染，以及肺气肿、心血管病、糖尿病等也会有 15%～50% 的患者/人群血清 CEA 有所升高。

又如，甲胎蛋白（AFP）是公认的原发性肝癌的特异性指标，但只有约 70% 的原发性肝癌患者 AFP 会明显升高，还有 30% 左右的患者指标没变化但却已出现问题，我们通常称作"假阴性"；另有许多情况，比如急慢性肝炎患者中，也有 30%～50% 的会出现暂时性的 AFP 上升，甚至明显升高，但并不都是肝癌，这又称作"假阳性"。其他一些指标的影响因素可能更大。再加上生物代谢本身的波动性，检测试剂的不稳定性，以及检测人员技能差异等，都会干扰这类指标，造成指标一定幅度波动。因此，不能用观察物理指标的眼光，看待生物学参数，特别是肿瘤标志物的高低。而应强调对这些指标的变化既重视，又不可迷信；有所波动时，可适时做一次重复检测；或请有经验的专科医生解读，或再进行一些相关的辅助性检查，互参对照，切不可以指标至上。总之，指标只是一组数字，不能绝对迷信。

有几个亲身经历的案例很能说明问题。

蔡某，40 岁左右，原发性肝癌，于 2007 年 6 月手术切除后介入治疗 2 次，一直中药调整，2008 年 4 月初所有指标，包括肝功能"二对半"等均已转阴。6 月份体检，CT 示肝脏恢复良好，无复发征兆，所有指标物均可，唯 AFP 从原本的 6 一下子升到 60 多，这可吓坏了他。他算一算手术后约一年，正是好复发之时，认为肯定是复发了，情绪糟透了。笔者细加分析，发现有不少征兆不太支持"复发"。再仔细一打听，他家正在装修新居，他虽不亲自督阵，却也每天必去新房一次。加上蔡某求康复心切，即便天气炎热，仍每天练康复功不止，导致过度疲劳。而慢性肝癌患者，疲劳状态下很容易出现 AFP 升高。鉴此，笔者建议他先不着急，好生静养 2 周，夏日不练功，中药继续调养，2 周后再复查。复查见 AFP 降至正常，又嘱再静养 2 周后复查，仍正常，他才安下心来。

陈某，60 多岁，上海崇明人，2003 年结肠癌术后，一直中药调理得很好。2005 年 6 月复查前一切如常。当看到抽血化验结果时吓坏了，一家三口匆匆找到笔者。他老婆说，老头子这下不行了，好几个指标都很高。几家大医院的医生一致判断复发转移了，必须马上再做化疗。老头不肯，说要先听听我的意见。笔者接过化验单一看，乐了！尽管是市内著名专科医院检查，检测仪器却把人"耍"了。笔者注意到他一共检测了 6 项指标，4 项完全正常，包括比较特异的 CEA 等，2 项极不正常，且这 2 项紧挨着排列（第 3、第 4 项），数值均为 638 单位，即便是再敏感的检测，两个参照值完全不同的指标，结果都是"638"，只有两种可能：一是四十万分之一的概率；二就是仪器"怠工"，出偏差了。而明显后者可能性更大。笔者简单做了一些解释：什么都别干，中药照吃，1 周后再去该医院做复查，相信不会有大问题。果真，后来复查一切正常，全家感激不尽，一个劲地夸笔者水平高！其实，笔者只是多动了动脑子罢了。

还有一件令人啼笑皆非之事。

2008 年春节前，笔者在北京开会，接到一好友的电话，心急火燎地问笔者在何处，希望能第一时间找到笔者！听说笔者在北京，焦虑万分。原来几分钟前，他最好的合作伙伴在某医院体检时，发现 AFP 奇高（400 多）。该合作伙伴素有慢性肝炎史，这下可急坏了！生肝癌了！这还了得？故急迫地求救于笔者！对这家医院的医疗及检测水平，笔者素有所闻。笔者建议他及他朋友先别慌张，第二天早晨换一家医院再检查。一周后他告诉笔者说虚惊一场！其实，其中的奥秘笔者心知肚明。至于这位朋友，建议他趁早认真防治慢性肝炎，避免诱发肝癌！经过一场虚惊后，他哪有不从之理！

应多说一句，肿瘤标志物是有一定针对性的，指标检测并非越多越好。而且，有些指标，如 CA724、CA211、CA242 等，本身意义不大（或者说其之确切意义，没人能够说明白）。总之，指标只有结合症状等综合解读才有意义。

"乐龄癌"的积极意义

"乐龄癌"是近年来新出现的名词，它的出现包含多种积极意义，值得玩味。

随着老龄化社会的到来，人们不再悲观地看待老年问题，而换之以"乐龄"一词，以示晚霞依旧可以十分灿烂。然而，老年人又是多种癌肿高发年龄。大多数 70 岁以上的老年人体内存在着癌肿，只不过许多情况下这些癌魔并未肆虐，携癌者也并未因此明显影响自己的生活。也就是说，老年人在很多情况下，是可带癌生存，与癌和平共处，继续快乐生存着的。

现实生活中，我们碰到了许多老年人由于某些意外因素，被发现患有肿瘤。这时通常的做法是，孝顺的子女急得像热锅上的蚂蚁，到处求治，许多老年患者一下手术台，或一做化疗，就元气大伤，从此一蹶不振，匆匆谢世。因此，这是一个误区，有几点认识须纠正。

首先，临床上发生在老年人身上的癌肿，一般生物活性不强，也就是说来势不很凶。

其次，老年人生癌很少是局部性的、早期的，很少是单纯凭手术就能解决的，可以说大都是晚期的；大多有不同程度的浸润或转移，只不过不易被发现而已。

最后，老年人大多有多脏器损伤，或整体较虚弱，不适宜施以手术、放化疗等创伤性的"攻"与"伐"。

换句话说，治疗癌症的"战争模式"，对老年癌症患者来说"弊大于利"。由于生物学本身的原因，通常发生在老年人身上的癌肿，发展一般不会很快。匆忙施以手术、放化疗等，犹如走上一条"不归路"。有时，对老年人生存质量的危害甚至大于癌症本身。因此，我们明确主张：除有梗阻等非常情况，对高龄癌患者，应换个思路，别汲汲于杀伤性手段抑杀癌症，而应重在"零毒抑瘤"等的无创伤性治疗，以改善其症状和生活质量。毕竟，医学应首先关注"人"及其生命和生存质量，其次才是病或其他。换句话说：生命是最重要的，改善老年人的生存质量，让他活得舒服些，好日子长一些，才是真正的孝道。

我们 20 年前就曾专门做过追踪分析：从 20 世纪 90 年代中叶起，我们开始健全病史记录，到 2003 年 5 月底，在我们医疗机构诊疗的6 000 多例老年肿瘤患者中，有 1 273 例 70 岁以上老年患者，由于种种原因，手术、化放疗等都没有用（或无法用），仅以中医药零毒抑瘤为主，辅以生活方式等调整，有近六成患者活过了 3 年，有四成患者活过了 4 年，有近 1/4 的老年患者活过了 5 年，生存质量大都不错，且很大一部分老年患者的生存质量较患病前还有所改善。这可能一方面是患病后子女加强呵护，另一方面是患病促使老人生活习惯有所优化之故。

这大概就是国外学者之所以倡导"乐龄癌"这一颇具积极色彩新名词的事实依据吧！

"带癌生存"不是梦

我们先来看一个鲜活的案例,围绕案例展开分析。

1946 年出生的大连市高先生,2011 年 1 月被多家大医院确诊左肾占位,系恶性透明细胞癌,当地医院都主张手术。患者到北京大医院及中国医科大学附属医院(沈阳)求治,结果一样。由于他右肾先天萎缩,加上一身多病:糖尿病、高血压 20 多年了,痛风则 30 多年。他多方咨询,得知手术伤害很大,而且手术医生明言,如果左肾做了根除性手术后,"可能不久你还会回来做透析。做手术是件大事,你们全家好好商量商量。"故对手术切除非常犹豫,萌发了找中医药治疗的意愿。现在,一晃 13 年过去了,一直很好,肿块虽略有长大,2023 年 2 月大连医科大学二附院检查为 8 cm,但用他自己的话来说,精气神十足、到处旅游,"生活质量有滋有味,身体好,心情好,日子自然过得也好"。

2021 年,高先生有感而发,写了篇小文章,并同意大家分享!原文如下:

相伴九年,与癌共存

九年前(指 2011 年 1 月)体检,发现左肾长了个 4 cm×5 cm 的肿瘤,被多家医院确诊为肾透明细胞癌。经权衡利弊,与家人商定放弃手术,找中医师保守治疗,同时请西医定期做 B 超和 CT 监测。九年半中,我没吃一片西药,完全中医治疗,现在肿瘤长到 7 cm×8 cm,中西医都认为还算稳定。这九年多,我的生活依然正常,生活质量不错,身体状态与健康人差不多。

这首先得益于我选对了医院,选对了医生。我先是在北京诚敬堂中医诊所看彭鑫中医博士一年整,2013 年至今看上海何裕民中医教授 8 年,这 8 年我从一而医,没再换过医生。幸运的是我结识了彭鑫博士和何教授,他们都给了我不少的教益。

人的一生也要从疾病中学习。我看了彭鑫博士的两本书，何教授的五本书，加之他们的治疗，我觉得我选择中医治癌症是选对了。九年的治疗实践，我深感他们继承发扬中医学的大医精诚，仁医仁术。

何教授治病是从你身体的整体入手。他告诉我癌症并不可怕，只是慢性病，他帮我从性格上找原因，从精神上开导，从生活方式上指导。他一句"你不要怕，我有一个同样患肾癌的南京人现在已经十年了，控制得很好"，这给了我很大的信心。

何教授看病也看人，治病也治心，耐心与患者交流，圆桌看诊时给患者之间相互激励创造条件，增强了患者抗病的信心。他一句暖心的话温热了多少患者冰冷的心，让多少患者从失望、绝望中看到了希望！包括我在内的很多患者经他治疗，病情或稳定或好转，都恢复了生机活力。从他身上我看到了高尚的医德，精湛的医术，从中感受到了温暖的医疗事业！

治病不仅要靠医生，还要靠自己。"求人不如求己""自己肯时无不成"。得了病必须反求诸己，从自身找原因。两位医生从如何建立良好的生活方式和运动方式上给了我很多指导。我过去酒喝得多，肉吃得多，"口福"中生出好几种病。这九年，我戒了酒，饮食以蔬菜为主，红肉类吃得很少，坚持喝酸奶，喝绿茶，加之科学运动，体重降了十多千克，什么血脂、血糖、血压、肿瘤都得到了较好的控制。

靠自己，根本是要有好心态。生命诚可贵，生命是过一分钟就少一分钟，所谓岁月不留人呐！那就要活好每一天，跳出癌症的阴影去寻找享受，找乐子，万不可在忧伤中自暴自弃！我现在每年都会离家几次外出游玩，每周末去逛一次地摊看热闹，顺手淘件喜欢的小物件玩玩，这几年又写些小文章在报刊上发表。既然有不少癌友旅游能把肿瘤旅游没了，种地把肿瘤种没了，我们为什么不能把肿瘤玩没了？

另外，找到一个适合自己的治疗方法和好的大夫就要坚持下去。我有一位一直关注我病情的泌尿外科主任，在前几年每年都提醒我手术不能再拖了，防止瘤子突然暴发。我很感激他。

但我说，癌症既然是慢性病，那我何不以慢制慢，让体内保持甚至增强免疫力，以较好的生活质量去享受人生呢？他说他还没见过像我这么大胆的，肿瘤长这么大了还不手术！

我说，我不是傻大胆，我的胆子来自对中医药、对何教授的相信，来自对自己抵抗力的信心，来自对健康生活的向往！现在他看到我七八年还挺好的，说了一句感慨的话——他说："看来我们对祖国医学（中医）是得重新认识了！"是啊！如果中医和西医能够"各美其美，美人之美，美美与共"，这是中国医学多么巨大的力量啊！

达人知命。既然病了，就要安于命运，学会忘病。我带瘤生存已九年多，我想如果能再带瘤生存九年，那时我就84岁了。过去说，"七十三，八十四，阎王不叫自己去"。但时代不同了，我们生活在如此美好的新时代，这个说法会改变的，也可能到了84岁甚至再多几年也不会去了！

高某

二〇二一年六月十六日

这是"带癌生存"的典型案例。它指患者经过有效治疗后，常见癌性症状（如出血、癌痛、咳嗽、吞咽困难等）消失，瘤体或有所缩小，或稳定，或在可接受范围，生活不受限制，癌细胞不再扩散，并长期好转，患者一般状况良好，可独立工作生活。换句话说：机体免疫保护功能大于肿瘤扩散能力，使癌细胞长期"静止""休眠"，患者处于临床疗愈的准健康状态。"带癌生存"是中晚期老年癌症患者得以长期存活的出路，也是我们对老年肿瘤主攻方向。争取"带癌生存"是医生及患者的一种务实态度。事实告诉人们：只有依靠有效控制方法"带癌生存"

才能实现；中晚期老年癌患者即使出现胸腔积液、腹水或骨转移、肝转移等情况，如能进行有效的控癌综合治疗，部分患者仍可获得较长期的"带癌生存"。

"带癌生存"常有以下 3 个特点。

（1）生存期延长：晚期癌症或手术、放化疗结束后出现转移、复发者，其生存期短者 3 个月，长者仅 1 年。若能及时服用中药，其生存期均可得到延长，短者 2 年，长者 5 ~ 6 年，甚至 10 余年或更长。

（2）生存质量提高：晚期癌或转移、复发者，只要坚持合理的中医药治疗，多数情况下其种种不适，包括症状及体征均可得以改善，恶病质状况也可减轻。大多经中医药治疗 3 个月到半年后可恢复体力，饮食正常，生活不但能自理，还能户外锻炼，不经点明外人甚至无法相信其是癌症患者。

（3）肿块依然存在：虽经手术但肿块无法切除；虽用过放化疗，肿块未完全消失；或转移灶明显，无法再行手术、放化疗。服中药数年后，肿块变化不大，或缩小，或稍有增大，但生存期延长、生存质量提高，这是"带癌生存"的特点。

科学研究表明：人体内蕴藏着巨大的抗癌力，若调动发挥得当，其能力将高出平时数十倍。更何况从内部调节入手，没任何副作用。这样，就不必以牺牲正常细胞为代价来对癌细胞斩尽杀绝，让其"和平共处"，使癌症也变成像糖尿病、心脏病等一样的慢性病。对中晚期癌症患者，或对各种创伤性疗法耐受性很差者，与其杀癌不成，反受其害，甚至加速死亡，何不与癌"和平共处，带癌生存"呢？

与癌和平共处十要诀

癌症患者如何才能改善和提高自我生存质量，与癌"和平共处"呢？概括起来，主要有以下 10 个要诀。

（1）信心第一：癌症不是不治之症，治疗前后都无须悲观失望。应调整情绪，积极配合医生进行各种检查治疗。坚强的求生意志是最终战胜癌症的法宝。避免或减少参加各种可造成不良情绪的活动及紧张的工作。

（2）生活规律：癌症患者日常生活和正常人有所不同，除了定时接受治疗外，应充分合理地安排自己起居、饮食、体能锻炼、娱乐活动、社会交往等，并使之规律化。宽心且充满乐趣地生活，可增强机体对癌症的防范力及免疫力。

（3）科学饮食：癌症患者通过良好的营养维持，能提高和巩固疗效。可根据不同病情、年龄、体质、嗜好等特点综合调配，忌口不宜过多。应掌握新鲜、营养、清淡、对味、少食、多餐的原则。对此，我们有针对不同癌症的饮食建议[10]。

（4）合理锻炼：仅靠药物治疗是不可能彻底解决癌症根本问题的，合理锻炼不仅可恢复体力，改善身体状况，更重要的是精神上有所寄托，消除悲观情绪。锻炼方法很多，可根据爱好和环境条件，选择散步、打太极拳等。

（5）房事有度："食色，性也。"癌症患者只要不影响身体健康，有节制的性生活是允许的，但不能放纵。一般视年龄、体质、习惯而异，每 1~2 个月 1 次为宜。女性乳腺癌患者最好不要生育、哺乳。

（6）长服中药：癌症是机体内在失衡的结果。癌症患者，特别是老年人应较长期服用中药调理，既可抑制癌症发展；也可改善/消除症状或不适，提高生存质量；更可延长寿命，延缓衰老。但长期服用，不等于天天服用，具体应遵医嘱。

（7）定期复查：首次综合治疗后，大部分癌症患者可获得临床缓解或部分缓解，但并不等于大功告成，许多患者会在不同时间后出现局部

---

10 早年，孙丽红博士在笔者指导下从事这方面的研究，出版了《生了癌，怎么吃——何裕民教授饮食抗癌新视点》（上海科学技术出版社，2012），十分受欢迎。随着研究深入，进一步强调饮食抗癌的精准性及针对性，她又带着师兄弟们出版了不同癌的精准饮食指南，计 12 本，均由湖南科学技术出版社出版（2022—2024），可针对性参阅。可参见本书第 154 页，注 23。

复发或转移。为了早期发现复发和转移的征兆，在治疗后应按照医嘱定期到医院复查。

（8）辅助治疗：癌症患者经各种治疗后可能产生一些并发症或后遗症，应有针对性地进行中西医的综合康复治疗。这虽说是辅助治疗，但意义很大。

（9）消除疼痛：疼痛是癌症患者最常见症状，应以综合方法处理疼痛，辅以药物镇痛。给药最佳时间是在疼痛发生前，并在掌握疼痛规律的基础上使用。

（10）社会关心：癌症的发生是个体和社会的不幸。医护、家庭、单位、社会都应给予患者精神、生活、经济和医疗等多方面关怀和支持，创造温馨、和谐的康复环境，以利于患者无后顾之忧地抗争病魔，早日康复，或带癌长久地生存！

生存目的导向：不是没病或者治愈

这也涉及更核心的问题：即健康观、疾病观，包括治疗观，究竟以什么为导向？

长期以来，人们一直简单化地看待问题：好与坏！健康、没病是好的，生病、不健康是坏的，尤其是生了癌症，更是恶魔缠身！因此，无所不能的科学及医学，就是帮助人们摆脱坏的，根治疾病，恢复健康！癌症也是这样！20世纪中叶，可敬但狂妄的美国学者，一心想（而且确认能够）征服癌症，就是典型事例！其实，这完全是一厢情愿的误见，科学给人的误导。或者说小学生的思维！事实上，生病是正常的，一个人如果一直不生病，反而是异常的。因为生命在不断地适应与耗散中，最后的终点就是死亡。癌症或机体内的细胞癌变也一样，前已述及，客观现实是：问题不是人生不生癌症，而是什么时候生，对生命危害有多大。

由于错误观念的主导，我们常常把疾病看成一个异己的东西，特别是癌症，极力去排斥它，不惜代价地征服它（治愈它）。因为所有疾病（包括癌变）统统被看成是异己的。诚如北京大学王一方教授所言："一切以不生病为最高境界的健康观是不现实的。""健康的最高境界是活着，而非不生病或者没有疾病。"

同样，几十年来，我们也坚信：活着（特别是有质量地活着）才是健康的最高境界。癌症防治的目的导向很明确：活着，活下去，好好地活下去，就是最硬的道理！而不仅仅是治愈或攻克癌症！治愈、攻克、控制或妥协（带癌生存），都是为了能够活下去的策略或措施而已，不是目的！

新治疗

目前，癌症治疗陷入困境

不治疗是等死，过度治疗是找死
最后人财两空
总结癌症宏观层次认知演进的五大阶段

作者实践出真知，提出新治疗主张

"割光""毒光""烧光"不足取
确诊后及时考虑中医药持久治疗
大中医小化疗
转移复发，不放弃不抛弃，努力转化为慢性病

世纪性反思：
从"寻找与破坏"到"靶向与控制"

战争模式不足以解决癌症问题
别匆匆忙忙走进手术室
观察评估也是重要的临床对策
有时，选择另一条路走走也许更好
倡导"将军思维"，不执迷于"士兵情结"
宏观层面的癌症疗愈进展之五大阶段

世纪之交时，国外有肿瘤专家总结认为：整个 20 世纪，人类应对癌症的对策就是"寻找与破坏"。所谓"寻找"，指拼命地从生物学角度寻找可能患癌的"蛛丝马迹"，且强调发现越早越好；所谓"破坏"，指一旦发现癌"敌情"，有些蛛丝马迹时，包括某些指标稍高，或影像学检查有点异常，马上举起对抗性治疗大旗，手术、化疗、放疗等杀伤性措施轮着上，务必在最短时间内，彻底将癌细胞杀灭在萌芽状态。这一模式的效果及其利弊，人们已领教够了！

进入 21 世纪，肿瘤防治新的趋势是"靶向与控制"。所谓"靶向"，就是讲究针对性，讲究以最小创伤获得最大效果；既包含着种种从手术、化疗、放疗等传统的大创伤性疗法中"异化"而来的各种微创方法；也包括诱导分化、诱导凋亡等针对癌细胞的新措施；更包含优化及改善微小环境，改变其生存基础而釜底抽薪，令其成为无源之水。所谓

"控制"，即不以原先彻底杀灭癌细胞，追求"无癌生存"为唯一目标；退而求其次，对治疗利弊综合评估，以调整为主，讲究对癌症发展的有效控制，且同时兼顾或注重患者生存质量。

总之，不是漫无目的蛮干滥杀，而是针对性地有效控制。其宗旨是以患者整体、长期的最大利益为诉求，体现了以人为本的、医学的真正初衷。

在我们看来，"寻找与破坏"和"靶向与控制"同样是 5 个字，却折射出截然不同的医学观、人文观、价值观，其之优劣显而易见。

有鉴于此，人们应对癌症的方略也相应作出了调整，从单纯地与癌症对抗性的"零和"博弈中走出，从而倡导并推行多种方法和思路并举地疗愈癌症。

就中医治癌而言，并无"靶向"一词。但 40 余年来在上述初衷引导下，我们孜孜以求的是零毒宗旨、调整为主、多环节切入，逐步综合改善患者的生存质量，消解其症状，控制其发展，延长其有生活质量的生存时间，并走出了一条颇有意义的新路，可谓与现代新趋势异曲同工，殊途同归。

而笔者之所以会这样，则是缘于行医早年的一些刻骨铭心的临床经历。

刻骨铭心的两个案例

促使笔者对癌症产生兴趣并彻底改变医疗观的是相近时间发生的两个病例。

1978 年夏天，笔者毕业实习在奉贤人民医院，某天下午急诊值班，一个 19 岁的小伙子，身高 1.80 m，满脸通红，骑车来看病，是公社卫生院转来的。查血常规，考虑是白血病，笔者嘱其入院治疗。当时住院患者是要自带被褥、热水瓶的，故嘱其回去取。他家离县城 15 km，当晚他回到医院。住院第二天，主治医生即开出化疗医嘱，化疗到第三天，他起不来床了，第四天晚上，他死了！就死在我主管的床位上，面对 4 天前笔者收治的、活生生的年轻人，僵死在面前，我的心被撕裂了，痛苦万分！这个比笔者小几岁的壮实青年几天前还蹬着自行车来回45 km，用药后 4 天居然就这样走了？！笔者非常愧疚，觉得是自己杀了他。那天笔者若不收治他，他不会这样死；他来医院是求助的，也许笔者治不了该病，但也不至于只活 4 天。从那以后，笔者一头钻进医院简陋的图书馆，拼命查找相关资料。那时，医学专业书罕缺，只有《希氏内科学》老版本。书上清楚地写着这种疗法，没错！该书是权威的，方法是科学的，但人却加速地死了？在"科学""权威"与"事实""救人"之间，笔者迷茫了。凑巧，那时社会上正在大张旗鼓地讨论"实践是检验真理的唯一标准"，这活生生的案例对笔者触动太大，潜意识里坚信其中有着太多的未解之谜。

毕业后留校不久，笔者插队的地方一位刚退休的干部来上海找我，希望我这位接受过"贫下中农再教育"的上海医生能帮他治疗肺癌。笔者陪他走了多家医院，一概拒绝收治，因为他患的是晚期肺癌，伴较严重的冠心病。当时，都认为癌症是治不好的！无奈之下，笔者和他实话实说，没医院愿意收治他。想不到他就认定上海了，且就住在住房极度狭窄的我家（潜意识里他认定自己回去就活不了了）。希望我无论如何帮他找好医生看病。无奈，笔者只能帮他找本校内科权威张伯臾老中医，先帮他调整冠心病再说。当时，一般医生都轻易不碰癌症，故笔者没和张老直说他患的是肺癌，只说是冠心病；由于双方语言隔阂，由笔者翻译，因此，没有"穿帮"。至于肺癌，笔者则在张老药方上加了几味抗癌中药。由于找张老很难，故以后通过书信，由笔者直接改方。想不到这一改，一拖就是 10 多年，1978 年已是 60 多岁的老人，一直活到了 1989 年，大大超过了当时西医给他定的寿限——3 个月到半年。

实践是检验真理的唯一标准！正反两个案例，对一个喜好哲思的我来说，触动该有多大？这是驱使笔者临床上一直致力于中医治疗肿瘤的最初动因。当时笔者想法也很简单：既然治不好癌症，咱先不治癌症！有什么症状治什么！先让患者活着，活得好一点，行不行？总比乱来一通，让患者怨死于化疗，匆匆告别人世要好得多吧！以后的临床经验，进一步强化了这一信念。朦胧中笔者也逐渐悟出：在很多情况下，癌症只是一类慢性病，是人们错误且过激的创伤性应对措施，提高了难度，断送了性命；它反过来又强化了人们的恐惧，终致后果越来越严重！

"战争模式"不足以解决慢性病问题

医学不是孤立的，医学也是文化的产物。在我们看来，任何医学/医疗行为都是在一定思想观念指导下的实践操作。有什么样的思想观念，就会有什么样的应对模式和对策！只不过大多数人"身在此山中"，无所知觉而已。

中西医学的医疗行为就明显地体现出了这种思想观念的差异。

很明显，西医学诞生于文艺复兴后的欧洲大陆。严格意义说，现代西方主流医学是建立在"新教"思想观念上的医疗行为。这种教义的核心是以"征服"（战争）方式对待自然（外界），试图改造自然，包括改造所有异己/异教之类东西。

结合到具体医疗中，西方主流医学的治疗模式只有两种："战争模式"为主，"替代模式"为辅。前者如在炎症治疗中，想方设法找出杀菌、灭病毒药物，"彻底"解决问题，老的武器（抗生素）不行了，出现反抗（致病菌/微生物耐药了），再制造新武器（新抗生素），以致今天武器泛滥（滥用抗生素成灾）。后者在诸如对维生素 A 缺乏的治疗及女性更年期综合征等的纠正中，或用合成维生素 A 替代，或选用雌激素补充。再如典型的，即体现在器官移植、输血等操作中：心脏不行，先修一修，通一通；或换一根管子（冠脉介入治疗或搭桥）；再不行，换心、换肾、换肝，以新的替代之。

无可否认，战争模式也好，替代模式也好，都有它的价值，都取得了令人瞩目的功绩。其中，战争模式在解决各类外源性感染和传染性疾病问题中，起到了决定性作用。肺结核之所以不再像 20 世纪早期那样肆虐，链霉素等可直接杀死结核分枝杆菌的"武器"的批量生产与运用，功不可没。由于医疗领域"战争模式"曾"横扫千军"，所向披靡，所以主流医学常自觉或不自觉地希望借此模式解决绝大多数疾病问题，这难免导致许多问题上的黔驴技穷！

显然，"战争模式"无法彻底解决除外源性感染以外的大多数疾病问题（仰仗抗生素，也只是解决了部分感染性疾病问题）。然而，肿瘤治疗中，却鲜明地看到了彻头彻尾的"战争模式"：无论是手术、化疗、放疗，还是微创治疗，无一例外都烙上了"战争模式"印迹。仅在免疫调节剂的运用上，作为补充，祭起了"替代疗法"的大旗（干扰素、胸腺肽、白介素等的使用）。我们不否认"战争"加"替代"模式对癌症有一定的效果。但须指出的是，这两种模式并不足以真正解决癌症这类慢性病的治疗难题。

我们知道，癌症全然不同于炎症。炎症大多是外源的，致病微生物对机体的入侵是问题的核心，消灭、杀死、驱逐等战争手段每可奏效，无非是不断设法更新武器（抗生素），使其杀伤（抗菌）更有效。而绝大多数癌瘤是内源性的，其病变的核心是（干）细胞分化及发育障碍。通俗隐喻：是孩子（心理/行为/社会）发育不良，变成了"坏孩子"。某种意义上，这是难以避免的生物过程，故有人认定在老年人身上出现癌细胞是一种正常衰老现象。就像成千上万个社会新成员在其发展过程中，难免有部分会变"坏"一样，一旦这些"坏孩子"（癌细胞）生长失控，形成了诸如社会上的"黑帮"，那就开始危害社会安全了，这也就是癌细胞发展成癌症了。对此，主流医学推行的借"征服"来解决，或割除，或毒杀，或烧死，这确实有一定疗效，但它们毕竟也是机体（社会）一员，杀了"它们"，不仅会殃及无辜（就像放化疗造成严重损伤一样），而且如不解决滋生"坏孩子"并促使其成为"黑帮"的土壤（就癌症发生而言，如内分泌失调、精神压力、免疫系统崩溃、代谢失常、虚弱等内在"小环境"失调），即便能彻底杀了它们，仍会不断冒出新的"坏孩子"和"黑帮"，犹如肿瘤的转移复发一样。

因此，治疗癌症应该改变思路与对策了。国际新趋势强调靶向治疗，主张适度综合纠治，热衷于诱导癌细胞分化与凋亡等，都体现了这种重要的新趋势。而且，这种新趋势是人们在努力了半个多世纪，付出了血的代价后换来的重新思考与觉悟。笔者多年的实践经验积累也足以表明：结合适度的西医学对抗性治疗，如手术、放化疗等的同时，更注重综合的中医药调整模式（我们称为"王道"调整、"零毒抑瘤"）是解决癌症问题的较为理性，且常常更为有效的模式。因此，是到了审慎地重新评估旧有癌症治疗模式之利弊的时候了。

癌症：别急着开刀——日本专家的见解

日前，中国人民大学的程教授送给笔者一本日本畅销书，书名为《癌症，别急着开刀》。程教授送笔者此书并非无故，因为他本人多年前被确诊患了非小细胞肺癌，但他坚信"癌症只是慢性病"，故未做化放疗及手术等，一直以中医药治疗为主，活得有滋有味，会议照开、研究照做、博士照带、烟照抽（只不过在笔者及子女的一再要求下，量已大减）。显然程教授受益于此，他就把学界朋友送他的这本书，第一时间内亲笔签了名，转送给了笔者，其意尽在不言之中！

据说，《癌症，别急着开刀》在日本卖得不错。该书作者近藤诚20世纪70年代初从日本庆应义塾大学医学部毕业，留学美国后回日本该大学医学部长期从事癌症放射科临床工作，为资深的癌症放疗专家。中文繁体译者小张·严医生资历更老，是位有50余年临床经验的妇产科医学博士。

在该书的封面上，小张·严医生提炼了该书的核心观念：

> "得了癌症怎么办？别慌张，别急着开刀，别急着吃抗癌剂［化疗药］，不妨倾听近藤医生与癌共存的说法，或许你能活得更久，更舒服一点。"

很显然，作为一个从医 45 年，与数万癌症患者打过交道，有过太多经验教训的医生，笔者对此观点完全赞同。因为这不仅是科学之论，更是经验之谈，其中还充满了医学本身不可或缺的人性呵护、人文关爱与生命关照。

该书尾页的一段话，分析得更为清晰。兹摘录于下，与大家共勉：

"近藤医生大胆告诉你，急着开刀你可能会死得更快！"

"近藤医生于书中，揭露日本医界极力隐瞒种种关于癌症的事实，破解一般大众对癌症的错误认知。例如：'若不积极采取对策，肿瘤就会很快增大，因而一命呜呼'；'若不趁早治疗，癌症就会马上转移'；'癌症的死亡都极为痛苦'；'癌细胞分裂得很快，病情会急速扩大'；'动手术必须彻底，才能斩草除根'。"

"事实上，癌细胞是自己身体的一部分，用抗癌剂消灭癌细胞的效果有限，能用抗癌剂治好的癌症也不到 10 种。"（临床上，癌症种类总共有 300 多种 [11]）

近藤医生说得很好！与其顺从"三光"对策"零和"博弈，拼得你死我活（绝大多数情况是以遭受巨大身心痛苦，天价花费，但常以短期内匆匆悲惨死亡为结局），不妨走走第三条路，借综合措施，悠着点，常能活得更长，而且活得更有滋有味，更有生活质量。

当然，要做到这一点，首先要摒弃对癌症的陈腐看法和庸俗观念，并要采取合理、适度和综合的治疗措施。

"匆匆忙忙走进手术室"引发的美国著名诉讼

《纽约时报》是全球第一大报，2011 年底报道了一场引起美国社会

11　原文如此，在此尊重原著。其实癌症种类没人能说清楚，现研究认为有 320 余种。

普遍关注的癌症官司。

莫尼卡·朗尼（Monica Lonnie）是美国注册护士，2007 年 49 岁时，在她自己工作的崎博伊纪念医院，因乳腺常规 X 线检查有可疑，病理学家做了活检，被诊断为乳腺原位癌，做了乳房局部切除术，外加 6 周的放疗。不久，她随男友来到密歇根州，成为当地医学中心的护士，并请该医院的肿瘤权威丹尼斯·西特林（Dennis Sitling）博士继续为她治疗。但复核她的原始资料后，西特林博士却告诉她一个难以置信的消息：她前期的治疗根本上就是错的，她所有关于癌症的治疗及担心都是多余的。

与绝大多数人一样，朗尼认为活组织切片检查是鉴别乳腺癌的金标准。但据《纽约时报》调查，依据活检来诊断是否乳腺癌初期，其实相当困难。细胞究竟是良性还是恶性，医生在一个个具体案例上都见解不一。佛罗里达医学院病理学系主任沙·马苏德（S.Masood）表示：过去 30 年中对原位癌的诊断充满争议、混乱与治疗错误等问题。在美国，从一家医院到另一家医院，得出的结论可能完全不同。相关权威系统回顾提示：美国依据针刺活检而被确诊为乳腺原位癌的结果中，有 17%的错诊率。故朗尼女士提出法律诉讼。

朗尼护士也许只是一个案例，但她的故事解释了为什么医生们不断强调如下建议：面对乳腺原位癌的诊断时，第一反应是谨慎，而不是匆忙奔向手术室或接受有害的放疗。西特林博士说，癌症的早期诊断或许有益于患者，但也可能产生新问题。"我们努力尽可能早地诊断出癌症。但对患者而言，越早进入这阶段，过程中就越可能出现混淆或不同的观点。这也是莫尼卡·朗尼事件出现的原因"。

其实，这不是第一起类似案子。病理学家塞萨（Noel Cesar）就曾被患者史达克（Barbara Stark）起诉。2005 年，塞萨博士的报告指出：史达克的切片中含癌细胞，故她切除了大部分乳房。但术后通过进一步的检查，表明所发现的问题并不严重。2009 年，"感到被侵犯"的史达克起诉了塞萨。

一位美国医学专家这样认为："医学是不精确的科学。治疗方案是基于某一阶段可获得的信息。当新信息出现时，改变治疗方案也许是必要的。"

苏珊科曼乳腺癌基金会是全球最大的乳腺癌治疗与研究组织。2006年，基金会公布的一项研究结果令人吃惊：每年美国大约有9万名被诊断为乳腺原位癌或浸润性乳腺癌的女性，她们或者根本没有这些病，或是病理学家作出错误的诊断，并导致错误的治疗。

即使就乳腺导管原位癌（DCIS）而言，它属非浸润性的恶性病变，有观点认为它是浸润性乳腺癌（IBC）的前期。有14%~53%的患者可在30年内发展成IBC。但更多的DCIS会自动消解，因此，需要手术与否，存在着巨大争议。即使手术，通常也无须淋巴结活检和化疗或抗HER2[12]治疗等，因为意义不明确。随着诊断技术的进步，临床上DCIS越来越多，目前占美国新发病例20%左右。

其实，问题不仅仅存在于乳腺导管原位癌之中。医学文献中广泛记载着误诊和扩大诊断的风险。2002年，美国西北大学医学中心的调查显示：340个乳腺癌案例的复查发现，其中7.8%的病例诊断有严重的错误。

朗尼女士的经历令人叹息，值得深思！纽约西奈山医学中心首席外科病理学家布莱韦斯（J. Bleiweiss）说：理想情况是，所有乳腺癌诊断都应被重新评审，征求第二种意见。他警告患者和医生："不要第一时间匆忙冲进手术室。"

在中国这类情况（特别是或许不需要手术、放化疗，但匆匆忙忙做完后很快后悔的）更是多见，更为严重。因此，更值得警惕。

也许，观察评估后再决策，可避免误治

别匆忙走进手术室（也包括别匆忙化疗/放疗），它的另一面是"该

12　HER2：指的是一种与乳腺癌相关的受体，若呈现阳性，可以应用某些靶向药。

出手时才出手"！这是中国人的智慧。有时，好好观察评估后再做决策，可以避免许多误治、误杀。

一对病患姐妹的故事很能说明这个问题。

这对姐妹非常有意思，姓金，都是大学生。找笔者时姐姐已经是耄耋老人了，是一位大学英语教师，在2006年前后发现患有甲状腺癌，找笔者看病。当时，她纠结于要不要手术，笔者说你这把年纪了，不妨试试用中医药，看一看，先观察观察，能够避免手术最好！她听进去了，很乐意接受。这样，一晃观察了好多年，到现在她还活得好好的。所以，对笔者很是推崇。

不久，她从事出版的妹妹，年龄接近60岁，发现盆腔有问题，检查是卵巢癌。她做完手术后的第一时间，通过第一版《癌症只是慢性病》找到笔者，开始接受笔者的治疗。姐妹俩是在门诊相遇才知道她们都在找笔者看病的。当时，妹妹的全身症状改善得不错，潮热等症状基本消失了，但指标还不是很稳定。有一天，笔者上课期间，妹妹打来一个紧急求助电话，电话里哀求说："何教授，你无论如何要帮帮我，我现在正在医院里。"原来，她盆腔里又发现了一个2 cm大小的囊性病灶，"医生说我肯定复发了。赶快住院，趁早把它拿掉……正等着做决定呢！"当时笔者正好是课间，给她回这么一句话，说："你等两三天吧！到门诊我们仔细看看，商量商量再说！没必要这么着急！"她内心根本不想做手术，但先生却主张她接受手术！由于她姐姐那时已拒绝手术好几年，康复得不错，姐姐明确反对！她开始纠结了，拿不定主意：是马上接受手术，还是先观察？

两天后她来门诊，且一起来了一大家子，我看了她的片子，再参考她年龄（绝经后刚几年），建议她先观察3个月，反正也没症状，有症状再开刀，也来得及！她本身就不太愿意做手术，听笔者这建议，正中下怀，很乐意。笔者与她约法三章：告别奶制品、少吃牛羊肉，一个半月做一次B超，3个月后做增强CT，再决定是否手术。一个半月后，B超示肿块有缩小，水分有所吸收；3个月后CT示肿块已完全吸收，看不清楚了。这时，她再跑到医院找准备给她主刀的大夫，那个大夫把CT片看了半天，说："你已经没有手术必要了。"她当时激动得眼泪直流，第一时间给笔者打电话，大声嚷嚷："我不需要手术了！我不需要手术了……"

有时，正是因为人类对癌症的不了解，所以高度恐惧，草木皆兵！高度恐惧之下，往往用了错误的措施；又使得后果更严重，人们更恐惧，乃至恶性循环！

癌症在多数情况下只是一种慢性病！用慢性病的对策，理性一点，从容一点，拿不准时不妨先观察观察，也许是最聪明的、长期效果最好的对策。特别是目前研究已经明确，癌症大多呈现出"钟摆样"效应，多数情况下走走停停，还会倒回去，发展比较缓慢。故要切记：别匆忙走进手术室！

他们为什么铤而走险

这话题有点沉重，但涉及治疗对策，也关涉到癌症，绕不过的，故仍愿意一谈。

10多年前，耳鼻喉科成了高风险科室，接连多次的杀医极端事件都发生在医院里最不起眼的耳鼻喉科。

2012年2月，一男子进入河北柏乡人民医院耳鼻喉科，将几名医生砍死、砍伤；

2012年4月，北京大学人民医院耳鼻喉科一位女医生被人用匕首扎伤；

2012年9月，深圳鹏程医院耳鼻喉科医护人员遭患者疯狂砍杀；

2013年10月，温岭第一人民医院一死二伤，也是耳鼻喉科。杀人者原本是该科的患者，在该科做了鼻中隔纠偏及鼻甲切除手术，术前没有证据表明其精神异常。但术后一直说自己"鼻子不通，人难受""头疼""整晚睡不着觉"，有人甚至怀疑他"脑子有问题"，犯罪前曾把他强行送进精神卫生中心。原来，治疗后，他原先的病"好了"，却因为手术后遗问题，患上了"空鼻症"。

上述其他杀人者，也都有类似经历。可以说，是空鼻症（empty nose syndrome）诱使了他们铤而走险。这类患者，往往原先有各种鼻炎或鼻部疾病（相当部分是鼻咽癌类的），经过治疗，似乎原病症"好了"（至少，医生临床检查，看不出问题），但他们却更难受了。出现鼻咽干燥，肺部难受，鼻子堵塞，精神恍惚，睡不着觉，甚至呛咳阵阵；有人因此抑郁，有人患了精神疾病，有人自杀了，也有人嚷嚷着要杀医生。他们在描述症状时，几乎都用"生不如死"这个词。

国外有专家认为：具有破坏性的鼻甲手术开展越多，投诉患者越多；此类危险就越大。温岭的患者就因为病越治越"重"（至少他自己是这样感受的），但医生和家人却不理解，无处述说，故杀医而犯罪的。

癌症领域类似情况同样很普遍。上腭癌、鼻咽癌患者放疗后部分人出现空鼻症，十分难受。当他们面临死亡威胁时，在生死选择中，选择了生；认为为了"生"，付出这些代价，自己就认了，有的还认为是值得的！但一段痛苦时间后，因不堪承受也常常会走上极端。更何况一般性的鼻炎等患者，本身并没有生死威胁，治疗后反而生不如死！当然耿耿于怀，往往会铤而走险！

十余年前笔者有一位张家港的女性患者，患了上腭癌，腭顶部溃烂，流脓，发臭；已住进专科医院，准备接受放疗。医生告诉她放疗后腭顶部一定会被破坏，可能出现咳呛频作，很难受的！她开始没有体验，同意了。签字后，看见一位患同样疾病的女性，放疗后生不如死，正在医院闹事！仔细一打听，吓坏了，急忙逃出医院；想想又怕，来找笔者。笔者明言相告，这等危险非常普遍。上腭癌通常是鳞癌，化疗不敏感；放疗倒比较敏感，但副作用很大。怎么办！她追问笔者。笔者建议，不妨先中医药治疗，有改善就中医药治下去；不行的话，再放疗也不迟！她觉得可以接受，1个月、2个月，半年、1年，最初三五年比较难过。现已10多年过去，不再流脓，嗡嗡的鼻音也得到改善，耳鼻喉科检查，创面有缩小。她已经很满意了，说至少我这些年过得不错，能够逃过放疗一劫，还算可以！

与此同时的另外一位患者就没这么幸运了。同样是女性，杭州人，上腭癌，其女儿长得很清秀，陪同前来求治。当时已做了两次放疗，后面还要做几次。笔者提醒母女俩学会"见好就收，一定小心"。那女孩回去与医生认真谈了，但医生说没关系……结果，2个月后，女孩来为母亲复诊，愤愤不平，充满怨气，说了一句让所有在场人震惊的话——她说"我真的想杀了那医生！……""我反复求他，他坚持说没关系，结果我妈现在生不如死，旁边人看着也难受，她连说话、吃饭、咽东西都不行，呛得一塌糊涂……"

女孩再次遇见上述的那位同病种的女性患者，特别感慨，特别后悔……

其实，从空鼻症引出一系列更重大的话题：

治疗后"病好"了，症状反而加重了，"生不如死"，这类治疗值不值得？显然，很难简单回答！

西方有句格言：只有生过病的医生，才是好医生！我们看的不仅是病，更应该是人——生病的人！癌症治疗中也同样！己所不欲，勿施于人！这也是医道的最高原则！

医生应具有同理心，学会感同身受，体验患者的感受！

美国哲学家图姆斯（S.K. Tombs）因病住院，感受颇深，遂写了《病患的意义——医生和病人不同观点的现象学探讨》，成为医学人文方面的名著。她在书中对医生大声说："医生，你只是在观察！我却在感受！各种痛苦是我在感受中！凭什么我的感受不重要？你的观察才重要？你的检查结果才是科学的证据？"

如果我们不只是以自我（医生）为中心，而同时把患者放在C位（中心）！如果我们不只关注疾病，同时更关注生病的人，关注他的感受，他的喜怒哀乐，他的痛苦忧伤！在选择治疗措施时，先考虑一下自己愿不愿意做！也许，没有人（除非精神病患者）会铤而走险，杀死白衣天使!

因此,在选择创伤性治疗前,切记:三思而行!认真评估后谨慎行之!

癌症临床决策的再思考

前已提及《癌症,别急着开刀》作者近藤诚是位日本留美医学博士,资深专业人士,长期从事放疗,他的观点是 30 多年临床经验的总结,值得重视!

从医学哲学角度看"别急着开刀",这本身是个临床决策问题。

其实,国际一些权威专业机构也不断得出类似结论。2002 年,国际抗癌联盟组织全球知名肿瘤专家编撰《临床肿瘤学手册》,在肺及胸膜肿瘤章节就提醒临床医生:"在开胸前如果仔细估计一下病变的范围,就会发现 2/3 以上的肺癌患者在确诊时已经失去手术指标!"此时,强行开刀,肯定后果更糟。不急着开刀岂不是更好!

推而广之,化疗、放疗也是一样。从世纪之交开始,国际范围就不断有理性声音在国际癌症专业会议上呼吁:行化疗、放疗之前要审慎,要细作评估,并非划一的必定要用;而使用时更须强调适度;避免化疗、放疗等不当或过度。

因此,我们认为,讨论癌症临床决策,关键是创伤性治疗手段的使用问题。而这问题的核心已不是对以往过度运用之反思与批判,也不是这类方法要不要适度等问题(因为这些都已是世界性共识),而已转化为如何以患者长期利益为重,对这些创伤性治疗手段"因人制宜"的选择——先决定是用还是不用,其次才是"度"的把握问题。

换句话说,已不是要不要适度的临床决策问题,而只是决策原则确定后的具体方法选择、落实到具体个体的"度"的把握等技巧性、经验性问题。

目前,国内癌症临床决策之所以成为争论纷纷的大问题,自有其深刻的历史与现实背景。对此分析，也许有助于对这问题的全面认识和对传统沿袭治疗观念的变革。

20世纪60年代后，由于抗生素的发明及推广和第二次世界大战后多数国家相对长期和平环境，炎症等作为人类第一杀手退位了，心脑血管疾病、肿瘤、代谢性疾病等虽与感染关系不密切，却与人类自身生活方式休戚相关的慢性病登上了疾病谱/死亡谱的前列。临床研究对象的骤变，使得人们一时无法适应。特别像对癌症这类与以往人们所熟知的病症性质大不相同，且来势常较凶险的疾病，人们更是方法不多。从心理学角度，面对新的大难题，第一时间人们通常习惯于沿袭或移植以往成功的模式，加以"应对"。当时，人们抗击疾病领域最成功，也最引以自豪的，莫过于"发明抗生素→杀死致病菌→攻克炎症"模式——这一成功的治病模式又与欧美各国占主导的"新教"征服文化之精髓高度吻合。因此，移植此模式，寻找杀癌药或消灭癌组织的手段与方法，自然成为人们对付癌症的不二法门。

这就是20世纪中叶直至后半叶癌症研究与治疗领域的状况。

然而，结果路人皆知。一是疗效不佳，5年生存率在20世纪90年代以前一直徘徊在30%～40%；二是患者要承受巨大的身心痛苦。《众病之王：癌症传》描述的20世纪80年代初化疗惨烈，令人寒战！

显然，此思路有问题！故20世纪80年代起，肿瘤学界便重视对"癌症本质"的分析探讨，以求形成共识，出现了对癌症治疗现状的反思与批评，特别是建立在大样本调查或循证医学基础上的、对创伤性治疗手段的重新评估与质疑。民间的批判声更是不绝于耳。因为人们看到了太多的患者不是死于癌症本身，而是死于创伤性治疗的过度及不当。即便有些幸存者，也常存在着孙燕院士所说"病未痊愈，人已残了"的普遍现象。

当然，我们可以漠视这些民间的批判或质疑，因为他们并不专业。然而，社会上许多确诊为癌症的患者以比较温和的治疗手段，甚至不进行所谓"积极治疗"，却也带着癌瘤好好地活着的事例，绝非罕见。再加上人们早已认可癌症存在着自愈倾向，要否定或漠视这种批判或质疑，显然属于自欺欺人之举，至少并非科学态度。我们认为社会对癌症治疗界的极度不满，多少也与过度治疗泛滥有关。

最新的权威声音：2024年ASCO的新共识

毋庸讳言，现代癌症治疗的执牛耳者当属美国医学界。美国临床肿瘤学会（American Society of Clinical Oncology，ASCO）是癌症研究及治疗领域的领军者及代言者，也是世界上最大、影响力最深的权威组织，它不仅推进着癌症的前沿研究，交流着最新信息，提供着最优治疗方案，并定义着全球癌症治疗的西方医学标准，影响着相关国度的医疗公共政策。它的正式会员逾 4 万人，1/3 的会员在美国以外，每年的 ASCO 大会，犹如学界盛事，十分受人关注。

2024 年的 ASCO 大会于 5 月底 6 月初在美国芝加哥举办，全球共有 5 万余名专家参会。主题是"癌症治疗的艺术与科学：从舒适医疗到疾病疗愈"（The Art and Science of Cancer Care：From Comfort to Cure）。不少研究者再一次指出："减轻对多种癌症的治疗强度，可在不影响预后情况下让患者生活得更轻松。"尤其是对卵巢癌、食管癌及霍奇金淋巴瘤等，所进行的都是多国、多中心之大样本研究。最后，形成的重要共识是"减轻治疗强度或对癌症患者更有益"，并引起了国际舆论界的热议[13]。

跨入 21 世纪，伴随着美国等发达国家癌症死亡绝对人数的逐年明显下降，癌症 5 年生存率的不断提升，而这一切又不是在发明了特效的创伤性疗法基础上获得的；因此，癌症多数情况下只是一类与冠心病、糖尿病相似的、可防可控的慢性病的观念，便应运而生，广为传播。自 2006 年起，更是成为人们探索了 20 多年后所形成的、被世界卫生组织等机构所认可的关于癌症的新共识。在这种背景下，癌症临床决策与适

13　减轻治疗强度或对癌症患者更有益［N］.参考消息，2024-06-28（9）.

度治疗问题，再一次被尖锐地提了出来。

其实，过去对癌症的治疗之所以陷入尴尬的两难困境——不积极充分运用各种创伤性治疗，则恐其迅即扩散，以致很快死于癌症；过度运用创伤性手段，又每每加速了患者死亡。本质是源于对癌症后果的高度恐惧！而这恐惧又根植于对癌症本质认识的不够或不确切。另外，放化疗等创伤性治疗极其残酷的后果，则进一步加剧了这类恐惧，以致形成了一种环环相扣的恶性循环。故要讨论癌症临床决策与治疗问题，首先需明确癌症的本质究竟是什么。近年来，国内外关于癌症只是一类可防可治慢性病的新共识，显然比以往关于癌症的各类认识都更接近癌症的本质特点。这也可以用来解释许多临床现象，包括我们临床所积累的数以万计的以温和疗法带癌"准健康"地生存了 5 年、10 年以上的情况。其中，还有相当一部分是胰腺癌、小细胞肺癌、印戒细胞癌及肉瘤等难治性的肿瘤患者。

鉴于种种临床事实和已有研究结论，我们明确主张：癌症治疗，过去希冀凭借创伤性手段，或许第一时间能彻底杀灭癌症以侥幸取胜的决策思想并不足取；即便是晚期，企图像押赌注一样，借最后一次化疗/介入等来力挽狂澜，也无实际意义及价值。相反，多数情况下，特别是对中老年患者，把其所患的癌症视作一类慢性病，目标追求上既考虑短期最佳疗效（杀灭癌细胞），更追求长期稳定以及生存质量良好；治疗方法上讲究合理、适度与综合；更多的应推崇"维持性治疗"思路；并强调姑息治疗应贯穿癌症治疗全过程。总之，许多情况下治疗癌症"悠着点"往往后果更好，也更符合患者的长期及最大利益。整个治疗过程中，手术、放化疗等创伤性手段的选择更应"因人而异""适度而止"。这又回到了中医学"因人制宜""大毒治病，十去其六""食养尽之"等传统思想，也体现了"具体问题具体分析"的辩证法精髓，真正凸显出医学"以人为本"的基本宗旨。

而 2024 年的 ASCO 大会传出共识，更是一种强有力的呼吁及回应。

"将军思维"与"战士思维"

北京大学王一方教授是知名医学人文学者，也是笔者数十年的知交。他的著作《中国人的病与药》中讨论了癌症的治疗问题。他认为："癌症本质上是一场人文休克。""面对癌，我们有着太多的无知与鲁莽，太多的技术思维惯性，无法适应癌症晚期这一生命残酷隧道里的新态势、新目的与新使命。"[14]

针对癌症的临床决策误区，他提出一组有趣的新词："战士思维"与"将军思维"。并形象地说道：

战争中，常常会出现这样的场面：战地指挥官接到统帅部违背"战地逻辑"的新命令，总会愤然抱怨：那帮远离战壕的家伙！很显然，将军与前敌军士的战争思维是迥然不同的，前者胸中运筹的是整个战役，思考的是战略优势，是霸权图谋，是如何让对手屈服，是亦"战"亦"和"的更替；后者心里盘算的只是局部战斗的输赢，是战术优势的取得，是征服对手。于是，将军们纵横捭阖，敌友无常，一会儿强令部属不惜一切代价拿下某个无名高地；一会儿又是菩萨面目，"谈而不战""围而不歼""不战而屈人之兵"；而前沿阵地里的战士只能保持一种"同仇敌忾"的气概，一种"勇往直前"的姿态，他们要以钢铁、以血肉去厮杀，以忠诚、容不得任何恻隐、敬畏、慈悲的杂念，只有"你死我活"的拼搏，目标只有一个，那就是压倒一切敌人，而不是被敌人所压倒。

日常的医疗中，紧张的诊室与病房就是"战壕"，劳碌的医生就是"战士"。

他分析认为：患了癌症，随着死亡的步步逼近，身心极度的痛苦、压抑，"唤起军事对垒的意识，抗癌如抗敌，医院如战壕"，往往不自觉地转向战争模型，医患都下意识地萌生了第一时间务必把癌症这凶残对手征服的思路，他称这为"战士思维"或"战壕情结"。

14　王一方.中国人的病与药［M］.北京：当代中国出版社，2013.

显然，这是有很大局限性的。故王一方教授强调要从"冲锋陷阵、决一死战，压倒一切敌人（癌细胞）而不是被敌人所压倒的"战士/战术思维，更多地转向将军们的"运筹帷幄，把握战争大局，既签署总攻命令，也签署投降书，放下屠刀，立地成佛"的战略性思维。

这是入木三分、形象而又深刻的分析。

也许，太多的人，看到的只是眼下癌症肿块的大小，或癌胚指标的升降。背后纠结的错综关系无法知晓，往往希冀于图一时之快，冲锋陷阵、决一死战，着眼于短期指标或癌瘤的变化。但对付癌症，确实像对付敌人一样，讲究的是最后的结局，看谁坚持到最后！

因此，将军的思维，类同于临床医学学者的决策，往往更注重把握大局，考虑更多的是战略性问题。故我们会主张有时"观察是最好的良药"，汤钊猷院士会强调对于肝癌，"有时不治疗是最好的治疗"[15]。

一位1996年确诊为晚期左乳腺癌的梁姓女士，在上海某著名医院做了手术，术中发现多发性淋巴转移（11/14），术后两次化疗后就没法做下去了，血常规指标不支持，血管损伤厉害，脸色发青，肝损伤……她先生是位领导，主治医生对他摊摊手，无奈地摇摇头，表示无能为力了！这让她先生绝望。他开车接笔者去会诊时，噙着泪珠说："知道也没有办法了，我这只是最后尽尽义务了，也不抱多大希望了。"笔者看到实际情况后，却并不悲观。帮助他俩做了一个决定：不再考虑放化疗等创伤性治疗了，一心一意中药调整。

多年过去了，梁女士一直坚持治疗，情况越来越好，恢复了工作（现已退休）。开始治疗五六年后，临床痊愈，只接受康复治疗。2008年，也就是手术12年以后，她心血来潮，在小区锻炼时拉健身器，用力过猛，回家就觉得左臂钻心样疼痛，不久发现原伤口裂开，流出脓水。因为当时是根治术，创伤很大。开始，还没太在意，过两天发热了，这时有点着急了。到医院用了抗生素，体温仍未退，便敦促先生来

15　汤钊猷.消灭与改造并举：院士抗癌新观点［M］.上海：上海科学技术出版社，2011.

找笔者咨询。

当时，笔者很谨慎地对她先生说："左臂伤口我相信是可以处理的，不妨找位经验丰富的中医外科大夫！最担心的是她很可能因此促成转移，特别是肺内转移……"果然，他们请来上海中医医院的一位资深中医外科大夫，以外敷药治疗伤口后，倒真的一点点收口了。但笔者的预测却一语成谶：不久，出现剧烈咳嗽。一查，发现两肺密密麻麻的转移灶（满天星）。会诊后医生与其先生商量，明确地说："现在没有选择了，只能给她大剂量化疗试试。但恐怕效果也不会好。"她先生追问："化疗有多大把握？"医生答曰："也许化疗能拖延 6～9 个月，不化疗肯定很快就走。"焦虑至极的先生出了医院直奔笔者办公室，一筹莫展地说："这次完了！"笔者当时倒有几分自信：癌性伤口能愈合，其中一个因素或许是她已用了长达 10 多年的中医药，身体基础状态是相当不错的，故坚信她仍可能发生奇迹。按照她当时情况：上化疗，一方面伤口会重新裂开；另一方面她对化疗的心理阴影没有消解，再次化疗，会击溃她最后的信心。鉴此，笔者明确建议不妨先观察观察，3 个月为期！如果咳嗽缓解，症状不加重，就让她这样活着！

先生带着一丝犹豫与期盼，回去马上转告患者："教授说的，先观察，别化疗了！"据说，她高兴得不得了，当即出院回家。笔者还提了其他一些康复要求，她都一一照办。一个半月后复诊，脸色完全变了，有点神采了，咳嗽也没加重；半年后，时至 2009 年夏日，咳嗽全无了，做 CT 检查，肺内没有太大的变化。2012 年底，肺内结节影明显收缩，见少见小。

2013 年初她出国探亲，待了半年，一切很好，爬三楼呼吸也没有任何障碍。

但回国后，深秋后可能是雾霾天气下患重感冒，出现咳喘、胸腔积液；又只能进该医院治疗，肿瘤科主任一看 CT 片，第一句话就是：化疗，赶快化疗，还能控制；否则，没有机会了！夫妻又犯难了！邀笔者会诊，我一看片子，建议他们拿老片一起给主任再看看，同时表示，这次只是例外事件（重感冒了）。建议继续以中医药为主。主任对照了前后片子，无语了，摇摇头，说：看来效果还不错，继续观察及按原来治疗方案吧！

她庆幸自己又渡过了一次难关！

这也许就是"将军思维"的优势。

癌症疗愈：宏观认知层面的五大进展

笔者勤于哲思，20世纪80年代中期、未及不惑之年便忝列权威杂志《医学与哲学》副主编。于20世纪70年代中期介入医学后，阴差阳错地接触到癌症。当时社会上流行的顺口溜是"十个癌症九个埋，还有一个不是癌"。社会对癌症高度恐惧，都认为是治不好，整个坊间弥漫着高度恐癌情结。

第一波，癌症是慢性病。前所提及的两个早期典型案例对笔者触动很大，促使深入思考！确实，人们没法攻克癌症。甚至当时谁说能"治好癌症"，舆论会群起攻之！但能不能换种思路，不汲汲于杀死癌症，见招拆招，有什么症状解决什么，先让患者舒服点，争取让他活下去！可不可以？换思路后，居然很多患者活了下来。到世纪之交（2000年前后）已有很多人活得相当不错。朦胧中，笔者悟出它与心脏病、高血压等似乎有相似之处，好好调整，类似慢性病。遂2002年上海广播电台990《民生健康》节目中讲健康系列课程时，多次大胆提出"癌症是慢性病"，引起颇大反响。有赞赏的，也有批判指责的，且医生中持否定者为多。但笔者不为所动，继续观察研究。于2006年6月正式发文，倡导"癌症是慢性病"，并出版专著《癌症只是慢性病》[16]。可以说笔者是全球最早提出"癌症是慢性病"这一概念的。世界卫生组织于2006年12月在一篇报道中提及"面对慢性病：

16　何裕民.癌症只是慢性病：何裕民教授抗癌新视点［M］.上海：上海科学技术出版社，2008.

癌症"的，为此，笔者获得了科学技术进步奖。同名书也十分畅销，销售过百万册。2012年3月，全国政协大会中央电视台记者采访，医卫组代表们就正好讨论此话题，此时，这观点已被普遍认同。该新闻在午间的《新闻30分》播出后，更是广为传播。可以说"癌症是慢性病"属关乎癌症认知进展的第一波。

第二波，需多环节防控癌症。分析癌症起因，相关因素不胜枚举，无法穷尽，只能说是多因之结果，我们以"同花顺"理论来解读——是凑齐了一些相关因素后所诱发的一类恶果。故要应对它（防治癌症），也只能以"同花顺PK同花顺"，借多种方法、手段，从多个层面加以纠治。为此，笔者在主编普通高等教育"十五"国家级规划教材《现代中医肿瘤学》时，倡导"八字方针"（即"八大环节"）来纠治，并把它归结为"三驾马车"（西医、中医、非医学手段）。简单地说，就是需要多种方法手段，借综合措施加以改善或纠治。

然而在这一问题上，人们的认识远未达成一致，学界观点与大众认知常分野很大。举个极端例子，关乎乳腺癌病因，学界归纳出很多，似乎都有依据。但学界的归纳并未被大众充分认同。《癌症进展》是很有分量的专业刊物。据主要编辑者袁钟教授回忆，他们曾组织20余位高学历的乳腺癌患者进行座谈，都是中国科学院的高级研究人员，讨论乳腺癌成因时，对医学界的定论不屑一顾，她们自我总结认为之所以患乳腺癌，有三大主因：①"气"，强烈的精神刺激；②"急"，指性子比较急，风风火火；③"累"，精神压力大、长期劳累。我们认为这说法虽不够规范，却也道出了部分真谛。至少，"气""急""累"等非生物学因素在防范及纠治过程中必须考虑。这也从另一层面印证了"八字方针"的正确性。

病因上的多元论，应对策略的多环节、多层面，可视为认知进展的第二波。

第三波，提出抗癌力概念，挖掘自身抗癌潜能。长期观察中注意到同样病种（包括病理类型）、同一医生治疗，甚至用同一种药，有的患者康复很好，有些则很差，其间可能涉及某些未知因素。2016年在总结分析数据库 2 万多例患者资料后，始悟还涉及当事人自身内在因素，包括自身可能存在的康复潜能——中医称为"正气"、西方"医学之父"希波克拉底称为"自愈力"；我们认为肿瘤领域可命名为"抗癌力"（anticancer ability）。遂推出"抗癌力"概念，并在《抗癌力——何裕民教授抗癌之和合观》书中作出系统分析，定义为"个体本身所具备的一大类综合能力，可促使自我防范癌变，帮助摆脱癌症干扰，或从癌症伤损中修复，从而维持健康的能力；它表现为身心协调状态下机体对于正常机能的维护、适应、修复与增进"；具体而言，关涉"对异常（癌变等）细胞的及时识别及清理""对创伤的正确修复及维护""对代谢废物或致癌物的及时清除""对外界变化的顺应与自我及时调整"等；且对"抗癌力"构成进行理论建构，并以简图加以表述（图 3）[17]。

蓝色　核心：总体调控力/协调力
浅蓝色　自我生活及应对方式
灰色　外围周遭环境

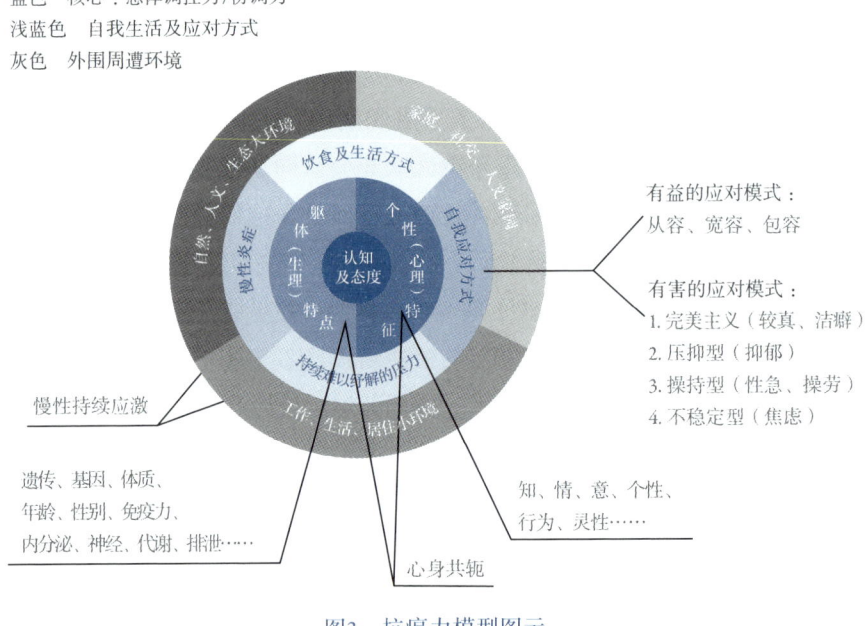

图3　抗癌力模型图示

17　何裕民.抗癌力：何裕民教授抗癌之和合观［M］.上海：上海科学技术出版社，2016.

图 1 表现为 4 个同心圆，最核心的是自我认知及态度，决定当事人基本生存状态；较核心的是第二圈的心身结构，心身间能否良性互动；第三层是个人生活方式，涉及饮食起居、自我应激的应对方式、能否纾解压力、有无慢性炎症等；最外层的则是生活的社会、生态及人文等大小环境。综合一起，塑造了个体的抗击炎症及癌症能力。结合对数万例成功及失败患者的分析，总结出真正治愈癌症，是患者本身内在的潜在力量。而欲成功抗击癌症，关键在于调动患者内在潜能，让其充分发挥本身内在具有的"抗癌力"。这就回到中医学基本原则——"正气存内，邪不可干""邪之所凑，其气必虚"。这也很好解释了一些难治性癌症疗愈，甚至自我康复等现象。抗癌力概念的推广，还有助于指导患者"八仙过海"，各显自我康复潜能，诸如"正念""郭林气功""八段锦""瑜伽""冥想"等都有助康复。

第四波，智慧治癌。长期临床抗癌经历使笔者深深地感受到当今中国肿瘤临床（尤其是大城市）并不缺方法和手段，各种抗癌"武器"不胜枚举，可以说中国大多数癌症患者不缺癌症疗法，却智慧离场；缺的是排兵布阵的智慧。既然癌症是慢性病，慢性病多数时间无须急吼吼地杀戮压服，而需讲究对策，尤其需要智慧。其实，中西医肿瘤学家都意识到这一问题。就在我们提出"智慧治癌"前后，前辈、与笔者多次同台传播抗癌科普的肝胆外科泰斗汤钊猷院士，针对肝癌先后写了《消灭与改造并举——院士抗癌新观点》《中国式抗癌——孙子兵法中的智慧》[18]《控癌战，而非抗癌战——"论持久战"与癌症防控方略》[19] 等，核心也是强调需智慧治癌。在《消灭与改造并举——院士抗癌新观点》中，汤老开卷就明确肯定"上海中医药大学何裕民教授［笔者］提出的癌是慢性病"观点，可以说是中西医学的隔空呼应！

18　汤钊猷.中国式抗癌：孙子兵法中的智慧［M］.上海：上海科学技术出版社，2014.

19　汤钊猷.控癌战，而非抗癌战："论持久战"与癌症防控方略［M］.上海：上海科学技术出版社，2017.

智慧治癌是一个重要理念，其合理性无须赘述，细节涉及众多，不一一展开。它主张今天癌症治疗不缺方法手段，不仅仅是高科技问题，更需智慧在场。具体而言，癌症治疗多数时间不求速效，但求长期稳定；面对惰性癌不必过分恐慌，有时观察未尝不是好方法；遭遇癌症，考虑全局的"将军思维"胜于只关注局部战事的"士兵情结"；治癌铁律"一停、二看、三通过"；评估癌症疗效："满意解"常带来"最优结局"；治疗要打"组合拳"；对抗性治疗无效时不妨后退一步；对难治性或老年肿瘤，姑息性治疗应贯穿全过程；等等。有兴趣者可查阅《智慧治癌》[20]一书。

第五波，借肿瘤叙事，突出人文呵护。强调肿瘤临床尤其需讲究人文，而医患叙事方法可作为有效的切入点。我们实践表明，借叙事可更好地洞察癌症患者的心身特点，揭示一些易被忽略的临床真相；并帮助破解部分临床难题，且可促进患者心身兼治，还可敦促患者形成良好的生活方式。医患双方在这一过程中加强了良性互动，医生则很好地贯彻了同理心。总之，叙事方法介入肿瘤治疗，体现了深厚的人文关怀，补上了冷冰冰的肿瘤治疗欠缺，而有效行之，则可诱发患者自身潜能，提升其内在的抗癌力。实际上，这是进入了以人文及精神协助控癌的更高层次。

对此，笔者及伙伴们出版了《癌症疗愈录——肿瘤门诊叙事纪实》[简称《癌症疗愈录》（一）][21]、《癌症疗愈录——肿瘤门诊叙事纪实二》[简称《癌症疗愈录》（二）][22]，讲述了实施临床肿瘤叙事的多方面体验。其中，不少情节令人感受及体验颇深。《癌症疗愈录》（一）一经问世，便获得当年"医界好书奖"之殊荣。

---

20 何裕民.智慧治癌［M］.长沙：湖南科学技术出版社，2022.
21 李厚光.癌症疗愈录：肿瘤门诊叙事纪实［M］.长沙：湖南科学技术出版社，2023.
22 李厚光.癌症疗愈录：肿瘤门诊叙事纪实二［M］.长沙：湖南科学技术出版社，2024.

慢性病对策：
不求速效，但求长期稳定

内乱要靠多环节一步步调整
一停、二看、三通过
癌症治疗不求速效，但求长期稳定
应善于从"零和博弈"中走出
"八字组合拳"疗愈癌症
充分发挥中医药优势，减毒增效

把癌症定义为慢性病，不仅具有重要的理论意义，更具有实实在在的临床指导价值。既然大多数癌症是慢性病，那么，就应该主要运用对付慢性病的对策来治疗癌症。

慢性病怎么治疗，首先无法求得速效；操之过急的短期"佳效"意义并不大！其次，要研究综合调整，并讲究长期纠治，只有求得长期稳定，才是最佳对策。

关键是"找准钥匙"，兼顾"土壤改善"

前已述及，癌症不是一种病，而是300多种病的统称。临床癌症的情况复杂，要有效纠治它，关键在于找准要害，一把钥匙开一把锁，配好针对性"钥匙"。

2023 年 11 月大连医科大学的"医学人文周"学术会，笔者应邀做"叙事的肿瘤临床运用"报告，提及临床一离奇肝癌案例：浙江人，大我几岁，无乙肝史、输血史，无烟酒嗜好等不良习惯；60 多岁时没征兆的情况下感到进行性肝区胀痛，乏力；一查，晚期肝癌，弥漫性的，已失去手术机会，且穿刺无法定性。试用多种靶向药，均无效。病呈进行性发展，到处求治，最终求助笔者。笔者接触过 4 000 多例肝癌患者，大致都能判断出粗略之因，没任何线索者很少。初诊时与他聊天，看似海阔天空，实际想了解他的生活史。因坚信"有果必有因"，洞悉可能之因，方知其果，也许才有破解之招。长久交谈后获悉他父亲 50 年代曾在安庆工作，他暑假时常去父亲工作地玩耍，喜欢下江河摸鱼虾……猛然醒悟，会不会是血吸虫卵性肝硬化导致的肝癌？他居住地虽非血吸虫病疫区，但幼年时在疫区待过，且有多次直接接触史！须知，安庆当时曾是重疫区！进一步检查确定判断正确，按此思路治疗，效果也明显提升！事实上，血吸虫卵性肝硬化导致肝癌虽不多见，但 30 年前在疫区还是不少见。纠治全然不同于其他性质的肝癌。此案难点是患者不在疫区生活，只是 50 多年前在疫区玩耍过。只有找准了可疑之因，抽丝剥茧，洞悉真相，才能找到有针对性（锁钥匹配）的解法！案例虽罕见，但可举一反三。

其实，中医所谓的辨证，实际上是辨析体质、辨析症状类型、辨析疾病作用下机体的反应，是试图找到锁钥匹配的解难题之法，只不过精准/精致程度不等而已。西医所谓的癌症讲究病理类型、基因靶点、免疫组化分析等，也都异曲同工，重点都在于追寻针对性匹配度高的锁钥。临床老医生为什么更受欢迎，是因他见得多了，对所要寻找相匹配的钥匙经验更丰富。

100 多年前，英国医生斯蒂芬·佩吉特（Stephen Paget）就提出"种子-土壤学说"，"种子"指癌细胞，其生长需要合适的"土壤"（适宜其生长的微环境）。临床观察表明，癌症的生长发育并造成破坏，都有适宜于其的土壤问题，控制也都需要改善土壤。中医药的辨证治疗对改善土壤及周遭环境，很有意义。故在我们看来，控制癌症关键就是找准匹配度高的锁钥，兼顾改善土壤。而这些，都需要假以时日，不断优化调整，并随时改进。

"内乱"要靠一步一步调整

我们把癌症明确视为机体内在严重的"内乱"。所谓"内乱"，常有许多特点，但共性不外乎是内外多种因素相互作用的结果，且已有了比较漫长的孕育异变过程。内在机制及关系盘根错节，常剪不断理还乱。因此，"内乱"对策，扼杀、征服等较为极端手段只能不得已而为之；更多地应该借助较为温和的调整方法，协调不同关系，平衡各方面偏颇，解决不同的矛盾与冲突，且着实地启动自我内在疗愈机制。在这过程中，只能一步一步地不断修正，不断作出微调。社会上的"内乱"当如是处置！癌症这种机体的"内乱"，何尝不该采取这一对策呢？

章某曾是笔者的老患者、老朋友，他的事例很能说明问题。

2001年底，77岁的章某发现大便形状改变、变细，且总有血丝。肠镜检查，显示为乙状结肠癌，肿块大小4 cm×4 cm×2.5 cm，呈隆起状。面对这结果他没招数了。原来，他年轻时即患有神经性皮炎，且很严重，奇痒，长期用激素等药物；40多岁时逐步出现再生障碍性贫血和尿毒症，查体发现一个肾已萎缩；只能接受漫长的中西医治疗，到了60岁时，已开始因贫血需每月输一次血；70岁后，则是每周输一次血。更麻烦的是他子女都在海外，身边没人照顾。老上海人迷信"有钱讨个大娘子"，他的夫人比他大4岁，中风卧床多年，还要他照顾。

很显然，对这么一名晚期肿瘤患者，没有一名医生敢给他做手术或用化疗，否则，无异于"找死"！在无奈中，他长期求治的医院介绍他找笔者一试。这显然是个十分棘手的病例，只能靠一步步地调整，稳定其症状，提高其生存质量，延长其寿命。

当初，最为担心，也是对他威胁最大的就是便血。因为原本就靠每周输血过日子，再有一个大的出血点，岂不是"屋漏偏逢连夜雨"吗？故笔者先以零毒抑瘤制剂加上中药汤剂，兼顾补血止血，重在涩肠止血；恐其肠内癌肿易引起肠梗阻，前3个多月内还嘱其自行每天灌肠。2个月余，大便已无明显出血，只是偶尔有一个"＋"的隐血。这时，考虑到他长期服用激素等，激素对肠癌和出血都不利，但治疗其他病的西医又不主张其全停，故中医药配合，兼顾激素副作用的防范。再次，还加强了对造血功能的调整改善和保肾清利湿毒，以减轻尿毒症的负面影响等。

总之，以零毒抑瘤为核心，并配合一步一步地微调，半年后，老章的神色大有好转，对输血的依赖也从开始每周1次，减少到每2个月3次；身痒等神经性皮炎症状在夏季也明显缓解；更为重要的是，他的第二次肠镜检查，发现原隆起性癌处的肿块已完全消失，留下的只是厚厚的类似脂膜的结缔组织。而在近3年的整个癌症治疗过程中，除了减少原先的激素用量、定期输血和偶尔使用促红细胞生成素外，他并未接受过其他的西医药治疗。

老章一直活到了82岁，最后因输血诱发感染，促发肾衰竭而走的；办完丧事后，其子女还专程来谢笔者。这不能不说是借助调整"内乱"指导思想，用中医药一步步微调取得的成功。

不求速效，但求长期稳定，慢性病的不二良策

把癌症定义为慢性病，不仅具有重要的理论意义，更具有现实的临床指导价值。既然大多数癌症是慢性病，那么就应该主要运用对付慢性病的对策来治疗癌症。

慢性病怎么治？首先，无法求得速效；操之过急的短期"佳效"意义并不大！其次，要研究综合调整，要讲究长期治疗，只有求得长期稳定，才是最佳对策。

笔者常以此思路来应对一些复杂癌症的治疗。

王先生是一个非常不幸的中年男子。大学毕业后不久，患慢性肾炎，20 世纪 80 年代后期做了双肾移植术不久，一肾坏死，还有一肾明显萎缩。也许是长期用抗排异药之故，免疫严重失调，极易感冒，且很容易过敏。2000 年底出现消瘦，结果检查后又发现患了原发性肝癌，主治医生不敢开刀，也不敢不治疗。用了常人剂量 1/3 的药物做了一次介入，旋即发热不退，热无定形，或寒战，或低热绵绵。西医对症治疗近 50 天，无效，许多药物医生也不敢用。

2001 年春节前后，王先生找到了笔者。针对他这一特点，只能求其稳定，一步步控制或改善症状。故仍以笔者擅长的零毒抑瘤方法为主，控制有可能"要命"的肝癌之发展。然后，发热辨为热在少阳，汤药兼治。2 周后，寒战高热、寒热往来基本消除。但每天日晡潮热（下午低热）依旧，温度不高，一般不超过 37.8 ℃。笔者认为少阳邪热已除，阴虚本质未变，乃阴虚有热；又辨证加以调整。3 个月余，低热退尽，但不可出门，一出门回家后必发热。经酷暑后，体质大为改善，已能在周边走一走。该年 10 月，祸不单行，又发现口腔内有异常肿块。活检提示恶性淋巴瘤，恐亦排异药所致。嘱只能局部手术，全身仍以中医药零毒抑瘤加综合调整为主。两年后，王先生生活基本能自理，且让人兴奋的是肝内原发性肿块两年内没有变化，2003 年中开始，不断见有缩小、钙化之势，口腔淋巴瘤手术后未见有异常。

王先生现除偶尔肝功能指标略有异常外，一切均很好。他从发现肝癌，到发现口腔淋巴瘤，除用过局部手术和一次不成功的介入外，都只是借助中医药慢慢调整，不求速效，只求长期稳定，生活质量提高。现在他不仅活着，而且活得较生癌之前明显要好。春秋季还能骑上自行车，到近处走一走；已基本不感冒，不过敏了。

可见，以对付慢性病的策略对付各种难治性肿瘤，不失为明智之举。

一停、二看、三通过

以前通过铁路道口时，一定会注意到有牌子写着"一停、二看、三通过"。告诉大家：先停一停、看一看有没有火车过来，然后再决定如何行动。这原理用于癌症治疗也一样！但可以改为：一观察，二追踪，三采取相应的行动！

应该说，笔者是在长期临床观察中得出这么一个可能有些惊世骇俗的结论的。

1993 年，有位袁姓肾癌女患者，是某技校老师，开始因惧怕手术（肾癌是后腹部手术，创伤比较大），那时，靶向药连概念都没形成，也没有微创疗法一说；听说化疗对肾癌也无效，一次化疗后头发全掉光了，故拒绝第二次，一心一意吃中药治疗！两三年过去了，肿块没任何变化，自我感觉倒是越来越好！又一两年过去了，情况依旧。在笔者处吃了四年半中药后，退休了，想出去走走，旅游旅游，又不敢停中药。总算想明白，还是动手术吧！这时笔者倒建议她别手术了，因为笔者相信肾癌已控制，不会再有问题了。但她最后还是手术了，那是 1998 年的事。手术后，她后悔了！拿着切除下来的组织照片来找我。原来，吃了四年多中医药后，右肾上的肿瘤变成了一个蜂巢样的干枯组织，没有任何活性了。手术医生说，从未见到过癌组织这种变化！早知如此，完全可以不开刀了！她当然后悔啦！2008 年前后，她的孩子患了甲状腺癌，被要求手术，她就多了个心眼，第一时间找到我，诊疗后我认为也许观察是最聪明的，故改变生活方式，定期检查，现在十余年过去了，一切皆安好。

2023 年 8 月"上海书展"，笔者主审的《癌症疗愈录》（一）在上海展览中心召开新书发布会。袁女士兴致勃勃地很早就赶到会场，恰逢她患癌整整三十载。医患双方均感慨良多，我俩相拥而抱，拍照留念！毕竟，人生能有几多三十载！且是患癌后吃喝拉撒睡均不受干扰、太太平平、健健康康的三十载！

世纪之交后，笔者临证就多加留意，除通常给予药物治疗外，还常关心不同癌症的临床生物学特点。发现所谓的癌症，其实是很多类型疾病的总称。同一部位的癌症（如同为肺癌），生物属性常可大相径庭！套用俗话来说：癌细胞确实是"坏孩子"，但"坏"的程度、性质，可大不相同——可以只是好吃懒做的、不求上进的，或偷鸡摸狗的，或贪点小便宜的；也可以是杀人越货的，甚至是恐怖至极、毫无人性的。就其属性而言，也常不一致，有的穷凶极恶，有的敏捷活跃，有的呆呆傻傻，有的反应迟钝，有的三拳头打不出个闷屁来！在人们想象中，癌症是面目狰狞、非常可怕的！其实，临床上多数癌症是比较"笨傻"，比较"呆滞"的，发展通常不是很快。为此，笔者总结出惰性癌概念。也有少数，如小细胞肺癌等，可能比较凶险；也有部分处于进展期的，常会疯长，但那是较为罕见的，多数癌是比较"傻笨"的。你不去刺激（激活）它，通常发展比较缓慢。因此，对于很多不是很活跃的癌瘤，我们完全可以用"一停、二看、三通过"的方法来对付它。

所谓"一停"，就是首先观察观察，看看这癌症长得快不快；"二看"，是强调追踪同时进行分析，看看它可能属于哪一类，以什么方式对付它最合理；第三，再决定是不是需要采取特殊行动，这就是"三通过"。也许，很多情况下，根本不需要采取过激的创伤性措施。

就像大多数的甲状腺癌、前列腺癌、肾癌、肺磨玻璃结节、垂体微腺瘤等，以及部分脑瘤、局部未转移的胰腺癌、神经内分泌癌等，常可以免除手术风险或放化疗危害。可见"一停、二看、三通过"是聪明的举措。而对癌症不分青红皂白，动不动就"三斧头"（指手术、化疗、放疗），则是莽夫过激行为。

笔者有个老患者老黄，是某航运央企的财务总监，2003年患直肠癌，开完刀后坐骨直肠窝里出现结节（转移灶？），他感觉肛门口老是有东西顶着，坠胀难受。他是保肛手术，化疗已做过，没法再继续了。医生会诊完后，给了两个方案：一是局部放疗，但是告诉他，局部放疗后会大便失控，因为肛管括约肌很容易被放疗破坏；二是再次手术改道造口，人工肛门，并把原先的肛门封死；但转移灶没法处理。这两个方案他都没法接受。

当时，他已开始接受笔者的中医药治疗了。笔者给他建议：如果症状能忍受，不妨先观察！"观察是最好的良药。"不行，再采取过激的治疗措施也来得及。一开始就采取那些措施，则生米煮成熟饭，没法补救了！他姐姐也是资深的妇产科医生，商量后十分乐于接受。

鉴此，除了内服辨证中药外，笔者借助一些物理疗法，比如，让他局部（会阴）经常用电吹风加加温；还用中药药粉做的外敷药，敷在关元/气海穴下。一年过去了，症状缓解了；两年过去了，症状消失了……现在，21年过去了，他早已无任何不适，肛门也保住了，转移灶已看不见了，一直工作到退休。笔者早就建议他无须外敷药了，他还是一直继续间断地用着，因为他觉得敷了很舒服。

应从"零和"博弈中走出

生物学家、进化论的创始人达尔文说："并不是那些最强壮，甚至最聪明的物种能够生存，而是那些最能够调整自己、适应变化的物种能够最终生存下来。"研究表明：细胞的癌变正是因为不能自我调整以适应生存环境改变之果。就本质而言，它应该是正常细胞的一部分，但现在成了伤害正常细胞的对立面。这种异化了的自身组织反过来又威胁着正常组织，甚至威胁生命。这就是关乎癌的哲思！

针对这么一种现状，人们如何应对才是合理的呢？以往的应对方略很简单，可概括为彻底杀死这些"异化"的癌细胞，完全清除癌瘤，即"格杀勿论"！这是典型的、对抗性的、你死我活的"零和"博弈。

彻底杀死所有癌细胞，完全清除癌瘤？！事实和理论分析告诉我们：这不仅可能性微小，而且，只要生命延续着，细胞繁殖是呈"进行时"的，新的"异化"细胞仍会不断产生，原癌细胞会源源不断地涌现。正所谓"只要有春风，就会有花草"一样，尽管它们最终不一定都会发展为癌症。再者，即便是能完全彻底杀灭、清除，个体付出的"代价"值不值得？从长远和整体来看，是弊多乎？还是利多乎？很显然，这只是一种伴随着巨大风险和代价的选择！

其实，完全可以换一种策略，在两个极端之间寻找第三状态、第三条路：从"零和"博弈中走出，从你死我活、我死你活的绝对不相容中走出来，选择一种你受控制、我也活得很好的道路，未尝不是一种聪慧的体现！因为癌细胞只是那些无法自我调整而变异了的坏细胞，它多少还带有正常细胞的一些生物学特征，有时，甚至可以帮助它适应"环境"的改变，从而让其改邪归正，分化成比较正常的细胞。

其实，人们只要不过分高估自己"征服自然""改造自然"的能力，积极采取综合措施，努力追求你受控制、我也活得很好的结局，并非很难。这种结局，笔者形象地称之为与癌"和平共处""带瘤生存"。

我们临床中数以几万例的癌症患者，不能说体内已无癌肿或癌细胞，也许影像学及功能学检查提示体内仍有病灶存在，只不过多年来十分稳定，并无发展。与此同时，他们的生活及生存质量都很不错，都有滋有味地活着！这不能说是很大的成功，但至少这些患者认为自己在对抗癌症过程中是幸运者、成功者！

试举两名癌症患者为证。

《癌症疗愈录》（二）记载了我的老病人史某，曾是军医出身，一辈子行医，也是主任医师。因长期浓烈的化工毒气侵袭，患了间质性肺炎，剧烈咳嗽。2007年76岁时因全身乏力，白细胞下降，咳出灰黑色痰液，CT示左肺上叶癌伴纵隔及左肺门淋巴结转移。术后诊断为罕见的腺鳞癌，累及脏层胸膜；先行30次放疗，又行4个疗程化疗；本以为治疗结束了，一切均好。没想到2008年底先是后背隐痛，并逐渐加剧。骨扫描显示：多发性骨转移，尤以胸骨椎骨最严重。有医生建议靶向药，但考虑到高龄及间质性肺炎，且是腺鳞混合癌，不一定敏感，作为医生的患者本人不接受。故2009年又做了4次化疗，身体实在受不了，只能暂停后续化疗。鉴于骨转移且第5~6胸椎破坏严重，骨科主任强调"需尽快钢板固定",并认为"不迅捷加钢板固定的话,会截瘫的,以后大小便会拉在裤子上的"。还有骨科医生建议打"骨水泥"。此时,患者实在接受不了这类无休止的征服性措施,另寻对策,求助笔者。笔者从容地说,考虑年龄等综合因素,中医药纠治为主,加比较温和的保骨针。但叮嘱起居等要多加小心,千万别负重、攀高、远行,以免受损骨骼加重损伤。遂 2009 年 3 月开始,以中医药为主。就这样,身体慢慢恢复了,骨转移也逐步改善。2010 年,又去原来就诊的医院复诊,骨科主任认真地看了片子,说:"你的全身治疗还是有效果的,骨头有点钙化了。"却压根儿忘记曾强烈建议一定要加固钢板,也不再提及骨水泥的固化治疗。结果,15 年过去了,她既没瘫痪,也没有尿裤子。而且,从 2019 年起,中医药汤剂也仅仅是阶段性偶尔为之,因为笔者判断她已临床痊愈了。现在她已经 92 岁高龄了。

我们仍以医生患癌为例,作为专业人士,他们治癌过程中的坎坷经历,也许更能说明一些问题。

许先生,现年(2024 年)62 岁,主任医师,山东日照某三甲医院院长,患直肠癌肝转移后手术、放化疗都做了,靶向免疫治疗也都用了,攻伐性的措施黔驴技穷,却仍见双肺转移。山穷水尽之时,身为主任医生、三甲医院院长的他,只能换换思路,从"零和"博弈中走出,借中医药调理,现已完全康复 13 年。

2010 年,因肠梗阻严重,许先生被确诊为结肠癌晚期,病变部位在直肠和乙状结肠交界处,病理显示中低分化腺癌,已肝转移。故 2010 年在 301 医院做了手术,同时切除了肝、肠两处病灶:肠上的癌灶 7.6 cm × 5.6 cm;肝转移癌灶 4.5 cm × 3.4 cm。因癌瘤离肛缘仅有 5 cm 左右,主治医生说保肛有风险。患者本人是医生,坚决要求保肛。术后第一时间做了化疗 12 次,放疗 25 次,术后一年相安无事。2013 年 8 月复查时发现双肺转移,只能又做化疗,且连续 12 次,同时配合免疫及靶向治疗。这时,他深陷迷惘、恐惧及反思之中,加上无休止的靶向及化疗,用到第 13 次时,因药物叠加之故,造成严重肝损伤及肝硬化；遂下定决心，不再攻伐性治疗——原因是除费用承受不起外，他还意识到"即使不死于癌，也将死于过度治疗"。碰巧一位病友告诉他："咱们是同一个病种，我 2009 年结肠癌，2011 年肝转移，一次化疗我就垮了，不耐受。后来，找到了一位老中医，在中药的庇护下，病情一直很好……我不建议你再化疗，否则的话，你也垮了。"随即给他写了"何裕民"的名字。许先生便义无反顾地走上了中医药为主治疗的康复之路，那是 2014 年 8 月。他深知自己病情严重，怕给笔者带来压力，第一次见面就直说："您就死马当活马医吧。我也是医者，不管疗效如何，我都不会责怪您的。我是慕名而来，您不要有任何顾虑，就放开手脚治疗吧。"

笔者看了他的资料及结果后温和又坚定地说：①必须把靶向药等停掉；②必须加强中医药治疗。13 年来，中医药治疗不断递减，于 2021 年起基本改成保健用量，病情却非常平稳，没任何异常，可以说已临床完全疗愈了［《癌症疗愈录》(二)，2024］。其实，这就是不追求你死我活的"零和"博弈，讲究"和平共处"的最佳结局吧！

"扬汤止沸"与"釜底抽薪"并重

癌症的发生发展，是内外多重因素、多个阶段长期相互作用的渐变过程。导致这种病理过程的根源是细胞生存环境从正常有序状态演变成不正常的无序状态；用"冰冻三尺，非一日之寒"来描述，恰如其分。而细胞癌变，不管是因基因结构改变，还是表达上失控，都是后天形成的，是基因在代谢过程中受内外环境中各种理化或生物等致癌因素的长期反复干扰和损伤的结果。

手术被认为是治疗实体瘤最有效方法。尽管手术过程中，医生会对周围淋巴结作预防性清扫，术后又常进行多次放化疗。可以说万无一失了！但过后不久，常会在原部位附近形成新的肿瘤，所以那种认为是"术中漏网的癌细胞'东山再起'"造成术后复发的说法，不能说明问题。有趣的是，一些患乳腺癌的智者，意识到此病与雌激素代谢紊乱有关。因此，切除乳房的同时，将子宫、卵巢等一并切除，术后不再放化疗，却常可获得有效控制。这类现象提示：治疗癌症不是把癌细胞及癌瘤杀完就了事，而是要改变导致癌细胞滋生成长的环境因素。如此，即使还有残存癌细胞，也会因为失去继续生存和发展的内环境/微环境而走向凋亡。

基于此，人们悟出：正常的内外环境（含微环境）是基因维持正常结构与表达的基本条件。细胞癌变是机体内各种因素综合作用所致，是细胞内外环境"逼上梁山"的结果。也可以说，癌变及进展过程，是受害细胞不得已的被动行为。

既然细胞癌变是被动的，那么，如想办法消除致癌因素，修复有助于机体正常代谢的内环境/微环境，恢复各种酶的结构与活力，促使基因调控功能回归正常，如此，癌变过程多数是可以逆转的。反之，如果致癌因素不解除，机体内环境/微环境不改善，即使用各种方法来"坚决、彻底、干净地消灭"全部癌细胞，都将因为患者机体的内环境/微环境仍处于"宜癌"或"逼癌"生长状态而使细胞"前仆后继"地恶变，最终难以逃脱癌症复发厄运。即"野火烧不尽，春风吹又生"！

然而，要调整紊乱了的内环境/微环境，切除相应器官或组织的做法并非最佳选择。这是因为：①不是所有的癌症都能够通过切除相应器官/组织来改变它的内环境/微环境。②生命体内的所有器官/组织都有各自功能和用途，没有多余的。一刀切的做法，势必对患者造成新的身心伤害。

因此，要有效控制癌症，就须开辟新的途径，倡导"扬汤止沸"与"釜底抽薪"有机结合的综合疗法。所谓"扬汤止沸"，就是用手术、化疗、放疗等方法来有效降低或减少癌细胞负荷；"釜底抽薪"，就是用中医药及生活方式调整等多种方法，努力调整机体内环境/微环境，以有效改善细胞的生存基础及其环境，从根本上阻断正常细胞的恶变途径，改善其成长环境。只有这样，才是求本之法。

早、中、晚期有别，近期控制/长期稳住相结合

临床上，癌症常异常错综复杂，即便是同一种类型的癌症，也常千差万别。因此，应对癌症的方略，宜强调应早、中、晚期有别，疗愈的短线效果与长期利益兼顾！

对于早期癌症，一般比较好应对。这些患者大多是体检中偶尔发现的，身体整体状态许可，对实体癌应强调先以手术等措施为主，尽可能先求最大限度地杀灭癌细胞，消除可能隐患。与此同时，积极配合中医药零毒抑瘤，既能对这些创伤性治疗措施起到"减毒增效"之功，又尽可能地改善患者生存质量，调整其免疫，同时积极防范复发与转移。前者着重于短线效果，调整免疫和防范复发转移则是着重于长期利益。

对于中晚期患者，情况就比较复杂，需区别对待。首先，中晚期（特别是晚期）患者，若仅仅追求短线地杀死癌细胞，完全清除癌症，既不现实，又绝无可能，且代价巨大，每每得不偿失，因此，短线治疗的目标应定位为首先消解症状，改善或提高生存质量，同时尽可能控制癌症的进一步发展。能稳定下来就算上策；能稳定的同时，癌瘤明显缩小或有所消失，更是上上策；即便暂时不能稳定，但发展趋势明显减缓，也是值得庆幸的；再加一把力，很可能就稳定住了。而长线追求的是进一步控制或减缓癌症的发展，提升自身抗癌力，提高生存质量，延长生存时间。我们的经验，用中医药零毒抑瘤为主，如 3～4 个月内发展变缓，5～6 个月内癌症发展有所控制，后续效果常会越来越好。因为中医药治疗癌症有个鲜明特点：长期控制癌瘤的疗效大大优于短期疗效。这可能是中医药对内环境/微环境的调整，以及诱导癌细胞分化、凋亡等大都是一个需要假之时日、加以微调的"细活"，3 个月内发展变缓，6 个月就可能稳定，1～2 年后甚至逐步缩小、消失。是以坚持癌症治疗要靠"组合拳"（详见本书第 152 页）。

癌症治疗有普遍规律：越到中晚期，患者求生欲望越强烈，越愿意不惜代价，尝试各种疗法。我们接触过大量这样的患者，我们尊重患者

对生的渴求，但决不轻易"纵容"他们对创伤性疗法的盲从。因为过度治疗后，很多中晚期患者不仅没能延长生命，剩下的日子反而更痛苦。沉重的是，为了挽救生命，有的家庭甚至倾家荡产，最终患者在极其痛苦中又带着负罪感离去，且留下巨额负担。治病，为的是救人，如患者生活质量非但没因"治病"得到改善，反而恶化；生存期也没因此延长，那么，又何苦为"治病"，既痛苦，又缩寿，最后落得人财两空呢？

其实，癌症是类慢性病，从发现起，治疗可能要花几年、十几年甚至更长时间。临床上，笔者对疗效不好、可吃可不吃的药尽可能不开。医生一动笔，患者就要花钱，癌症患者的钱要细水长流。对每一个病例都要从多角度全面评估病情，然后制订个体化、人性化的综合治疗方案。用最少的钱治最重的病，用最简单方法、最小治疗痛苦代价获得最佳整体治疗效果，"求最大善果，求最小恶果"，这应该是我们追求的目标。

总之，中晚期及老年癌症患者的治疗重点应放在调动患者本身积极因素，抑制肿瘤发展，改善症状，提高生活质量上。基于此，尽可能争取其良好康复。

"带癌生存"也是中晚期患者有价值的选择与追求——饮食起居同于常人，病情稳定，5～10年可长期生存，与癌"和平共处"，甚至逐渐康复，未尝不是他们长期利益的最大化。

癌症治疗要靠"组合拳"

癌症是较难治疗的慢性病。对付癌症，应打"组合拳"，强调综合措施。40多年临床实践中，我们强调应讲究"合力"，医疗技术与非医疗技术相结合，科技与人文合力，强调综合措施，辨证施治。并总结出"医、药、知、心、食、体、社、环"八字方针，多方位呵护及纠治，推广多年，收效显著。

所谓"医"，就是各种医疗措施。除熟知的手术、放化疗外，我们强调肿瘤科医生给予患者的，绝不仅是与治癌有关的东西，还可以给予更多。许多老患者常1~2个月或3~5个月来看笔者1次，或为了改改方，听听建议和鼓励；有的说白了，就想来感受一下圆桌氛围，听听我们的说法，给自己"打打气""充充电"！时不时来感受一下，回去就心里坦荡踏实多了。我们非常理解，也十分感激。其实，他们在寻求一种"归属感"，一种集体间的良性互动。

所谓"药"，就是我们所给予的中西药物，是治疗中"组合拳"的主体。当然，我们是以中医药为主，汤方、协定方、片剂、内服、外敷等都有。不时还建议配合一些必要的西药，这得以患者确有需求，且代价最小、利益最大为旨归。

所谓"知"，是认知、知识、态度等。关于癌症，人们普遍存在着认识偏差，并由此引发一系列问题，特别是精神心理问题。这些既是人们对癌症高度恐惧的根本原因，也是癌症死亡率居高不下的祸根之一。认知疗法认为：只有改变了认识，才能形成正确的知识和相应合理的应对过程，也才会有正确的态度。因此，我们把"知"放在非常重要的位置，医生给患者的，首先应该是关于癌症的正确认识。编写这本书的目的，也是向社会、向更多癌症患者传递正确知识，并希望能在一定程度上改变患者们各自的应对方式和态度。

所谓"心"，就是精神心理。心理治疗绝不是一句空话或一种点缀！它既实实在在存在着，又着实地发挥着效果，其中充满伦理、智慧、方法与技巧。笔者主编的《心身医学》（上海科技教育出版社，2000）和全国高等中医药院校研究生规划教材《中医临床心理研究》（人民卫生出版社，2010），都重点讨论了癌症患者的心理问题及纠治技巧，也可参考本书第289页"促康复疗愈：心理、情感、意志很重要"部分内容。特别是笔者编著的《从心治癌——癌症心理读本》（上海科学技术出版社，2010），较系统地介绍了这方面的经验及方法。

所谓"食"，是饮食疗法。癌症患者通过良好的营养维持，能够提高和巩固疗效。可根据不同病情、年龄、体质、嗜好等的特点综合调配，忌口不宜过多。应掌握新鲜、营养、清淡、食谱广、少食、多餐等原则。而且，针对不同类型的癌种，我们分别讨论了相应的饮食对策，并出版了《生了乳腺癌，怎么吃》等12本相应的"精准饮食抗癌智慧"丛书[23]，以为参考。

所谓"体"，是体能锻炼。癌症患者进行体能锻炼时需讲究循序渐进、适度原则，同时讲究因时、因地、因气候制宜。这方面，也需要针对性的指导。

所谓"社"，指社会支持。社会支持含义很广，意义非凡；涉及家庭、社区、单位、癌症社群等；包括信息支持、情感支持、归属感支持、物质支持等。不仅是癌症患者被动地接受来自外界的帮助，也可以是患者主动地寻求支持，甚至是患者给予周围的人以支撑。

所谓"环"，是环境疗法。至少应包括为患者创造优美、舒适、安宁、温馨的治疗环境，以及营造关心患者、尊重患者，以患者利益为中心的人文环境。大范围的还有自然环境（如雾霾、污染）的治理修复等。

举个简单例子，北方或西北方呼吸系统疾病（包括肺癌）患者，就特别注意秋冬季的湿度问题。一般情况下，我们会主张有条件的东北/西北地区肺癌患者秋冬季可以前往南方生活，也可以在家开加湿器，把温度调高，这就是简单的环境疗法。如此可大幅度减少感冒和感染概率，减少诱使复发的可能性，屡试不爽。这寓有环境疗法的意蕴在内。

以食平疴者，可为良工

研究表明，40%的癌症是吃出来的。当然，性质不尽相同。故改善

---

23 12本书为《生了乳腺癌，怎么吃》《生了胰腺癌，怎么吃》《生了肺癌，怎么吃》《生了肝癌，怎么吃》《生了胃癌，怎么吃》《生了胆道癌，怎么吃》《生了肠癌，怎么吃》《生了食管癌，怎么吃》《生了鼻咽癌，怎么吃》《生了子宫癌，怎么吃》《生了卵巢癌，怎么吃》《生了甲状腺癌，怎么吃》，均由何裕民主审，孙丽红等主编，湖南科学技术出版社出版。

饮食可以降低中国约四成的癌症发生率和死亡率，这是世界卫生组织的研究结论。

因此，通过饮食，防范并控制癌症，就提上了议事日程！

与古希腊"医学之父"希波克拉底的观点——让食物成为你的药物，而不要让药物成为你的食物——如出一辙，中国古代也有许多同样的深刻认识。

早在古代的西周时期，当时中国医生就分为"食医、疾医、疡医、兽医"四类。食医列首位，主管饮食养生防病和食疗治病。可见，食医食治的地位很高。

《黄帝内经》中系统讨论了食疗养生防病和治病的原则和方法。

被称作"医圣"的张仲景，堪称食疗治病典范。他强调"凡饮食滋味，以养其生，防治其病"，并创制了许多沿用至今的食疗名方，正确运用，常有佳效。

更值得一提的是唐代名医孙思邈，他认为："安生之本，必资于食……是故食能排邪而安脏腑，悦神爽志以资血气。若能用食平疴〔平疴，即治愈重病〕释情遣疾〔遣疾，祛除一般疾病〕者，可谓良工〔高明的医生〕。""夫为医者，当须洞晓病源，知其所犯，以食治之，食疗不愈，然后命药。"（《备急千金要方·食治方》）这清楚地表明中医学的一贯主张：应先以比较温和的方法（如食疗等）治病，"食疗不愈，然后命药"，充分体现了对生命的尊重和对自然疗法的敬畏。

由于种种因素，今天人们对自然的敬畏已演变成对人自身能力的盲目自信。认定人类总能以新药来根治各种疾病；加之合成药物常有巨额利润，所以人们对许多有效的传统疗法逐渐敬而远之，热衷于化学合成制剂，导致药源性疾病成为一大公害。这在肿瘤领域更是触目惊心。笔者无意诋毁化学合成药，只是恳请记住东西方先贤的谆谆教诲：可先试以无毒少毒食物来解决病痛，切忌动辄乱用有害有毒之药。"食疗不愈，然后命药"，这不仅可以提高生存质量，减少药源性伤害，也可大幅度降低医疗费用，有利于人与自然保持更和谐的关系。

就癌症而言，食疗至少可以起到以下 3 个方面的效果：

（1）防范某些癌症发生、发展，这已是世界共识了。合理运用某些食物提取物或药食两用之品，可通过多方面调整功能而起到预防癌症发生之效。我们的研究表明：真菌类提取物对常见癌瘤的发生发展，就能起到相当的阻滞作用。

（2）经过治疗的癌症患者，注重饮食疗法可大幅度降低复发率，明显提高生存率。因此，饮食问题是防治癌症的一个关键。

（3）食疗在癌症治疗中也常可以起到积极甚至关键性作用。

对此，试举一案，也许并无普遍意义，却很能说明问题。

钱老伯，76 岁，山东人，老干部，为人耿直、倔强，甚至说顽固；好烟酒，一生嗜肉，厌恶蔬菜水果。2004 年夏季忽然咯血，一查为晚期肺癌，无法手术，气管镜活检确定为最凶险的小细胞肺癌。专家会诊一致认定：非化疗不可，倔老头就是不依。因他有一亲友患癌症，在笔者这里治疗 4~5 年，一切均安，故认定中医，相信中医，认为笔者能帮他逃过一劫。因此，会诊时，其他医生一致决定化疗，老人严词拒绝，他们让笔者出面做工作，劝其接受化疗。老头不乐意地说"只听你这一回"。由于心理排斥，化疗药一上，反应特别厉害，抢救 2 天才脱离危险。众人也就不敢再勉强了，断定其寿限只有 3~4 个月。笔者和老人沟通后约定：一是须认真接受治疗；二是须改变饮食及生活习惯，否则只能化疗。老头点头应允，遂大剂量使用真菌类提取物，以辨证用药为辅，同时叮嘱其作出饮食调整。3 个月后，症状明显改善，半年后，基本康复。这时，老人死活不肯再服用汤药了，只服用真菌类提取物。10 多年过去了，老人红光满面，一切都好。其实，小细胞肺癌即使大剂量化疗也只有 15%~30% 的短期疗效，生存 1 年以上少见。从中，我们或许能有所领悟。

中医药：并未充分发挥优势

人们总以为，中医药只能调补，或作为放化疗的辅翼。其实，大错特错！癌症治疗过程中，中医药自有众多优势和特点，只不过人们未充分加以利用，以至于无法很好发挥而已。

中医药治疗癌症的优势集中在 3 个方面：

（1）治疗方法多样化：辨证论治的法则和方药是中医肿瘤治疗核心，加上体能锻炼、饮食调整等，对复杂多变和个体差异较大的肿瘤临床特征，更是契合。

（2）临床经验丰富：中医药历经 2 000 多年，积累了极有参考价值的临床经验，常可有效改善复杂且多样化的错综临床症状。

（3）疗效较确切，尤其是长期疗效：它可从整体调节切入，确保长期疗效良好。

过去 40 年中，基于数万例癌症患者治疗成败经验的理性分析和一定的实验研究，笔者重新归纳与定位了中医学在癌症防治中的意义与角色：现代中医肿瘤学至少在癌症防治四大方面可发挥重要，甚至主导性作用。这四大方面包括：

（1）肿瘤防范：诸如各种癌前病变的纠治，可能存在的肿瘤演变——如肝炎"三部曲"的阻断，肺磨玻璃结节的纠治，延缓老年肿瘤的发生，等等。

（2）手术、放化疗、靶向药、免疫治疗等的辅翼：手术、放化疗在癌症治疗中仍具有举足轻重的地位；然而它们均为双刃剑，都存在这样那样的不足或缺陷。合理辅以中医药，既可减毒增效，又可保护正常免疫功能，使之少受损伤；还可一定程度化解化疗药等的耐药性；并配合进行化疗期间或手术后的间歇期治疗，能尽快修复手术、放化疗的创伤。

微创、靶向、免疫治疗等是新兴的高科技疗法，代表着癌症治疗的未来趋势。科学、合理、适度地运用，常对短期控制具有重要意义。但它们都有缺陷或不足，有的副作用不小，有的会耐药，有的有治疗空窗期，有的会出现剧烈且危险的免疫风暴等。我们已有的经验表明，合理配合中医药，往往可以避免其明显的副作用，大幅度提升疗效，消解治疗空窗期和规避危险的免疫风暴等。

（3）难治性癌症的治疗：我们在临床上，有半数多的肿瘤患者属难治性的。这难治性体现在：①本就很难根治的癌瘤，或现代疗法不敏感的癌症，如胰腺癌、卵巢癌、肉瘤、脑瘤等。②已转移或复发的肿瘤。③老年肿瘤或身体不堪手术化放疗者。④迁延难愈或须较长期创伤性治疗的肿瘤，如卵巢癌、肝癌等。这些难治性肿瘤，中医药学或可作为不可或缺的综合治疗手段之一，或可作为主要手段，甚至是唯一手段。

（4）巩固期和康复期防范转移复发：防范转移复发是治疗癌症的关键。对此，现代医学几无良策，这恰恰是中医学传统优势所在。充分合理加以利用，将大幅度提高癌症患者的治愈率和生存质量。

此外，中医治疗癌症讲究局部和整体治疗，讲究改善症状与辨证治疗相结合，常可明显改善癌症患者的生存质量和生存率。

中医学能否治好癌症？看院士们怎么应答

近年来，因东西方交流的剧增，西方思潮的涌入，观念争执和冲突难以避免；再加上中国文化复兴大潮中可能会夹杂着泥沙，也因为中医药振兴不力，社会上有一股否定中医药思潮。中医药能否治疗癌症成了争论焦点之一，值得分析。

笔者认为，中西医之争，本质上是观念之争、文化之争。中西医自有不同的观念、目标、方法、体系，各自都能解决现实的健康和医疗难题。然而到目前为止，双方一时还无法"通约"，无法很好地对话和交流，心平气和地相互接受，相互长进。若不抱世界科学文化"多元"的宽容心态，这种争论将永无休止，毫无意义。若不站在一定高度，对双方都有比较透彻了解，也永远无法作出客观评估。

俗话说，"王婆卖瓜，自卖自夸"，且"隔行如隔山"，中医学治癌效果究竟如何，还是要由癌症专家来评判。我国科学院和工程院院士群里面，医学专家占的比例不是很高，研究肿瘤的院士就更少，他们的认识具有权威性。下面选择的都是西医出身的肿瘤界院士，他们跳到了界外，对中医学的评判，往往更有说服力。

（1）孙燕：中医药为肿瘤第四大疗法。中国肿瘤内科开创者孙燕院士说："作为一个中国人，我虽然学的是西医，但我对中西医结合情有独钟。中西医是两种卫生保健体系，在历史上各自作出过卓越贡献。中医中药是一伟大宝藏，经受过历史的洗礼。和西医相比，中医更重视整体认识疾病发生的条件……认识到正气虚是疾病的重要内因要比西医早1 000年，正气虚学说业经现代医学认识和承认；而调控是21世纪医学的重要组成部分。"他明确地把中医药列为继手术、放疗、化疗之后的第四大疗法。认为中医药辅助治疗肿瘤的地位不容忽视，他的研究证明：运用中医药疗法，可大大延长患者寿命，改善症状，特别是消除放化疗的副作用。他强调综合疗法的优势："近50年，恶性肿瘤的防治已进入综合治疗时代，其内容包括外科手术、放疗、化疗、中医中药治疗，还有冷冻、热疗、激光等物理疗法，针对患者免疫功能的生物反应调节剂，改善营养和控制患者疼痛的姑息治疗，等等。"并提出了"祛邪—扶正—强化治疗—扶正"的中国模式，研制出如"贞芪扶正颗粒"等中药抗癌制剂，颇受患者欢迎。

台湾地区媒体曾这样评述孙燕院士："毕业于协和医学院，是一名西医，但他能在临床实践中融入中医的思想。"

几年前召开的全国临床肿瘤大会，孙燕院士总结了50年以来中国在肿瘤临床方面的重大贡献，共有12项。其中有6项和中医药有关，比重高达50%。

（2）陈竺：原卫生部部长的中医情结。原卫生部部长、中国科学院院士陈竺教授是搞白血病研究的。他认为中医有望给医学模式带来深远影响："用现代生物学手段，用中医原始和质朴的、讲究整体、注重变化为特色的'治未病'和辨证施治理念来研究亚健康以及慢性复杂性疾病，是东西方两种认知力量的汇聚，是现代医学向更高境界提升和发展的一种必然性趋势。"

他强调：科学家应逐步突破中西医学间的壁垒，建立融中西医学思想于一体的21世纪新医学。这种医学兼取两长，既高于现在中医，也高于现在西医。

陈竺部长最重大的发现就和中医药有关，也和癌症有关。他们从老中医用砒霜治疗肿瘤和白血病有一定疗效中出发，用现代科学方法证明，砒霜不仅能治疗早幼粒细胞性白血病，而且还有剂量依赖的双重效果：较大剂量时诱导细胞凋亡，较低剂量时则诱导细胞分化。

他说："对白血病的研究，让我深深感到非常有必要将传统的中医学与现代西医学结合起来，不仅用现代的分离和分析技术鉴定中药中发挥作用的成分，也要学习传统中医重视人体综合平衡的可贵思想，并不断加以提高。"并承认："我现在是个中药迷！"陈竺部长等又公布了他们在对中药冬凌草抗肿瘤机制研究方面的一些新发现，引起广泛关注。

（3）吴孟超：肝癌术后长期保命主要靠中医。吴孟超院士是上海东方肝胆外科医院的创办者，国际著名的肝胆外科专家，是2005年国家科学技术进步奖获得者，在肝癌治疗领域成果丰硕，享誉国际。对中医治癌，他有精辟见解，曾动情地说："既有西医，又有中医，这就是中国医学的特色。肿瘤的确是当前医学面临的大难题，我是搞肝胆肿瘤的，搞了几十年，虽然疗效有所提高，但是提高得还是不快，而且问题越来越多，越来越复杂，发病率也越来越高。""就目前的治疗观点来看，西医主要是看肿瘤的大小、有没有转移、有没有癌栓，但是没有看到这种疾病实际上是全身的。西医治疗肿瘤由于忽略了全身，所以重视局部的治疗；而中医的治疗是重视全身。两者结合起来就是一个完整的治病救人。结合得好，肿瘤治疗效果一定会提高。"

他指出："外科医生重视'一把刀'，'一把刀'可以割掉肿瘤，问题是患者能不能保住或怎么长期保住。这就需要靠中西医结合治疗。"我看过很多肝癌患者，从20世纪60年代开始我就主张手术以后增强患者的免疫力，增加营养，增强体质，增强内在的抵抗力，这样，患者就可以健康地生活了。所有这一切主要靠中医来实现。20世纪60年代初期，我治疗过一个肝癌患者，他就是手术以后靠吃中药恢复，所以到现在已经40年了，一直健康地生活着。"

"肿瘤术后恢复除了其他办法，最好是再加上中医药治疗，这样效果最好。把中医几千年的经验用于肿瘤的治疗，中西医结合、辨证论治才能够显著提高肿瘤患者的疗效。"

吴孟超院士归纳出中医药在肝癌治疗中的三大优势：①中医药是肝癌综合治疗的重要组成部分。②中医药应参与肝癌防治的全过程。③中医药是提高肝癌综合疗效的重要途径。他强调：只要坚持从中医西医两个不同体系的基础理论出发，根据肝癌生物学特性、临床分期和发展趋势，有计划地应用现有的中医、西医治疗手段，针对每一位患者实行个体化综合治疗，将会大幅度地提高我国肝癌的治愈率，改善患者的生活质量，延长生存期。

（4）汤钊猷："患者最喜欢我用中医药给他术后调理"。汤钊猷院士是肝胆肿瘤外科专家，复旦大学肝癌研究所所长，曾任国际抗癌联盟理事。在肝癌临床诊治和相关基础方面成就显著。最早对小肝癌进行了系统研究，两次获得国家科学技术进步奖。

有一次，电视台采访再次获得国家科学技术进步奖的汤钊猷教授，当主持人问到他对"告别中医"事件看法时，他说他现在每周门诊，复诊的许多老患者不是冲着他"刀开得好"，而是肝癌术后中药调理方开得好而来的。他亲自用中药方给患者调理，这就是医学大师的胸襟。

（5）程书钧："晚期肿瘤要好好发挥中医的作用"。中国工程院程书钧院士主要从事肺癌分子机制和肿瘤分子标谱研究。他认为："无论中医、西医，现在对肿瘤谁都没有最好的办法，从这个含义来讲，西医也不要翘尾巴，西医诊断肿瘤当然独到，中医早期发现难度大一点，从治疗的角度来讲，尤其是晚期的，我倒觉得真要发挥中医的作用！早期我不敢说，西医手术就切掉了，你干吗非要中医？晚期我非常主张用中医药，有些晚期高龄的人，真应该发挥中医的作用，提高他全身的抵抗力，少用射线烤他。从这点来讲，中医很有它的发展前途。中医是全身的观念。从观念上来讲，这点是值得西医参考的。西医反正是癌，大家都用一样的，中医优势可以从这方面发挥。"

他认为："30多年来肿瘤治疗虽取得了一定进展，但比较有限。以美国为例，早期肿瘤患者的5年生存率增加了13个百分点，而晚期肿瘤的治疗效果仍然与20世纪70年代相同，这说明人类对肿瘤的认识并不充分。当今医学对于肿瘤的防治依然处于初级阶段。肿瘤可能不是任何单一方法、单一基因、单一药物能够治好的，应该采取综合研究的战略。"

他提出中医有两个特点是西医应该吸取的：其一是个体化治疗，其二是综合治疗。他说："肿瘤治疗要有稳定的发展，相当程度上依赖于个体化治疗的进展，而中医辨证施治已经进行了几千年。西医犹如单兵作战，强调的是杀灭癌细胞；但中医的组方却像联合作战，有主攻、有保护、有清障、有后援，而这是较为合理的。"

他建议有关部门要重视中医药治疗晚期肿瘤研究，说："中药有几千年人体毒性实验的基础，在晚期肿瘤的治疗上，适当放宽一点尺度，也许中药会在抗肿瘤方面走在世界的前列。"

（6）陈可冀：中医药治疗肿瘤康复效果很好。出身西医的中国科学院院士陈可冀教授现为中华老年医学学会名誉会长，他曾说："中医药学是比较强调宏观和整体的，西医则是强调局部的和微观的，两个互相取长补短，可以更全面。我想举一些例子，例如肿瘤治疗，我们常常是用化疗或者放疗，但是用这些疗法常常在杀灭癌细胞的同时，对正常细胞也产生毒害作用，常使患者不能完成疗程，不能彻底地得到治疗，副作用也很大。这时我们可以用中药，例如使用扶正固本的药，在这方面我们有几十年的经验，可以使患者完成疗程，得到治疗。尤其在癌症晚期，西医常常觉得没有什么药可以用。在这种情况下，中医药的康复效果是很好的。这种治疗被外国人称为肿瘤中国模式的治疗，很好。"

实践是检验真理的标准

2007 年上半年，笔者在上海电视台"陈蓉博客"里与某些反中医人士有过一场针锋相对的辩驳。这档节目在全国许多城市都播放了，影响颇大。播出后，笔者收到了两封特殊的来信，表示对笔者立场的坚决支持，而且核心都是"实践是检验真理的标准"。两位来信者都是癌症患者，都是中医药治疗的受益者，也都是笔者十多年的老患者，在电视里看到有人与笔者辩驳中医价值时，便写下了洋洋几千字的书信，对笔者以示支持与声援。

她们中有一位是恶性淋巴瘤患者，北方人。得病时 13 岁，还是个小女孩，手术切除后，化疗 2~3 次后身体受不了，就一直坚持中医药治疗，恢复得很好，很快重新上学。刚进高中就和笔者说，这辈子一定要学中医，帮助更多像她一样的人恢复健康。后来，她如愿考上了东北的一所中医学院。她的切身体会就是中医药是国宝，中医药对包括肿瘤在内的许多疾病治疗均很有效。学了中医以后，她特别注意自己这类疾病的治疗方法，方知道此病西医学只能靠大剂量、长疗程放化疗。而当时她自己不懂，父母亲也不懂。按西医常规，她的化疗剂量和次数都远远不够，但她后来活得很好，她认定就是靠中医药，完全康复了。因此，实践才是检验真理（包括中医药是否有效）的标准，反对中医药的人只是在玩弄一些没有意义的概念推导，全然不顾事实！

还有一个更有意思的案例。高女士，1996 年确诊为恶性程度很高且对放化疗不敏感的平滑肌肉瘤。1 年多时间内因复发，手术了 4 次。第 3 次手术后复发，找笔者诊治。当时，笔者建议先做手术，切除转移灶，与此同时积极进行中医药零毒抑瘤治疗。自此以后，6 年内很安全，未再复发。到第 7 年初时，患者自认为已安全，开始停用中医药及零毒抑瘤制剂了。没想到 1 年后，又见复发。再行手术后，再也不敢怠慢"中医药"及"零毒抑瘤"治疗了，又基本安全生存至今。她一直认定是中医药零毒抑瘤帮助她控制住了生存期几乎没有超过 5 年的恶性平滑肌肉瘤，故对中医药感情特深。这次，见有人一口否定中医，自是义愤填膺，遂连夜写了封 10 多页的信，表示对笔者及中医药的无条件支持。她是一个已年过半百的人，坚信中医药是有价值的，能治病的，在她自己身上非常鲜明地体现出实用价值。因此，中医药不仅是国宝，而且还应进一步发扬光大。

我们认为，有过切身体会的人，才最有发言权，尽管她们不是专业人士，文化水平也一般，但绝对比思维简单、只知唯以西方知识马首是瞻的人更有发言权，也更掌握着真理。

确诊癌症后，第一时间就应考虑中医

系统学西医并毕业于南欧某医学院的李颖菲医生是重庆某医疗机构负责人，从事癌症治疗康复已 16 年整，诊疗并接待过上万例癌症患者。《癌症疗愈录》（二）中她分析认为，国内肿瘤患者找中医药支持的大致有三类：①手术切除，或放化疗结疗后，恐惧癌症复发而需中医药以预防转移复发的，为数很多，效果通常不错。②第一时间寻求西医治疗，一段时间后，发现效果不理想，转而寻求中医帮助的，这类人也不少，但整体效果（受益率）相对差一些，因为切入中医的时机常太晚，往往错过癌症最佳时间治疗窗。③第一时间同时寻找中医药配合的，这类人往往效果最佳。

李颖菲以在重庆诊疗的、经笔者治疗的陈女士案例为例，进行分析。

陈女士，重庆开州区人，患晚期弥漫大 B 细胞淋巴瘤。2012 年 5 月感到胃不适，吃了就胀，晚饭后更是加重。找遍当地医院名医，都认为是肠胃病，但症状丝毫没减轻。于是先后在 6 家著名的医院系统检

查，除发现胃窦有点炎症外，没有异常，但患者认定病情严重。医生说："能查的都查了，你好得很，一点问题都没有。"陈女士火了，大吼道："我很不舒服……确实有病。"医生嘲讽说："你确实有病——神经病。"然后，医患发生冲突，但没解决问题。结果，患者不久出现严重的肠梗阻。急诊手术，发现全腹腔，包括大网膜上长满了大大小小的"鸡蛋仔"，最大的在回肠末段距回盲瓣 3 cm，有 4 cm×3 cm×2 cm 大小，质硬，表面不光滑，侵及浆膜层，肠腔缩窄，伴有少量腹水。根本没法手术。

遂第一时间通过各方面关系找到笔者，笔者从容地给出中西医结合治疗方案：先中医药内服外敷，体质改善后，尽可能去北京等配合几个疗程的化疗，以 CHOP 方案 + 美罗华为主，争取做 6 个疗程。其间全程中医药跟进，增效减毒，协助控制癌瘤。并再三叮嘱："如放化疗的医生不同意吃中药，你就将中药装进可乐瓶，一定要喝进去。"陈女士全盘接受了上述建议。

中医药治疗后 2 周，症状有所改善，遂在北京开始化疗，很快控制住病情。而给她治疗的医生，就是与她病情相同、中央电视台著名播音员罗京的主治大夫。与她同时接受治疗，且同样病种的还有两位病友，一位北京军人、一位甘肃公安厅警察；他们两人化疗用药后似乎商量好似的，很快同时剧烈恶心、呕吐，承受不住，只能终止；而陈女士既没恶心，也没呕吐，很快顺利完成治疗。康复至今，已整整 12 年了，被公认为是康复的奇迹。陈女士与同病房两位病友的不同境遇——体质远不如他们，病情比他们更重，且刚经历过失败的手术；理应她更难以挺住；但结果却恰恰相反，而唯一差异就是她第一时间全程介入了中医药治疗。陈女士在接受该书主编采访时说："同一位医生开的药，同一个病房，同样的药物，却有截然不同的反应。人们都很奇怪，这么痛苦的情况下，为什么我能挺住？我说：我只是比你们多做了一件事——偷偷吃了中药，这是有且仅有的一种可能。"而且，她颇为自豪地交流了经验，化疗期间她把"中药汤剂装进了可乐瓶"！

笔者赞同陈女士的结论，认为几乎所有癌症患者确诊后及时合理配合中医药是很有价值的，就像陈女士，属于只能控制、不谈治愈的（如弥漫大 B 细胞淋巴瘤），或反复容易复发转移的，如乳腺癌、肺癌、卵巢癌、胃癌等，早期中医药介入，有助于有效控制，且可缩短化疗等创伤治疗所需周期。对难治性癌，如胰腺癌、肝癌、食管癌、胆管癌、小细胞肺癌、肉瘤等，早期中医药介入，有助于大幅度提升疗效，帮助患者走出困厄。对惰性肿瘤，如肺磨玻璃结节、甲状腺癌、部分高龄的前列腺癌、肾癌，以及各种可疑的结节等，早期中医药介入，学会观察观察，或许可免除手术等创伤治疗之苦。故及时考虑中医药介入，应成为常识。

说句多余的话，近期（2022）北京市卫生健康委员会发文推进新的一轮"西学中"工作，要求北京市的西医医生们努力、系统学习中医学，目的是既让他们了解中医学之长，帮助解决临床难题；更要善用中医学思维、方法、角度及价值观来看待很多健康及医疗问题。这寓有深刻含义。既可为医生个人如虎添翼，提高疗效；也可为医学的社会效用之改善与提升，助整体一臂之力。

放化疗等的减毒增效有中医

从 20 世纪 70 年代起，人们注意到合理运用中医药可有效帮助放化疗减毒增效。笔者对这方面曾作过专门的比较研究，结果也明确地证实了这一点。

我们曾对两组化疗患者进行比较：化疗方案和病种不限，随机取样，第一组 324 人，零毒抑瘤加中医药辨证治疗；第二组 242 人，单纯用化疗药。第一组化疗总次数 2 203 次，平均每人化疗 6.81 次；第二组 1 840 次，平均每人 7.43 次。可能因为第一组疗效较好，故平均每人化疗次数有减少。减少化疗次数而结束了治疗，此即增效表现。

化疗最容易导致白细胞减少、呕吐和脱发，我们对此进行了专门的比较研究。第一组化疗前平均白细胞值为 $4.31 \times 10^9/L$，第二组平均 $4.43 \times 10^9/L$，差异不大。第二组稍高于第一组。最后一次化疗前查血常规，第一组白细胞 $4.205 \times 10^9/L$；第二组 $3.81 \times 10^9/L$；最后一次化疗后 3 周查血常规，第一组白细胞 $4.17 \times 10^9/L$；第二组 $3.15 \times 10^9/L$。最后一次化疗前后第一组白细胞均明显高于第二组，表明零毒抑瘤制剂加辨证汤方，能明显减轻化疗对白细胞的杀伤及对骨髓造血的抑制作用，有效地保护了白细胞。

由于白细胞太低，影响下一次化疗的进行，故许多人无奈地接受了注射升白剂治疗。第一组总共有 17 人、31 人次接受了升白剂治疗，约占总人数的 5.25%；而第二组有 147 人，363 人次接受了升白剂治疗，约占总人数的 60.74%，即六成多的人只能用升白剂。很明显，差异很大。由于有效保护了白细胞，零毒抑瘤加辨证汤方，明显减少了对升白剂的运用。

化疗后白细胞恢复到正常所需时间也能说明问题。比较表明：第一组平均 16.9 天恢复到 $4.0 \times 10^9/L$ 上下；第二组需 23.7 天，比第一组多 6 天，表明骨髓受抑制要严重得多。

呕吐比较：两组都出现了呕吐。第一组共有 171 人出现过呕吐，占总人数的约半数。其中，轻度呕吐（有想吐的感觉、胃口差，但 3 天即恢复）的有 136 人；中度呕吐（2~3 天内影响进食，1 周恢复）的有 32 人；严重呕吐（3~7 天难进食，1 周难以恢复）的只有 3 人。相比之下，第二组有 217 人出现过呕吐，占总人数的 89.67%；其中轻度 43 人，中度 137 人，重度 37 人。呕吐的严重程度明显高于第一组。

就脱发而言，第一组有 54 人出现了脱发，正好占总人数的 1/6；其中六成（34 人）为轻度脱发，重度脱发的仅 3 人，不到总人数的 1%。第二组有 121 人出现脱发，即占总人数的一半有脱发；其中轻度占 15%，比例不高；中度 73 人，占 1/3 强；重度脱发的 11 人，约占总人数的 5%，明显多于第一组。

以上数据列表如下（表2）。

表2 零毒抑瘤加中医药辨证治疗与纯化疗比较

项目		第一组（零毒抑瘤加中医药辨证组）	第二组（纯化疗组）
总人数		324	242
化疗次数（总/人均）		2 203/6.81	1 840/7.43
化疗前人均白细胞计数		4.31×10^9/L	4.43×10^9/L
最后一次化疗前人均白细胞计数		4.205×10^9/L	3.81×10^9/L
化疗3周后人均白细胞计数		4.17×10^9/L	3.15×10^9/L
注射升白剂人数及次数		17人（占总人数的5.25%），31次	147人（占总人数的60.74%），363次
人均白细胞计数恢复至 4.0×10^9/L 左右的时间		16.9天	23.7天
呕吐人数/人	轻度	136	43
	中度	32	137
	严重	3	37
	总人数	171（占总人数的52.78%）	221（占总人数的91.32%）
脱发人数/人	轻度	34	37
	中度	17	73
	严重	3	11
	总人数	54（占总人数的16.67%）	121（占总人数的50%）

可见，零毒抑瘤加辨证汤方中的中医治疗，可保护机体避免化疗损伤，同时增强疗效。

同样，我们观察了75例颈、项、颌、面（鼻、咽）、甲状腺部位放疗患者，以了解零毒抑瘤及辨证汤方配合放疗"减毒增效"的情况，结果如下。

（1）口干咽燥改善情况：①3个月明显改善者，42例。②6个月明显改善者，14例。③9个月明显改善者，7例。④1年后无明显改善者，4例。总改善有效率为95%。

（2）干咳的改善情况：其中有干咳症状的患者43例，1年后明显改善者 35 例。总改善有效率为 81.4%。

我们知道，一般放疗后的副作用，特别是鼻咽干燥、口干、味觉丧失等，西医学通常认为无法改善。但事实表明：经过一定时期的中医药治疗，患者还是可以明显改善症状，甚至完全消除这类副作用的，只不过需要比较长的调整时间。

现在，人们又把中医药配合化疗减毒增效的研究，聚焦在解决世界性难题：化疗药多次使用后的耐药问题。此问题常是化疗治疗失败的根源，也是西医治疗经常陷入尴尬，以致肿瘤患者长期疗效卡于"瓶颈"，无法提升的关键。人们（包括笔者）早在临床中发现有些患者化疗无效后，运用中医药治疗，特别是我们自己的经验——运用零毒抑瘤方法，4～5个月后，伴随着全身情况的明显改善，再次试用化疗药也常会获得较佳疗效，包括使用已用过、有了耐药性的化疗药。其可能的机制就是中医药通过综合调整，部分消解了化疗药的耐药性。

再以最新信息为例，就在笔者修改本文的当天（2024-08-16），媒体报道美国耶鲁大学科学家开展的一项研究结果表明，以中国古代中草药为基础的实验药物有助缓解放化疗给癌症患者带来的毒副作用。24名患者服用后，直肠癌疗法造成的胃肠道副作用更小。相关论文已发表于近期《胃肠道肿瘤学》杂志。

关于这方面的研究，只能说刚刚起步，其进一步的结果及具体机制，都需假以时日方能有所明确。然而这现象本身却进一步表明，在癌症治疗中，中医药有着多重重要价值。

无伤害原则：
中医治癌的主旋律

四种传统中医抗癌思路，值得反思
适度中西医综合治疗，值得提倡
中医治癌："调整为先，零毒为佳，护胃为要"
讲究智慧，讲究适度

中医药治癌的原则是什么？它与中医药治疗其他疾病有何不同之处？

长期临床经验告诉我们，中医药治疗癌症，既要遵循一般性的治疗原则：如治病求本，注重正治、反治，注重扶正祛邪，讲究调整阴阳、调理气血等；也还有自己的独特原则：这一原则是癌症这一特殊疾病所赋予的，是中西医学治疗癌症的现状所决定的。中医药治疗肿瘤的最重要原则，就是无伤害原则，亦即"零毒"原则，这是中医药治癌的主旋律。

何也？因为癌症治疗中要充分运用中西医学各种方法。我们曾把中西医学治癌比喻为协同作战的两支"友军"。西医学惯常使用创伤性方法，有一定疗效，但欠缺很多；然而，目前人们一时仍无法改变这一现状，也无法完全避开这些方法。那中医学呢？以毒攻毒之类、手术之类，本非中医所长，在与这支"友军"的协同作战中，双方可以有效配合，中医学应发挥自己最大的优势——综合调整，而这综合调整完全可以通过无创伤的方法获得。这就像人们常说的物质文明和精神文明"两手都要抓，两手都要硬"一样。

至少，笔者临床实践中，"无伤害原则"已明确贯彻 30 多年了，效果显著。因此，我们坚信，这应成为中医学治癌的主旋律，我们反复强调"零毒抑瘤""零毒化疗"也正是出自这么一种认识与情结。

"12字"的中医学治癌新方针

多年临床探索，使我们深切地感受到癌症并非人们想象那般可怕。笔者在相关教材中，清晰无误地表达了这一点，同时强调癌症治疗必须贯彻科学、综合、合理的三大原则。

所谓"科学"，简言之，治疗癌症的方法不少，如何选择？需科学指导，应尽可能地选择疗效相对确凿、损伤相对最少、经济代价相对合理的疗法作为首选或主要方法。

所谓"综合"，指癌症的复杂性决定任何单一疗法均不足以获得十分可靠疗效，须充分重视多种方法，特别是中西医综合治疗优势，包括非医学疗法等，以切实有效地提高治疗效果。

所谓"合理"，指任何治疗，不管是手术、放化疗，还是中医药治疗等，均须讲究合理、适度，绝非多多益善。

2022 年，在进一步探索基础上我们又总结出"智慧治癌"的重要指导思想，并以同名书正式推出。基于"智慧治癌"涉及广泛的专业知识，本书不便展开。有兴趣者可以参阅该书，加以了解及指正。

在讲究科学、综合、合理大原则前提下，中医学治癌思路也应有所更新和突破，以往以毒攻毒、活血化瘀或单纯补益类的治疗，均不足以取得好的疗效，有的（如以毒攻毒）甚至有害而无益。鉴于此，我们经过 20 多年的实践探索后，归纳出了"调整为先、零毒为佳、护胃为要"的"12 字"治癌新方针。

所谓"调整为先"，指对癌症患者，特别是初诊患者或晚期有众多症状/痛苦患者，应先运用中医药着重调整其功能状态，让其机体各项功能逐步恢复协调，并以改善其主症最为重要，努力加以消解；其次是稳定情绪，协调气机升降，促使胃口好转，大小便通畅，睡眠安稳；患者总体状态便可大有改善。与此同时，癌症患者还常伴有白细胞偏低，或肝功能有损，某些癌胚指标异常等，也应努力加以纠正或调整。只有调整为先，解决患者当下的一些苦楚，消解一些疑虑，患者的抗癌信念才会确立，也才会认真坚定地配合完成漫长又较痛苦的治疗全过程。

中医治疗学史上素有"霸道""王道"之分。所谓"霸道"，指运用峻猛之剂，针对癌瘤，攻下消伐一番，不顾其他；"王道"则反之，每以相对温和平稳之剂，扶中有抑，抑中有扶。受西医化疗以毒攻毒等的影响，"霸道"在中医学治癌中大行其道，很多患者颇受其害。长期攻伐太过，不仅癌瘤未控制，反倒脏腑受损，体质变差，人也难受，不少人只能放弃治疗。研究表明："王道"是治疗癌的最佳选择：首先，癌症有众多失调需要调整，"霸道"只可用于急病，攻伐一时，却无助于众多失调的持久调整。其次，癌症的中医治疗，一定是漫长的过程，得逞一时的攻伐"霸道"，绝对无法让人长期忍受。

癌症患者本即脾胃功能较差，加上放化疗伤害，脾胃功能更弱，若再妄行攻伐，更见衰败；"脾胃一败，死期即到"。因此，攻伐"霸道"在癌症治疗中不足取。我们主张用温和的"王道"之法。用今天的话来说，亦可称无毒或零毒，即尽可能少用有副作用，或伤脾胃，或服后让人不适的中药，这是我们倡导零毒抑瘤的初衷之一。在贯彻"零毒为佳"指导思想时，和胃护胃，以"护胃为第一要义"，尤显重要。癌症患者长期治疗过程中，不管是治疗期、巩固期或康复期，均宜贯彻"零毒为佳""护胃为要"的原则。只有这样，才能收持久之效。

人们总有错误观点：对癌症只能"以毒攻毒"，其实，不仅国外新近开发了一些靶向性很强的基本无毒的肿瘤新药，我们的经验也明白无误地表明：零毒方法同样可有效而持久地抑制、消灭癌细胞，只不过它起效稍慢，却更稳定持久。

总之，我们总结出"调整为先、零毒为佳、护胃为要"12字治癌新方针。其中"王道"是关键，"王道"治癌核心，就是零毒抑瘤，或曰零毒化疗。

治病，求本为上

治病求本，是始自《黄帝内经》的中医学一大基本原则。在这原则指导下，古代贤医又强调"急则先治其标，缓则必求其本"；有时又可"标本兼顾"。这些虽只是充满哲学韵味的归纳，却有很强的临床指导意义。尤其在癌症治疗中，若能很好地贯彻这些，常能以最低代价（包括最少的身体创伤），获得最佳效果（最大限度地延续有生存质量的生命）。

针对极其错综的癌症治疗，不同阶段，不同对象，也许中医学所指的"本"与"标"不尽相同，但最为关键的"本"，当然是保全患者的生命。相对于生命，癌瘤等只能看作是"标"。然而，当暂时已无生存之忧时，可能存在的癌魔或某些异常的癌胚指标，就上升为治疗的主要矛盾，成为病"本"了。这些充满辩证思想的原则，自有其重要指导意义。

本书前面强调治癌重在"找准钥匙"，"兼顾土壤"就是这一思想的表达。

蒋某年近八旬，是笔者熟悉的业界同仁之高堂，1997年因乙状结肠梗阻而做手术，病理为交界性肿瘤，术后曾一度用中医药治疗。笔者曾劝其坚持，因其儿子也是医生，自认为问题不大，故未再继续。然于2004年3月，又见左下腹痛、大便困难、黏冻样伴血性粪便，肠镜确诊为吻合口处癌肿，呈菜花样变，已阻塞肠腔达2/3。这时全家乱成一团，儿子所在医院意见是放化疗都不行，只能做姑息性改道，造人工肛门。蒋某素有洁癖，嫌秽浊而死活不肯。儿子又通医，知道一旦堵塞，就有生命之忧。对中医似信非信的他，再次恳求笔者相助。

笔者则帮他权衡利弊，并借助治病求本原则进行分析：其母之肠癌肿块，肯定无法手术彻底切除，而外科意见的正确性在于防范可能的完全性肠梗阻，到那时再施手术，恐十分被动。但从另一角度分析：对八旬老人施以手术，导致创伤巨大暂且不说，患者术后时时须与粪便打交道，恐不会有良好的生存质量及术后康复效果。目前的关键就怕肠梗阻，不妨以外用灌肠为主，"急则治其标"；内服以"零毒抑瘤"制剂为辅，不可妄行汤剂（恐因加速肠蠕动而诱发肠梗阻）；再佐以外用粉剂，敷于左下腹以温通疏利；既无伤害，又可配合灌肠，加快菜花样病灶的坏死、脱落与排出。可先行观察 1～2 个月，如届时大便趋于正常，即可免除手术之伤与粪便之忧，否则，再行手术也为时不晚。

他们接受此建议，1 个月内，灌肠后时时有脓血便排出；2 个月后，血便见少，大便始成形，且变成条状。以后，笔者逐步加大内服中药汤方用量，其母初不解，说大便已好了，怎么药却越吃越多、越喝越苦？笔者只能婉言告知，肠梗阻的顾虑减消后，已允许加大内服量，而此时抑杀肿瘤，进一步确保生存质量与生命安全，已是治病求本之举了。知书达理的母亲和通晓医理的儿子坦然接受。

一晃又是半年多，这时，老母亲又提出，全都好了，不想再吃中药了。笔者则再一次以治病求本之理晓之，并指出她再次罹患此病，就在于上次手术后未坚持治疗。因为在老年人身上肿瘤的发生是个缓慢过程，但它的消解，更需要以治病求本之法，徐徐图之。再说以中医学的"零毒抑瘤"之法治之，总比时时有手术之忧为好。

其母欣然接受，内服外敷维持了 8 年之久。近 2012 年时，老人已九旬了，一切均佳。特别是血红蛋白，也从 2004 年 3 月的不到 4 g/L，当时不得不多次输血，提升到目前的 8.9 g/L，差强人意。且中医药零毒抑瘤以来未再输过血。后该年冬至寒冷，因中风而仙逝。应该说，这体现出治病求本原则的指导价值所在。

传统中医治癌之反思

大概从 20 世纪 60 年代中期起，中医学界开始有意识地介入癌症的治疗。在这过程中，形成了一些思路和方法。在经验和教训与日俱增的今天，有必要好好反思一下传统中医学抗癌思路。在这期间形成的不少抗癌思路与疗法，至少有 4 种在今天看来须慎重。

（1）以毒攻毒：20 世纪 50—60 年代，西医学兴起以化疗药抗肿瘤，中医界不少人也沿用这思路，拾起了传统中的"以毒攻毒"说，在各种毒药中寻找有可能抗癌的"王牌"，出现了许多毒性很大的抗癌中药。早有临床研究表明：这并不能明确且明显地延长患者的生存期；相反，常败胃伤肝，损肾折寿。

试举一案例：无锡某妇女，乳腺癌两肺转移，化疗效果欠佳。2002年起以中药零毒抑瘤治疗，十分稳定；2005 年初来沪改方，笔者用了一味"天冬 20 g"，无锡转方医生误以为"天龙 20 g"（即壁虎），患者服后不适，又呕又吐，3 个月后病情恶化，引发医疗官司。这味天龙也许是凑巧，但毒性中药许多情况下无益于癌症患者，却是事实。我们强调：笼统的"以毒攻毒"，并非中医药治癌优势，甚至无优势可言。中药中许多药物的毒性是明确的，但临床是否真的有抗癌功效，却需打问号（据分析：动物实验得出某提取成分有抗癌性和临床个体身上有否抗癌性，完全不是一回事；前者很普遍，后者却较难得出阳性结论）。退一步说，真的以毒攻毒，那不如找化学合成抗癌药更妥当一些。毕竟，这些药物经历过较严格的药理学筛选与实验。

（2）活血化瘀：20 世纪 70—80 年代"活血化瘀"抗肿瘤很时髦。但许多临床证据表明，对晚期肿瘤患者，特别是肝癌患者等，一些活血化瘀药不仅会促使肝内转移，还容易诱发大出血，导致肝性脑病等。实验结果也证实，活血化瘀药使用不当，会促进肿瘤体内血管内皮细胞生长，从而促使瘤体快速生长与转移！可不慎乎？

（3）软坚散积：软坚散积以前是作为治疗甲状腺肿瘤的主要方法。

研究表明：至少在上海地区，不少甲状腺肿瘤是"碘"依赖性的，而软坚药中不少是含碘很高的，如海藻、昆布、夏枯草、山慈菇等，这些自属禁忌！笔者曾遇一例乳腺癌肺转移患者，用零毒抑瘤一法，已稳定3年余。2004年底听信他人海带可以抗癌的经验，故大量食之。后来其左颈部甲状腺处突然冒出个硬结节——甲状腺恶性肿瘤，再一追查，其人25年前曾有甲状腺癌。现在乳腺癌肺转移控制住，甲状腺癌却复发了。很显然，大量食用海带就是罪魁祸首。

（4）滥用参类补药：滥用参类补药也是一弊。人参的粗提物在动物实验中有促使肿瘤加快生长之效，临床滥用人参也常见到肿瘤失控的现象，因为参类补药常有促进或刺激代谢之功，可增加细胞活性，包括促使某些状态下的肿瘤患者体内癌细胞增生活跃。因此，亦须谨慎，不可滥用！

笔者有一位老患者，是老干部，后成为朋友。膀胱癌术后，中医给予大剂补药，包括野山参等，1998年时每服药就280多元，一边吃中药，一边做冲洗，3个月后镜检即见复发，且服药后一直小腹坠胀不适，这其实就是滥用补药壅滞气机、助癌生长所致。电疗后，改用清利之剂，配合零毒抑瘤后，不仅人很舒服，而且已安全度过20多年，新冠病毒疫情期间感染而去，享年94岁。

中西医学协同及"大中医与小化疗"

治癌过程中，处理好中医学与西医学治疗，特别是化疗的关系，尤其重要。就像是"友军"协同作战时，双方如何有效协调配合一样。就中西医学协同关系，可形象地归纳为四类。

（1）西主中辅：或称作大西医小中医。许多实体瘤及部分非实体瘤的早中期，且并非高龄老年人或体质羸弱者，都应明确当以西医学方式或放化疗为主，中医药治疗方法为辅，这才是明智的选择。其中，所有早中期实体瘤，只要明确存在手术指征，且非惰性癌，身体状态允许，都应鼓励患者尽早实施手术切除。只有这样，才有可能言及根治。

通常，这类癌症手术后，根据具体情况，可配合运用化疗或放疗，也可不用。而整个过程中，中医药的配合是有益无害的。问题只是在于怎样配合。

根据我们的经验，围手术期中医药配合，术前主要以增加体力、调整功能、适度零毒抑瘤，以利于手术顺利进行，防范术中可能出现的血行转移。术后则主要以帮助康复，消解与手术有关的症状，如虚汗多、低热、体质弱、伤口痛等，并及时辅以零毒抑瘤之类针对癌症的措施，以尽可能减少手术造成的癌细胞血行播散或种植等。

一旦术后恢复较好，中医学的抑癌治疗即应尽早开始。

对一些无须选择放化疗的患者，手术后应尽快实施中医药系统治疗。对他们来说，重用零毒抑瘤是万全之策；既免放化疗之苦，又能有效抑杀残存癌细胞，且体质可很快恢复正常。

至于一些对化疗较敏感的癌肿，如恶性淋巴瘤、小细胞肺癌、多发性骨髓瘤、绒毛膜上皮癌、睾丸癌、卵巢癌、白血病等，当以化疗为主。化疗时中医配合，即"大化疗小中医"。

少数对放射线敏感的癌细胞，放疗是首选疗法。其中鼻咽癌是唯一已知对放射线中度以上敏感的癌种，对其他如声带癌、舌癌、皮肤癌等也有较好疗效。

放疗的副作用很大。因此，需尽早配合中医药，且需长期使用。如此，不仅可以有效减少转移复发率，而且还可很大程度修复残损了的功能。

（2）中西医协同：许多癌症治疗，很难说中西医学谁主谁次，要中西医学的紧密协同，才能取得良效。

原发性肝癌、胆管癌、胰腺癌等就是典型例子。它们均是常见的高发癌瘤，恶性程度高。如原发性肝癌，通常存在着肝结节性或弥漫性硬化。常一边治疗，一边生成新病灶，或肝内出现转移灶。西医学常规治疗以手术、介入为主。手术有选择性，理论上说介入可多次重复，但介入本身又加重了肝损伤及硬化，促使新灶不停复发，由此形成一个恶性"怪圈"。这就要中西医"王道"与"霸道"的有机协调。我们的经验是：出现明显病灶时，以介入、射频、伽马刀等创伤性治疗为主；平素则以中医零毒抑瘤为主，抑杀可能的小病灶，保肝柔肝，努力逆转肝炎所致的肝硬化，改善肝质地，修复肝功能，争取从根本上杜绝新病灶出现。

有些肿瘤则可先行手术切除或放疗，但后续治疗对化疗并不敏感，如胆管癌、胰腺癌等。此时，可先以西医方法攻其癌瘤，随后以中医药零毒抑瘤等法善其后，控制其进展，防范转移复发。

此外，如肾癌、软组织肉瘤等，早中期均可手术切除，但仍有复发转移之高度可能。后继的"清道夫"工作，合理中医治疗，胜任其责，绰绰有余。

这类做法还适用于对放疗有一定敏感性的鼻咽癌、脑瘤等，这些肿瘤对化疗不敏感，但有复发的高度可能，中医药零毒抑瘤善其后，常十分有效。

（3）"大中医小化疗"：这是一位资深化疗专家与我们合作治疗非霍奇金淋巴瘤时归纳的。对诸如卵巢癌、非霍奇金淋巴瘤、小细胞肺癌等较为有效。这些癌症有一定特点：早期对化疗较为敏感，一用化疗药，癌肿就有所控制；但又比较活跃，化疗间歇期癌肿即见增大；后期则对化疗不敏感。循常规治疗，结局只能是死于化疗。这也是该类患者高死亡率的缘由之一。

实践中，我们归纳出这类患者的治疗可分成两阶段：前阶段以化疗为主，辨证汤方及零毒抑瘤配合；等几次化疗后，癌症相对稳定时，转为中医药为主，零毒抑瘤为重点，逐步延长化疗间隔期，以致减少化疗次数，或在一般情况下不用化疗，仅作为备用手段。

运用此思路，我们已在不少 CA125 反复波动的卵巢癌患者、已无法化疗却淋巴结肿大继续见长的非霍奇金淋巴瘤患者和小细胞肺癌患者中取得成功。其中，有些患者已良好地生活了十几年，甚至二十多年。

（4）中医为主：下列情况下以中医药治疗为主，大多能取得良好疗效。

1）西医学并无特殊疗效癌肿：如胰腺癌、无法放疗手术的垂体微腺瘤/胶质瘤患者，不愿放疗的前列腺癌、多发性骨髓瘤、神经内分泌癌等的患者，都有许多以中医药治疗成功生存至今的实例。

2）老年肿瘤：老年肿瘤患者的治疗观念应更新，中医药为主，不用或少用西医创伤性疗法，也许是符合他们长期生存的、利益最大化的最佳措施。

3）晚期肿瘤患者的姑息性治疗：以中医药为主，至少可一定程度缓解症状，提高生存质量，延长有质量的生存期。

4）拒绝创伤性西医治疗者：临床上这类患者并非少数。有时从人文关爱角度出发，阐明利弊得失后，我们尊重患者的自我选择，积极地以中医疗法为主，很多患者取得较好疗效。这表明：只要信念坚定，配合积极，措施得当，中医药独当一面治疗癌症，并非天方夜谭。

试举一案例说明肿瘤临床中西医协同治疗的重要意义。

2003 年夏末，笔者接诊 1 例原发性肝癌患者，男性，39 岁，巨大型肝癌，肿块大小为 16 cm × 15 cm × 12 cm，伴弥漫性肝硬化，门静脉癌栓，肝功能很差，轻度腹水，眠食俱差。患者求生欲望强烈，已无手术及介入指征。在患者的一再恳求下，外院医生试行介入，旋即腹痛甚，并出现黄疸，只能作罢。找到笔者，针对当时现状，无法用攻伐类中医药治疗，仍以调整为先，以辨证内服汤方加外治法，先解决黄疸、腹水、肝功能和睡眠、饮食等问题，并以零毒抑瘤制剂针对肝癌肿块作出治疗。本以为是姑息性的，一个半月后，患者生存质量与肝功能大为改善。10 个月后，当地 B 超检查显示肝部占位为 5 cm × 6 cm。再到原介入医院复查，同为 5 cm × 6 cm。主治医生建议可用手术切除病灶。因为通过 10 个月的中药纠治，已有了姑息性手术的明确指征。患者征询笔者意见，笔者坚决主张接受手术，切除时肿块仅 4 cm × 5 cm，且整个肝的质地也比原先根据 CT 检查预料的要好。手术结束后，主治医生继续建议用 1~2 次介入，患者进一步询问笔者的意见，笔者亦完全赞同。做了 2 次介入，并一直在坚持中医治疗，现患者已健康地活了 20 多年，除门静脉癌栓有所顾虑外，其余都已正常。这是比较典型的中西医协同治疗，有效地延长了极晚期患者生存期的范例之一。

"追穷寇"与"踩点刹车"

"宜将剩勇追穷寇"，这是毛泽东主席的名句，也是治癌过程中许多人奉为圭臬的"信条"。通常情况下，笔者却不以为然，认为也许没有这个必要。高速公路上行车，速度太快，刹车一脚踩到底，有时会人仰车翻的；而松去油门（减少对癌肿刺激），踩点刹车，让车速平稳慢下来，或是最为妥当的策略。尤其是当"敌情"（癌情）并不十分明朗时，"追穷寇"会弊大于利的。

黄某与倪某差不多同一时期（1998 年底）确诊为浸润性乳腺癌，病理分期亦同，均无淋巴转移，且都需内分泌治疗，几乎差不多同一时间接受笔者中医药治疗。两人是一个病区的，住院时相互认识，成了好病友。不同的是黄某特别谨慎，说没主见，有时又很有主见；说有主见，又不像。当时该医院主治医生主张她俩都做 6 次化疗，笔者建议 4 次即可，这后几次化疗更多的是种安慰。倪某虽心有点虚，但应允了。黄某初答应了，后又怕，做了 6 次。做完 6 次后，该医生说："您全身情况不错，宜乘胜追击，再做 2 次吧。"她虽心里犯嘀咕，怕化疗反应，可"追穷寇"彻底杀灭之说能听进去，故又做了 2 次。来年，例行检查，两人所有各项都正常。医生又说，保险点，防范防范，再做 2 次吧。倪某拒绝了。黄某虽畏惧，可最后也接受了。先后 3 次，她一共化疗了 12 次。化疗前后，都停用中医药数月。本以为她比倪某要保险得多，然第六个年头，出现了二次癌，又接着化疗……一年后，伤口皮肤旁出现小结节，局部复发了。她孤注一掷，不断"追穷寇"的恶果，却是不断出现新问题；2005 年时居然就离世了。而倪某现在（2024 年）

还活得滋润得很。倪某不时会来我处复诊，聊起当年纠结之事，包括黄某的结局，感慨良多。她虽早先同样恐惧，却活过了 25 年，足可聊以自慰了！

在笔者看来，不借中医药来调整/解决利于癌症滋生、繁殖的内环境/微环境，只想凭化疗等对抗性疗法把癌细胞杀光，就像仅凭借"战争来镇压内乱"一样，结局只会是越来越乱，终致难以收拾。最后必定是赢了每一次战役，却输掉了整场战争。

"追穷寇"与"踩点刹车"之间，须保持某种张力，这不仅体现在乳腺癌治疗中，也体现在几乎所有的肿瘤治疗中。

"追穷寇"与"踩点刹车"也体现在使用某些有毒性的中药上。有时，为了控制病情，我们也会适当用些诸如山慈菇、山豆根、黄药子之类有毒性的中药。然而，经验促使我们掌握一个原则，见好就收，不可一味坚持"追穷寇"。否则，长此以往，也会得不偿失的。

老年人用药应"以一当十"

年龄不同，用药应有所不同，特别是药物剂量等，中医学称作"因人（年龄）制宜"治则。现代肿瘤学在运用化疗药时也有类似见解，但后者更注重的是体重、表面积等。常根据体重和表面积来换算剂量，这是正确的、很有价值的，同时我们认为还应适当兼顾年龄因素。

清代名医吴又可《温疫论》中专列"老少异治论"，认为老年、壮年、少年用药有异。"凡年高之人，最忌剥削。设投承气［指攻伐汤药大承气汤］，以一当十；设用参术［补药］，十不抵一。盖老年荣卫枯涩，几微之元气易耗而难复也。不比少年气血生机甚捷，其气勃然，但得邪气一除，正气随复，故老年慎泻，少年慎补。何况误用也？亦有年高禀厚，年少赋薄者，又当从权，勿以常论。"再清楚不过地提示用药需因对象的年龄、体质不同而异。

这是非常有见地的，我们视为临床重要原则，用以指导对老年癌症患者的治疗。

这首先体现在对老年患者化疗或介入等疗法选择及使用上，能不用尽可能不用，能迟用尽可能不早用；即便用，也主张小剂量为好；能不用全身化疗的尽可能不用，或改用口服试试。因为化疗对老年癌症患者，意义不同于中壮年；老年人不应以杀癌为主要目标，而应以控制发展，改善症状，提高其生存质量，延长其有质量的生存时间为目标。

不仅化疗药如此，其他有副作用的药物同样如此。如对于癌性疼痛，笔者临床常不主张首先用吗啡类，而得心应手于运用中医外敷药或诸如"吲哚美辛"之类，且不太主张口服（恐对胃肠影响），而鼓励用肛门栓剂。肛门栓剂不主张用整粒栓，老年人大多只主张用 1/4 粒到 1/3 粒，通常即能有效。有效前提下，尽可能摸索小剂量，以便可较长时间使用。

中药亦然，有一定毒性的中药，如山豆根、黄药子等，对肝癌、胰腺癌和肺癌等效果可以，但老年人就不宜选用或常用了。即使需要用，也应严格掌控剂量，且不会连续用 1~2 个月，以免造成伤害，因为"凡年高之人，最忌剥削"。

《癌症疗愈录》（一）中记载的南通李老伯晚期前列腺癌全身骨转移案的康复过程，可以说是贯彻本节精神之范例。

2003 年初春，72 岁的南通高级工程师李某，因小便困难，被诊断为前列腺肿大，劝说下做了手术，术后确诊为恶性前列腺癌，进行了系统的西医正规治疗，用着比卡鲁胺和戈舍瑞林等。然后 3 个月后出现浑身骨头酸痛。马上转入当地最好的医院，ECT（俗称骨扫描）发现全身骨转移，涉及胸椎、腰椎、骨盆等多处，且均伴发疼痛；前列腺特异性抗原（PSA）指标奇高，达数百。医生直言：前列腺癌晚期伴全身转移，危在旦夕。患者则因疼痛剧烈，难受且恐惧，彻夜难眠。短短 1 个月体重从 152 斤（76 kg）骤然降至 130 斤（65 kg）。全家焦虑万分，紧急总动员，多方咨询，西医唯一的方法是可试试化疗，并告知效果不佳（当时，许多新药尚未问世）。在南通癌友俱乐部推荐下，7 月 23 日，患者家属冒着酷暑，开车载着他并带上轮椅来上海找我求诊。当时患者无法直立，疼痛异常。检查完毕后笔者告知患者："通常，前列腺癌恶性程度一般，已有数百例类似的患者诊治后康复了……配合治疗，不必过度焦虑与担心。"并给出些建议：①继续用内分泌药；②加用保骨针；③配合中医药综合调治；④改变饮食结构，严格控制牛羊肉及奶制品等摄入；⑤适度活动，忌剧烈运动；⑥需穿软底鞋……化疗及同位素（核素）等创伤性治疗暂不考虑。患者如获至宝，兴冲冲返回。一个半月后病情症状缓解，骨痛减轻，状态有了明显改善。半年后基本正常。随后，骨扫描盆骨、肋骨、关节等的浓聚也逐年淡化，提示骨转移有改善；PSA 指标则从原先数百缓慢逐渐下降，3～5 年后完全正常。2009年小于 0.02；2011 年为 0.01。骨头上的浓聚灶后来完全消失了。2024年底，鲐背之年（95 岁）的李老，还不时打电话给我的助手，聊聊天。可以说，他就是贯彻老年人用药，当稳中再稳、切忌孟浪、戒伐太过而康复的典型。当时，他的确可试试化疗，一则考虑效果不好（凡分泌腺癌，不管前列腺癌还是甲状腺癌，化疗效果均差），二则身体不堪承受，只要一两次化疗，肯定"趴下"。更何况，他患的多发性骨转移，化疗效果更差。当然也可用诸如同位素锶 –89 等治疗，副作用也很大。我当时技巧性地建议暂缓，先不考虑。先中医药试用，观察观察。复诊后不行再用也无妨。但原先用的内分泌药等可继续用。尽管先前效果并不好，与中医药协同，也许会增效，体现出疗效来。如仍无效，再换药也来得及。即使用中医药，也需谨慎，中药中有许多有一定保骨功效的品种，如乳香、没药、羌活、独活等，但由于易伤胃伤肝，小剂量无效，剂量一大老年人吃了肯定不舒服，故我们更多地选择徐长卿、骨碎补、补骨脂等温和之品，且着重强调生活方式等的调整。22 年过去了，鲐背老人至今还记得当时的叮嘱。

可见，老年人用药宜温和点，攻伐类药物当"以一当十"，但强调持之以恒，同样可以获得颇佳效果。

治癌：应男女有别

1997 年，笔者指导硕士研究生小杜做毕业论文课题，与癌症有关的生存调查，结果从表面上来看，癌症患者中女性生存质量、生存情况比男性明显要差得多。笔者曾考问小杜，这如何解释？她说这表明女性患癌症比男性严重些。笔者说："错了！这里面有着复杂的社会文化因素，绝非像你解释的这么简单！"

长期观察使我们注意到同是患癌症，就总体而言，男女的应对方法不尽相同。从临床陈述来看，女性患者往往会滔滔不绝地诉说很多症状和体征，很多主诉有明显过分渲染的色彩，为的是引起医生高度重视，以期能给予特别关注。男性则大都不然，他们的陈述少得多。笔者常见这种情况：问一个男性肺癌患者，有咳嗽吗？回答"没有"，旁边妻子推推他："还说没有，昨天吃饭时咳得那么厉害！""噢，有时有点。""有胸痛、胸闷吗？""没有！""还没有啊，昨天临睡前还说胸闷得很。""噢，有点。"关于男女肿瘤患者临床陈述的这一鲜明差异，笔者在 1995 年撰写的《中医性别差异病理学》（上海科学普及出版社，1995）专著中，已做深入分析，认为和我们主流文化对男女社会角色的不同期盼有关。

指出这些差异，为的是强调作为慢性病的癌症，治疗时还应考虑男女性别差异，并针对这种差异，治疗上作某些必要微调。这些微调涉及很多方面，在此只作一简单枚举。

女性患者，特别是初诊者，常需多加些调整情绪、疏肝解郁之药，或佐用些抗抑郁药。

对女性患者的主诉，应客观分析，其潜意识中常带有渲染成分，故应学会甄别。

问诊时也应注意不可漫无目的，否则，根本无法下手治疗。

对女性患者，特别是疑虑倾向明显者，判断病情或告知病情时，务必谨慎，最好有三分说一分，多用正面肯定口吻，少用模棱两可的疑似性语言；千万别根据医学逻辑分析，如"你的骨痛，很可能就是骨转移"，就这么一句话，即可加重病情，后果严重。

……

对于男性，症状一定要问细，男性易忽略自己身体的感受，并习惯于轻描淡写地陈述，潜意识里体现自己大男子主义的"无所谓"和"英雄气概"，故要根据医学逻辑，寻根刨底，千万别轻信男性对自己症状的轻描淡写。

男性生了癌症，许多人生活上还是不注意，喜欢随心所欲。故临床务必常常反复叮嘱，促使其改变不良生活习惯。

男人比较自主、独立、散漫，症状稍一缓解，很多人吃药治疗就不认真；不像女性那样依从性强。故此时必须认真叮嘱，且可要求家属配合。

男性生病后，妻子一般比男人更急，常会管这管那。这时，医生要适当指导，既要告诉男性：妻子唠叨是为了他好；也要劝导妻子，少作无谓唠叨，要多学会有效沟通与管理。

作为一个不言自明之秘，约束男性治疗与生活方式的最好角色其实是其女儿。我们常会通过女儿来指导男性患者认真接受治疗，改变其生活方式。

有所顺应，适可即止

有时，疾病常会和人们开玩笑，你越是想解决某问题（如控制某指标、提升血常规），但越努力，离目标越远。最后，不知路在何方。

临床中笔者常遇这类情况，试以康姓中年妇女为例。她是卵巢癌患者，已化疗 7 次，CA125 指标仍高，按西医专家观点必须再次化疗。但她从第 4 次化疗起，即因白细胞指数减低加用升白剂；这次化疗后第 4 天，白细胞仅 0.8×10^9/L，只能用升白剂。但升白剂只维持 2~3 天正常水平，随即下降。用了 3 针升白剂，白细胞只有 1.5×10^9/L，再也上不去了。且不说用升白剂后全身骨头酸痛，且化疗也不能做，真不知"路在何方"！情绪极其低落。

其实，任何事物都有其内在规律。白细胞的升与降，造血与代谢，也有其自然规律。遵循规律是科学工作者的基本行为准则。这在中医学可称为"守道（'道'即规律）"，也可诠释为"无为而治"。细胞的生长代谢，有其固有周期，如红细胞半衰期约120天，不同的白细胞不完全一样，短则数小时，长则几天。白细胞的制造是一个环环相扣的复杂过程。正常情况下，一旦外周血液中白细胞不足，很快可从骨髓中释放出来，加以补充。但反复化疗，再加上反复升白剂刺激骨髓释放贮存着的幼稚白细胞，必然导致造血不及，后备枯竭，甚至因此出现严重造血功能障碍或衰竭。这位患者就出现了进退维谷的窘境。怎么办？再频繁用升白剂，只能事与愿违；就像双方交战，战斗中兵源损失厉害；18岁男丁征完了，只能征14岁的；14岁的再征完了，只能征12岁的；而12岁的孩子上战场又有何用？其实，频繁用升白剂后，外周血中的白细胞很多属于"战斗力不强"的晚幼细胞；赶孩子上战场了，再接下来呢？12岁的征募完了，只能征用更年幼的充数了……要想恢复18岁以上男丁充足，至少需要若干年！

这里，明显折射出两种指导观念的不同。西医学认为：指标偏离正常就是问题，就须采取措施，纠治指标，而不管其代价有多大。这就陷入了上述剜肉补疮之窘境。中医学认为：人最重要！凡事皆有规律。顺其规律，才是治病之本，才是大道。像这种情况，只能换一种思路，以温和的中医药调整为主，促使造血功能一步步地有所恢复，耐心地等待时日，方能取效。故当时笔者就嘱康女士先出院，好生静养。做好相应防疫防感染工作，坚持中医药治疗。特别是有些中药提取物可温和且有效地促进自身造血升白功能；膳食再作些调整，半个月后再检查。半个月后，她的白细胞能维持在（2.5～2.8）×10^9/L。又半个月后，上升到$3.0×10^9$/L。约3个月后，重新稳定在（4.0～5.0）×10^9/L。此时，补做了2次化疗，白细胞也基本稳定，CA125也已正常。持续至今，已8年有余。回忆起当年那段时间，康女士还心有余悸地说：当时真不知道路在何方？！只知眼前漆黑一片，怎么做都是死路一条……

很多情况下，不肆意妄为，顺其自然，也许不失为上上策。即便是采取措施，也可用温和的方式。或许起效稍慢一些，但综合疗效可能最好。顺其自然，让其有时间自我恢复，或佐以中药促进一下，比不断地拔苗助长，强行刺激，效果要好得多，且疗效长远，因为它顺应了白细胞代谢的自然规律。

"无为而无不为"，这些古老的中华智慧，在今天癌症防治中依然熠熠生辉。

干扰自然进程，只能是帮倒忙

原卫生部部长陈竺是研究白血病的，他在给英国血癌专家格里夫斯《癌症：进化的遗产》中文译著写序时分析说："只要有进化，就会有癌症。""恶性转移性癌肿的每一步都是自然选择带来的压力作用的结果！""为什么癌症治疗会失败？这是因为癌症治疗这把双刃剑在杀死部分癌细胞的同时，也会带来进一步的选择压力，促使新的突变的发生，在某种程度上'协助'了癌细胞的发展。"故陈竺部长强调：人为的、违背自然进程的过度干预，往往只会帮倒忙。

鉴于此，陈竺部长提出：对于癌的"治疗策略应尽量减少癌细胞积累新突变的可能"，"此外，改善人体内环境稳定，特别是增强对异常细胞监管的免疫系统能力，以及遏制自然环境致癌因素或某些遗传因素所加剧的细胞'进化失控'，则必然有利于癌症的预防"[24]。

其实，这既解释了上述康女士升白细胞的悖论，同样也揭示了今天癌治疗尴尬的深层次缘由。一味地"三斧头"般的杀戮，结果只会是进一步增加癌细胞的选择压力，促使新的突变发生，"协助"了癌细胞的

24　格里夫斯.癌症：进化的遗产［M］.闻朝君，译.上海：上海科学技术出版社，2010.

发展。这同样折射出适可而止，"无为而无不为"的中华智慧。

适度治疗：聪明人的最佳选择

国际肿瘤治疗界早已关注到如何避免癌症过度治疗（也包括过度诊断等）问题。所谓过度治疗，包括手术的根治范围越做越大，化疗剂量、药物和次数不断增加，放射野和剂量的扩大，包括许多新药物（靶向药、免疫治疗）的叠加运用，及无谓的各种创伤性治疗等；也包括大剂量有毒中草药滥用及长期运用。这类过度治疗，不管有意无意，既迎合了患者彻底根治之企盼，也迎合了某些利益集团背后潜藏着的利益诉求；其恶果是一样的。统计表明：在中国，临床有 60%～70% 的患者，曾受累于各种过度治疗；近三成死亡者的直接或间接死因归于过度治疗。最令人发指的是，9%～10% 的晚期患者，濒临死亡前的半个月还在做化疗！

实践证明：大剂量化疗与适度化疗相比，肺癌患者的 5 年生存率不仅没提高，反而大幅度下降，乳腺癌和胃癌也类似。故早在 2003 年美国第 26 届国际乳腺癌大会上便明确提出：乳腺癌的手术应从过去强调"最大耐受性治疗"（即尽可能扩大根治术），转变为强调"最小有效性手术"（即有效前提下尽可能缩小创伤）；化疗则应从原先单纯追求大剂量、多次数，转变为要"最适当（的小）剂量"和最优化的程序；放疗则要从传统的包括区域淋巴结的大野照射，转向有选择地使用（不千篇一律滥用），用时应强调目标性。穆克吉的《众病之王：癌症传》[25] 中，最后也总结出美国的肿瘤诊疗，进入 21 世纪以后所出现的这一明显的趋向性变迁！

笔者遇到国内外（包括欧美等国）不少求助者，乳腺癌、肝癌、肠癌等都有，有的已"山重水复疑无路"，但换一换思路，又柳暗花明。

---

25 悉达多·穆克吉.众病之王：癌症传［M］.李虎，译.北京：中信出版社，2013.

如现定居于温州五马街的林老师，1994年（50多岁）患乳腺癌，术后3年双肺转移；当地化疗没控制住，无奈，1998年专程搬来上海居住且治疗，几次化疗后打趴了；只能借中医药找出路，在笔者处诊疗。在中医药加持下，补了几次化疗。世纪之交前后便完全控制住。2003年起，两肺病灶阴影逐步吸收，2008年后便完全吸收，现已看不见肺部阴影。2012年回温州后还不时微信相互问候，优哉游哉整整30年了。

《癌症疗愈录》（一）中第一、第二个案例都是确诊了的晚期胰腺癌患者，他们的康复体现了"适度治疗"的突出意义及价值。

案例1　甘先生，北方某省城纪委干部，因持续消瘦、腰不舒服，2014年春节后被确诊为胰腺癌，巨大型的。当地省肿瘤医院医生说已没法手术，没治疗价值了，放化疗也不敏感。旋即去北京著名的大医院，多家医生回答雷同。其儿子进一步追问："我爸还能活多久？"答："3～6个月。"多位医生的回答都一样。无奈中，甘先生借助多重关系，2014年4月到上海找到笔者。笔者分析了他的所有资料，说："老甘啊，你还有一拼，源头就在胰尾。"建议他先用上中药，再做进一步检查。正电子发射体层成像（PET）示癌细胞广泛侵犯，已累及脾和肠，便建议他找上海某医院先行姑息手术。手术中助手对甘先生说："老甘，你手术难度不是特别大，位置在胰体尾。但因粘连的东西太多，所以有危险。保证你不会死在手术台上，但能不能活着出去，我们也没底儿，因为你太瘦了。"手术做了9小时，算是比较顺利。术后病理是与苹果创始人乔布斯一样类型的神经内分泌癌，但属低分化，高度恶性，脉管内癌栓。好在13个淋巴结没转移。出院后所有医生都要求他化疗。他问："需化疗几次？"医生回答："先化两年再说。"他犹豫了，自己查阅了国外的资料，对化疗的看法都是负面的。又托人问广州、北京的权威，告知能否活着不好说，化疗肯定很快就"完"了。复诊时笔者也对化疗持异议，认为对他来说，化疗不敏感，不宜用。仍建议先中医药调控，同时严密观察。他遂断然决定婉拒化疗。术后直到今天，他自己说："11年过去了，西医的化疗、放疗、靶向、免疫……一个都没用，除了用胰酶补充剂和抑酸药之外，算是彻底告别西医。"不久前在《癌症疗愈录》（一）中，他赋诗一首《术后康复方略》：

心身兼修，调神为先；医患相得，自救为主；
中西结合，以人为本；攻养并济，以养为基；
动静相宜，张弛有度；药借功威，功借药力；
釜底抽薪，化解病机；激发潜能，正气来复。
博观约取，从善如流，知行合一，持之以恒。
道法自然，因势利导，知己知彼，奇正用兵。
战胜自我，救助他人，剑胆琴心，吟啸徐行。
艰难困苦，玉汝于成，古稀击掌，耄耋重逢。

案例2　谢某，江苏靖江某乡镇书记，上腹部胀痛难受，各种疗法不见好转。后又出现连续腹泻，体重骤减20斤（10 kg）。CT发现胰管扩张，胰头部有隆起物，诊断为胰腺导管内乳头状肿瘤。2007年春节前在上海长海医院做内镜逆行胰胆管造影检查，确诊为胰腺癌。主任医生对谢先生说："你的病情很复杂，胰管内布满了一粒粒芝麻大小的肿瘤，显微镜下可见小乳头状。这种病必须手术，如果不手术最多只能活两年。"又补充道："胰腺手术是外科手术中最大的手术，根据你的病情胰腺要全切，但术后生活质量极差，只能靠药物维持消化功能。"患者了解到国内胰腺癌术后5年存活率仅5%～7%。这下子纠结了：不动手术吧，最多活两年；动手术吧，又不能吃喝，活着有啥意思？见谢先生十分纠结，医生说："快过年了，医生护士都归心似箭，还是暂时别做了吧，年后再说。你要做手术的话，床位给你留着。"于是，腊月二十出院。过年后，正好听了笔者的"癌症只是慢性病"演讲，找到笔者，笔者仔细研究了他的病情，告诉他说："这种病并不可怕……为你采取'三管齐下'的疗法：一是服汤药，二是腹部用外敷药，三是吃丸药。会见奇效的！"一个多月后，谢先生逐渐感到腹部舒服多了，胃口也好起来了。半年后复查提示，病情有改善，局部乳头状颗粒有所消解。随即调整了治疗方案，减去外敷药。一年后，让他不用再吃汤剂，改服用专方制成的药丸。经过一年多治疗，病情已稳定，身体已无不适，虽磁共振复查仍显示胰管扩张，但原先不适感通通没有了。谢先生总结说："经过何教授多年中医治疗，我像正常人一样生活着，能吃能睡，身体很棒。""回顾16年来走过的治疗历程，庆幸自己选择了走中医治疗这条路，没有动手术"。"如果胰腺全切了，说不定早已离开人世"。他并表示"何教授'与癌共存、活着就是硬道理'的理念目前已深深植入我心中。每天快快乐乐地生活、健健康康地活着，享受生活，争取做个长寿老人"。

甘、谢两位先生均属胰腺癌晚期，尽管病理类型不一，但都能潇洒地走出绝境，健康地活着，皆因理性而善于智慧地选择，贯彻了"适度治疗"的原则。

可推崇模式：
零毒抑瘤加辨证治疗

零毒抑瘤，调整免疫，抑制化学性肝损伤

辨证汤方，调理脾胃，调节神经内分泌，提高睡眠质量

外治通利之法，缓解疼痛，消解腹水

40 多年中医肿瘤治疗的临床实践中，我们摸索出了零毒抑瘤加汤方辨证治疗的模式，就 50 000 余例癌症经验来说，这一模式可说是中医治癌的最佳模式。

其中，所谓"零毒抑瘤"，是针对癌症这类"病"的治疗，用的是我们成功研制的制剂，主要有三大功效：抑制肿瘤发展，调整免疫，防范化学性肝损伤。数万例患者临床事实表明：用到一定剂量（通常每天 12 g 以上）且持续超过 3 个月，其疗效常能较鲜明地体现出来。而其抑制肿瘤的主要机制是诱导癌细胞分化和诱导其凋亡。笔者从 20 世纪 90 年代初带研究生，前后培养了 60 多位，其中不少从事相关的深入研究，得出不少有价值的结论，从侧面提示此思路可行，有其客观依据。

已有研究确认，癌症是典型的复杂性病变，受多基因、多因素、多环节调控，仅依据单一作用靶点难达良效。中医药往往是多成分和多靶点协调，加上埃克信等中药制剂本即小复方，故常能发挥良好的整体调

控作用，且很少毒副效应 [26-27]。

现代药理研究揭示，作为零毒抑瘤主体的"埃克信"制剂，主要活性成分是三萜类化合物和灵芝多糖，两者配伍，形成"扶正祛邪"的物质基础。其中"扶正"主要活性成分是灵芝多糖，它可激发免疫活性，提高免疫力和增强免疫应答，即提升患者之"抗癌力"；而"祛邪"的主要成分是三萜类化合物，研究证实它具有抑制癌细胞生长增殖、诱导凋亡、抑制其侵袭转移和抗耐药等多重功效，起到直接抑杀肝癌细胞等效果 [28]。且作为传统治肝病常用药，灵芝本即有"保肝护肝"的良好特效，对肝硬化、肝炎、肝纤维化等均有纠治效果 [29]。

原本攻读笔者博士、现任职于海军军医大学的赵若琳副教授读博士时深入研究，提示埃克信的组方含提取的灵芝类成分（共计 12 种三萜类化合物、3 种灵芝多糖），可部分解释其有抑制癌细胞生长、提高免疫力、延长生存期、改善生存质量等明确作用 [30-33]。网络药理学研究则提示该组方对 Hepa1–6/C57 BL/6 荷瘤小鼠肝癌具有显著的抑制作用，且无肝、肾毒性。与化疗药相比，该组方不仅无骨髓/胸腺抑制等负面效

26　LIU C，YANG S，WANG K，et al. Alkaloids from Traditional Chinese Medicine against hepatocellular carcinoma［J］. Biomed Pharmacother，2019，120：109543.

27　LI J J，LIANG Q，SUN G C.Traditional Chinese Medicine for prevention and treatment of hepatocellular carcinoma：a focus on epithelial-mesenchymal transition［J］. J Integr Med，2021，19（6）：469–477.

28　GILL B S，SHARMA P，KUMAR R，et al. Misconstrued versatility of Ganoderma lucidum：a key player in multi-targeted cellular signaling［J］. Tumour biology，2016，37（3）：2789–2804.

29　PAN K，JIANG Q，LIU G，et al. Optimization extraction of Ganoderma lucidum polysaccharides and its immunity and antioxidant activities［J］. Int J Biol Macromol，2013，55：301–306.

30　ZHAO R L，HE Y M. Network pharmacology analysis of the anti-cancer pharmacological mechanisms of Ganoderma lucidum extract with experimental support using Hepa1-6-bearing C57 BL/6 mice［J］. J Ethnopharmacol，2018，210：287–295.

31　赵若琳，郭盈盈，阮益亨，等. 中医为主治疗胰腺癌的疗效评价［J］.中华中医药杂志，2017，32（3）：1313–1316.

32　曹海涛. 以扶正为主的调整治疗对胰腺癌生存质量的影响及机理探讨［D］.上海：上海中医药大学，2006.

33　朱秋媛. 中医王道思想指导下的综合治疗对胰腺癌患者生存质量和生存期的影响研究［D］.上海：上海中医药大学，2012.

应；还可改善骨髓和胸腺细胞周期阻滞，提高荷瘤鼠的免疫力，显著提高 NK 细胞和 CD3$^+$T 细胞、CD4$^+$/CD8$^+$T 细胞比例，并增加细胞因子 IFN-γ、IL-1、IL-4、IL-6、IL-9、IL-12、RANTES 和 TNF-α 的释放。且其具有调控 PI3K/AKT 信号通路及其下游 MAPK，并诱导 HCC 凋亡等的效用，部分地解释了"祛邪抗癌"的复杂机制。这些都是解开难治性癌症的、有匹配作用的"钥匙"。所以，这也可以解释埃克信用于癌症辅助治疗，为什么长达 30 年仍很受欢迎。

至于辨证的汤方治疗，则是针对症状、体质、证型改善等而言的。重点是尽快缓解患者不适，提高生存质量，尽可能协助改善机体内环境/微环境，调节"神经-内分泌-免疫"网络功能状态等；就是前面所说的兼及"土壤改善"之功。

此外，根据需要，还常可佐用多种非内服疗法，统称为"外治法"。意在改善症状（如疼痛），消解病理结果（胸腔积液、腹水、粘连等），防范可能出现的问题（如肠梗阻、阻塞性黄疸、癃闭等），目的在于改善及防范恶性症状等。

上述模式可归纳为辨病（零毒抑瘤）、辨证与对症的"三位一体"治疗，且兼顾了"先安未受邪之地"原则，我们认定这是中医治癌的"理想模式"。

平民之生与帕瓦罗蒂之死

中央电视台第 10 套《科技之光》（2004 年 7 月）曾报道过笔者的一个案例。

徐某原是上海环境学校的职工，现已退休。1999 年底，体检时 B 超发现胰腺有占位，即去医院进一步做 CT、磁共振检查，证实是胰腺癌。最初，家人不敢告诉她，怕她受不了。徐某当初也没太当回事，她不属于敏感的人，另外，当时症状不明显，她有多年胆结石和胃窦炎，常中脘和后背隐隐作痛，根本不会联想到胰腺问题，拿她自己的话说，如果不是生了这个病，可能连胰腺是什么东西她一辈子也不会明白。

医生告诉她丈夫：这种病非常凶险，没有多少日子了。其家庭关系网迅速启动，他们认识中山医院的一位教授，迅速入院治疗。和家属谈话时，主任医师问他们愿不愿意手术，话说得很明白，手术是"搏一记"，胜算难料。丈夫早已六神无主，完全把决定权交给了医生。医生告诉他：这是台很大的手术，根据影像学资料，可能要切除肝、胃的一部分，胆囊要完全拿掉。2000年1月3日早晨8点，手术开始，爱人蹲守在手术室外，默默祈祷妻子能安然度过。他知道是大手术，也做好了持久战准备，带了水和点心。可不到10点，主刀医生出来了，他意识到手术可能出麻烦了。果不其然，主刀医生告诉他，手术无法进行，他们打开腹腔后发现肿块直径有6 cm，被大大小小的动脉血管包裹得严严实实，无法分离，稍不留意，就会造成大出血，命丧手术台，只能将打开的腹部又原封不动地缝合了。

丈夫想起了胆结石的事情，因为按计划，手术另外一个目的就是把结石拿掉。主刀医生不耐烦了：现在是还能活几个月的问题，还有空去管她的胆结石？一句话让他哑口无言。主刀医生挥挥手：还是去找中医看看吧，住院没有什么办法了，化疗也没有意义。这无疑宣判了徐某的死刑！

丈夫心有不甘，他平常的一个习惯帮了他的忙。他是一个报迷，喜欢看报。他把家里积存的报纸翻了个遍，正好看到关于笔者的介绍，义无反顾地直奔上海中医药大学，并通过学校老师找到了笔者，开始了中医药的胰腺癌治疗。

开始，徐某是不知情的。服用笔者中药和"零毒抑瘤"制剂2~3个月后，隐隐作痛消失了，她自认为病好了，到了单位，无意中获悉了自己病情，但她已经不恐惧了，因为症状改善了。当时，做了一次CT，病灶也有所缩小，家人也宽心了些。他们的想法是能稳定已谢天谢地。术后半年，徐某做了出院后的第二次CT，肿块进一步缩小。因听说常做CT对身体不好，所以很长一段时间没再做检查，反正吃喝拉撒睡都很好，只是定时到笔者处改方。一晃又到了学校每两年组织的体检，他们专门叮嘱 B 超医生，特别注意胰腺肿块，B 超医生看来看去，看不出有何异常。在场的人都非常惊讶，简直是匪夷所思！家人将信将疑，又去医院复查 CT，报告同样没有发现肿块，标志着她已临床痊愈。

2003 年 7 月，她胆结石发作，常难以忍受，笔者鼓励她做手术。同年 10 月，徐某又去中山医院找给她开刀的主任，这一回非常顺利，胆囊拿掉了，术中主任认真检查了以前的病灶部位，十分惊讶，给出的评语是完全正常，胰腺"非常光洁"。主刀的是胰腺领域的权威，常有人找他做手术，有央视朋友也是胰腺癌，找到他做手术，他介绍了徐某的奇迹。为此，央视科技频道把这段故事搬上了节目。因为这的确是奇迹。

现在，整整 1/4 世纪（25 年）过去了，徐某还常来看望笔者，除了微微显胖一点外，没有任何不适！笔者则早就建议她连中药都无须服用。

笔者的患者中类似的胰腺癌奇迹太多了。《癌症疗愈录》（一）中第一、第二个案例都是胰腺癌晚期，病理都十分明确，且完全不一样，手术都很无望，也都没有化放疗及使用靶向药，一个 10 年，一个 18 年，都活得好好的！

这让人想起男高音歌唱家帕瓦罗蒂（L. Pavarotti）。他于 2007 年 9 月因胰腺癌去世。他的经纪人罗伯逊在声明中说："著名男高音歌唱家帕瓦罗蒂于 6 日凌晨 5 时在他的出生地，意大利的摩德纳家中去世。这位艺术大师与胰腺癌进行了长期的艰苦奋战，但是最终被病魔夺去了生命。按照他的一贯作风，他一直保持着积极的态度，直到病情发展的最后阶段，他不得不屈服。"

但在一年前（2006 年 7 月）罗伯逊在声明中是这样说的："幸运的是，肿瘤在手术中被全部切除，医生对帕瓦罗蒂的身心恢复状况感到振奋。"

2006 年，帕瓦罗蒂的全球告别演出正如火如荼地进行，7 月的一次例行体检，发现胰腺肿块，当时没有症状，按医生的话来说，发现得比较早。当时英国《泰晤士报》援引医学顾问斯图塔福德的话表示："考虑到帕瓦罗蒂能接受手术，他的病情应比大多数患者好。"

术后，帕瓦罗蒂自我感觉不错，自称"在不幸中还算相当幸运"，发誓将重返舞台。他在意大利《新闻报》的访谈中说："我绝对想继续唱，我打算继续巡演，但无法明确具体日期，我得和医生商量，但我想明年可以重新开始。"他出院回到居所后说："我终于回家了，自己的家，终于出院了。怎么说呢？这是一种美妙的感觉。"美联社也援引医生的话说，他逃过劫难的可能性因此而增加。

但没想到的是，仅仅14个月后这位大师就陨落了。而此期间，所有的演出全部取消，根本无法登台演出。就这样，他告别了心爱的舞台和无数的观众。

同样是早期发现，结果相去甚远：一个是世界级名人，有最好的医疗条件；另一个是普通工人，获得的医疗资源相当有限，然而仅仅因为一个采用对抗性西医疗法，一个采用综合的中医疗法，导致平民百姓生存期远远超过名人的奇迹，难道不值得思考吗？

徐某绝非个案。仅在上海，以中医药治疗为主，已有40多位与徐某一样的晚期胰腺癌患者较好地活过了5年！其中，有几位与徐某一样，CT或B超检查肿块已完全消失，而所有这些患者原先都被明确诊断为胰腺癌！其中有一位同时在中国和美国肿瘤治疗中心确诊，半年后复查结果令美国专家目瞪口呆，认为绝无可能，并愿意提供全额费用进行追踪！

作为后话，帕瓦罗蒂之死，震动了意大利。意大利政府启动了专项肿瘤传统医学治疗合作研究项目，资助额度400万欧元。远在米兰行医的笔者当年的学生，第一时间找到笔者，并专程来国内落实，希望中医学对肿瘤治疗优势，同样可泽惠欧洲，条件优越，且可传播中医药。但唯有一条无法接受：每年需在意大利待上3个月的时间，笔者怎么能放弃国内的患者呢！

事实让我重新认识中医

这是一个颇有戏剧性事例，能说明一些问题，故愿与大家分享。

2007年夏天的一个傍晚，门诊接近结束，来了一对40多岁的夫妻，男的一看就是患者，有黄疸。因门诊快结束了，笔者与研究生们气氛宽松，没想到来者先递上一张名片，并说："我姓顾，某省某县人民医院院长兼党委书记，也是该省跨世纪医学人才，已发表论文20多篇；我夫人也是医生，中医学院毕业的，快20年了，但现在改行了。"说话中颇带几分不以为然神态。笔者与学生有点懵了，哪有看病的先如此自我推销的？当下看了病史，看了CT和相关检查。原来他刚刚查出肝癌，靠近肝门处的癌肿有7~8 cm，已无法手术；肝门有阻塞，故出现了黄疸；肝功能及甲胎蛋白（AFP）指标均不正常。已住进上海顶级医院，听同事介绍抽空来看看中医。这时，笔者按常规给了他中医药系统处理方案。但心里明白，此人不会认真遵循医嘱，甚至不会用中药！因为他的整个神态和架势，说明了很多问题。

1周后，仍是这个时间，夫妻俩又出现了。只不过先生的黄疸更甚了，人明显消瘦，精神也大不如前。笔者还有几个患者没看完，他们就在远处坐着，一脸的急切、无奈和沮丧。

原来，顾某住院后进一步检查表明：情况非常不乐观。除支持性治疗外，该医院讨论后认为他已无任何积极治疗指征：介入进不去，全身化疗无价值，手术不可能，肿块太大、太散不适宜用 γ 刀，肝功能又严重损伤，甚至连内插管、装支架排黄疸的可能性都没有。1周来黄疸明显飙升，现只剩下中医药这座"独木桥"了。他也坦陈：这几日他根本没吃笔者开的药，连药都没配。因为一心想借西医治疗，现路全堵死了，只能破釜沉舟靠中医药。他还告诉笔者，之所以会到上海来找笔者（尽管原本充满疑惑），是因为他医院一名护士长、一名药师都是笔者的患者，一个乳腺癌骨转移，一个原发性肝癌。多年治疗，都出现了奇迹，现在活得不错。

鉴此，笔者对顾某实话实说："你只有华山一条路了，但还远未到放弃的绝境！希望积极配合。如回去后，两周内黄疸还上升，那么只能在当地肝穿刺引流了。至于其他治疗，你自己也很清楚，意义不大，若认真运用中医药，相信或许能发生奇迹。"笔者给了他几位类似患者的联系方法，希望能通过与他们沟通，确立康复信念。至于治疗，辨证汤方，加大剂量零毒抑瘤制剂。考虑黄疸较甚，外敷的同时，先用灌肠，希望尽可能借助多途径促使黄疸排出。

4～5个月过去了，已大大超过上海医院原本断定的生存期限，而他那边传来的消息却是挺不错的，笔者自然也心安了！转眼到了年底，笔者应邀去他所在的省城做学术报告，同时会会老病友。那日报告上午8点半开始。笔者8点多走进挤满人群的会场时，第一排竟端正地坐着他们夫妻俩。当时笔者有点惊讶！问为什么这么早来，顾某不好意思地告诉笔者，中医药调整后他总体情况大有好转，黄疸已大幅度下降了，不用穿刺了，指标都有明显改善，人也长胖了，现在想好好学习中医药，故抢了个早。报告完后笔者给老患者诊疗，一直到晚上11点40分。而他就是最后一个，整整15～16小时陪着，其间一直静坐在旁倾听。的确，他的黄疸接近正常了，肝功能好转了，肝内肿块平均缩小了2 cm。中医对如此棘手的晚期肿瘤之佳效，让这位原先看不上中医的院长，第一次折服了："事实让我重新认识了中医！"

古医案的启示

笔者素来对中医各家流派有着浓厚兴趣，尤其是古代一些名家医案、医话。早年，曾醉心于斯，且获益良多。因为笔者始终认为：医学虽从整体上说已成其为一门科学，但临床诊疗很大程度还受制于人们的经验、学识，带有浓厚的技术与技艺色彩。而数千年沉淀的博大精深的中医药学，除有理论认识等丰富内容外，更值得重视的是诊疗经验。特别是疑难杂症纠治经验，对于错综复杂之肿瘤，有时能从古人验案或经验中获取启迪，甚可"柳暗花明"。

笔者曾遇一位棘手的患者，男性，50多岁，胃癌Ⅳ期，无法手术，因大剂量化疗副作用，胃肠功能彻底被摧毁，吃什么吐泻什么；严重脱发，气喘吁吁；且出现感染，抗生素用后又见真菌感染。在病房里，什么针对性措施都无效，只能每天静脉注入营养剂，这又进一步抑制胃肠功能，只见其大肉尽脱，腹却膨隆（肠胀气使然），舌质光红，呈点状腐苔（真菌或营养剂使然），周身骨痛（消瘦及大剂量升白剂使然），低热不退等。显然，此案例非常棘手，此人似属中医所说的"虚损"之极。按常规，可从调补脾胃（消化）功能入手，可难就难在其脾胃消化功能已被摧毁（化疗之故），连正常饮食均无法入口，何谈中医汤剂或药？

苦思良久，笔者记起南宋杭州著名僧医罗知悌一个医案，患者也是恶病质晚期，消化功能极差。又为出家人，本即营养不良。罗师先不予汤剂，先煮浓粥，以粥饮汤引之，因为这最"养胃"（易消化）；几日后，再熬菜粥与之；消化功能逐渐恢复后，予以调理胃肠之汤剂；等消化功能逐渐恢复，才一步步汤药并取，终获痊愈。受此启发，笔者亦依样画瓢，嘱家属先予粥汤，次进菜粥，并逐渐递减静脉输入之营养剂；与此同时，还辅以醒胃健脾之中药外敷，以加快脾胃（消化）功能重建；一俟消化功能逐渐恢复后，以调理胃肠之中药轻剂，不时少量予之。3周后，此人面见红润，脾胃功能已基本正常。此时，佐加清解退虚热之品。2个月后，此君消化功能已基本恢复，除红细胞稍低外，白细胞、血小板已正常，体重也增加6 kg，真菌感染得到了有效控制，后续则以中医药零毒抑瘤为主，一直较健康地存活着，活了很长时间。这个案例给笔者以下3点启示：

（1）古人经验值得充分重视。毕竟，许多生理病理变化古今是相通的，值得借鉴。

（2）许多功能，特别是脾胃（消化）、造血（白细胞、血小板、红细胞）等的恢复是需要循序渐进的过程。有人形象地比喻为"煲"中药。操之过急的拔苗助长式的治疗，如见白细胞低便盲目用升白剂，其结果只会适得其反。揠苗是不会苗壮成长的。

（3）中医治癌要强调"调整为先，零毒为佳，护胃为要"。首先要努力调整患者失衡或失调了的各项功能，如消化功能等。其次，"零毒为佳"不仅仅指抑杀肿瘤，也包括调整各项生理功能，最好均以"零毒"或无毒温和的方式。最后，在整个治疗中，保护好患者脾胃（消化）功能是关键。因为脾胃为后天之本，有胃（消化功能佳）则生，无胃（消化功能衰败）则死。保护消化功能，关键在于顺应消化功能固有规律，且最好以温和方式调整之。

张院长笑了，肝癌复发后靠中医药康复19年

本书第一、第二版中，有"章院长笑了，AFP 正常了"一节。本文接着讲他的故事。

章院长，应是张院长（几年前为了忌讳，用了谐音），是江苏如东某人民医院的副院长，外科老大夫。退休前（2003）确诊为肝细胞肝癌，手术后介入了。后因组建当地癌症康复协会，加上伺候家里老人，持续劳累，2006 年五六月份，甲胎蛋白（AFP）一直往上升，且有明显递增趋势，肝功能指标亦差。最后 AFP 达到 100 多，超过手术前水平了。行医一辈子的他，很清楚这意味着什么！然而，已做过手术介入，肝损伤尚未恢复，惧怕再次创伤性治疗。故他找笔者（我俩本就相识），执意用中医药零毒抑瘤为主。并强调说：不到万不得已，他绝不再用手术、介入和 γ 刀等治疗。后续的临床叙事，在《癌症疗愈录》（一）"大海的孩子"里，有详尽的叙述，可以参阅。

治疗结果如所料，非常有意思。接受治疗 2 ~ 3 个月后，AFP 指标仍有攀升，但涨势趋缓；4 ~ 5 个月后，开始回落，但只是很缓慢地回落。看到 AFP 指标有回落，哪怕只是少量回落，张院长也兴奋异常。然一段时间后又因疲劳，指标下跌速度减缓，甚有反弹。老张自然心中明白，加强了生活调整，到第二年开春后五六月份，回落不明显：这与

中医说法接近，肝主春，肝病旺于春。到了 2007 年 9 月，指标开始大幅度下降，2008 年春节前，AFP 只有 3.8 了，这是他患肝硬化和肝癌几十年来最低值。肝功能全部正常，B 超等影像学检查结果也十分理想。现整整 19 年了，状态甚佳。已属耄耋之年的他，目前还奔波于当地的癌症康复事业。后因慢性阻塞性肺疾病而于 2024 年寻求笔者纠治，也效果良好。至于肝脏，不管是癌症，还是肝硬化、肝质地及功能，均再也没有出现过波动。

此事例中，可悟出三点：①控制及促使肝癌康复，包括改善肝功能和质地，中医药确有显效，不过须假以时日，需一个相对较长的康复时间。②肝癌患者切忌太疲劳，疲劳可促使指标变化，诱使复发。③肝病和肝癌患者春季是"关卡"，也许肝炎病毒易于逢春萌动，也许还有其他因素。

总之，笔者注意到，肝癌春季好复发。要告知患者，这一时期要特别注意。

作为题外话，张院长 AFP 指标完全正常了，且全赖中医药控制，在当地医院引起了不小哄动。据张院长本人述说，医院中医科的一些医生要求分析他的整个治疗过程。外科大夫出身的他，把几十次调方原始记录完整保存。同行们研究后认为：辨证汤方是再常用、再普通不过的，无任何新奇可言；抑瘤保肝的零毒抑瘤制剂是灵芝类提取物，组合一起，何以有效而稳定地控制指标？联系到如东地区类似肝癌及其他癌症患者不下数百人，大都控制得不错，故他们认定，并非偶然。

其实注重中医学优势，了解作为慢性病癌症的特点，温和而稳妥地调整，自然会有持久而稳定的长期效果。

我的目标实现了

心身医学研究表明："放弃 / 被放弃情结"对患者恢复最不利。放弃，是自我主动放弃，没了希望与追求；被放弃，就感觉到自己被家庭/他人/社会所抛弃。两者，都可导致"哀莫大于心死"。

癌症是慢性病，大多需以年为单位的治疗康复经历。多数患者得知生癌后，都会不自觉地产生"放弃/被放弃情结"。经验告诉我们：这过程中要千万注意，不能让患者"哀莫大于心死"的情绪蔓延！一旦出现，要设法及时纠正。可通过不断地帮助他设立目标，确定理想，鼓励他不断地追求，加以纠正。从而使他的心身状态始终维持一定紧张度，以达到较为理想的肿瘤康复目标。

钦某是一名乳腺癌患者，我的同龄人，生性敏感多疑，多愁善感。2001年50岁时确诊，手术后化疗期间找到笔者，当时情绪极差。用钦某自己的话来说："这一辈子真倒霉，什么晦事都遇到了，家里生活刚刚好了些，又生病，中'大奖'了！"其实，她的病情比较简单，乳腺癌伴左锁骨淋巴转移，并不复杂，但她却对康复没信心。化疗又使她很难受，"治不下去了，怎么办？"我们得知她女儿上高一，成绩优秀，她很喜欢，视为生命之所有。于是，给她设定一个目标：无论如何，撑也要撑到看见女儿上大学那一天；不久，目标实现了！这时她情绪调整也好多了；她开始自我设定新目标——要看到女儿大学毕业，要当上外婆，要争取住进新房子……而这一步步，现在她都已实现。她也经常给新患者讲，设定目标吧！一步步走，有目标，就会走下去，就会有希望！23年过去了，她康复得很好，她现在又设定了新的目标，活到上海人平均期望寿命——女性85岁！

其实，不断帮助设定目标，使他们抱定希望，是帮助和促使癌症患者走出阴影，走向康复的重要一环！只不过这种目标的设定，不能太空，不能太高，要切合实际，努力一下就能够做到；然后，每走一步，设定一个新的目标；在充满激情的不断努力追求中，癌症康复者均可实现自己的健康生存目标。

肝者，罢极之本

"肝者，罢极之本"，是《黄帝内经》的名句。长期以来，指导着人们对各类肝病，特别是慢性肝炎、肝硬化和肝癌的治疗与康复。对此，笔者深有体会。

"罢"，"罴"声，古通"疲"。意为肝主一身筋肉肌腱，人之运动，有赖于肝，故肝有病，易见疲惫乏力。而过度劳累，不管是体力上、精神上或情绪上的，都特别容易伤及肝，易致不测。这实属至理名言。

小凌是江西来沪的白领，是位 IT 行业的博士，因为打拼过度劳累后，肝区胀痛，确诊为肝硬化伴肝癌。手术介入等都用过了，加上中药调整，康复得不错。半年后，原有的少量腹水也已消失，甲胎蛋白均已正常。由于事业刚起步，生活压力较大，故想尽快康复。每天除接受中医治疗外，就是练康复功不止，希望帮助康复。每次就诊时，笔者发现他总有疲劳之象，体力透支。好言相劝，他表面应允，实则不从。坚持大运动量康复训练，经常大汗淋漓。笔者规劝其"欲速则不达""肝乃罢极之本"。也许他过于自信，仍我行我素。年轻的妻子劝他也无用。终于有一天训练中诱发气胸、胸痛胸闷，很快出现胸腔积液，这才恐惧万分，连忙住院治疗。这一治疗不打紧，用药后却又诱发了肝损伤，好一阵折腾，才慢慢恢复，情志再也无法恢复到原先状态了，整天病恹恹的。

其实，这类例子很多。如 70 多岁的顾老太，特要强，本身在东北老家就算是个人物，5 年前确诊为巨大型肝癌。手术、介入后，稍有恢复，即逞能管事干活，很快又趴下了。其女儿在上海上班，把她接来同住。来时情况很不好，整天肝区作痛，已无法再做介入与治疗。我们给予中医药治之，佐以柔肝止痛。3～5 个月后病情稳定，已无不适。却又习性不改，任何大小事均过问。气急之下，常又见肝区剧痛，病情恶化，又是一番针对性调整，好了很多。老太闲不住了，国庆定要去逛南京路，去时"打的"，神采奕奕；一圈下来，略感疲劳，想回家，却打不到出租车了，只能走回家。当晚即肝区痛甚，一宵未睡，次日即来求笔者，要求速速止痛……

其实，所有癌症患者，肝癌是最需注意保存体力、不可疲劳的。疲劳包括体力的，也包括精神心理的和情绪的，有时也涉及性生活。类似情况并不少见。几年前，曾有一位康复了3年的男性患者肝癌复发了，病情稳定后，其妻子悄悄询问笔者，复发前半年左右，丈夫的性生活要求频繁，会不会与复发有关？笔者无法从正面作出回答。但古代医籍中早已明确指出，"房劳复"是许多虚劳及肝病复发的主要诱因之一。对此，肝癌及肝病患者不可不慎。

总之，肝癌患者要保存体力，不可疲劳。所以，中医理论强调："肝者，罢极之本。"

15年才读"懂"的一句话

《癌症疗愈录》（二）中以"15年才读懂的一句话"为题，记载了某肝癌患者康复经历，颇有启迪。现年49岁的罗先生，企业高管，19年前（2005）因肤色黝黑，严重乏力，甲胎蛋白（AFP）数万而确诊肝癌，伴明显肝硬化，时年30岁。术后介入，一年后就复发。先找其他中医师调整，指标控制不理想，很快又复发，2007年起在笔者处诊疗。慢慢地指标开始下行，且一直稳定低水平。其后，因自我体感及指标都很稳定，肝硬化也改善，自信心爆棚，认为大功告成，逐渐开始治疗随意化，自作主张，自我停止任何治疗。不久，甲胎蛋白又开始慢慢地升高，从那时始，到14年后的2021年，9次起伏复发，每一次都求助笔者，得以控制。时至2021年6月，复诊时见到笔者助手，想起来15年前与我身边的助手（带的博士生）对话，助手只说了一句话——"有的人做不到我们的自律要求"，当时不明其意。经过15年九升九降经历，此时，突然深切领悟到该博士的话含义深刻——是啊，"求药刚出门，病好一大半"，初起生病服药时，常十分配合，规范服药；反之，稍有稳定，便逐渐麻痹大意，自主停药，药不进腹，慢性病何来持久药效？罗先生这时才真正理解笔者反复提醒的肝癌患者"不要劳累，不要大意，每年适度的巩固治疗"真实意蕴所在。悟后便努力践行，安然至今已多年。

罗先生最后回忆说"确诊至今已19年，第一次复发至今已经18年，1次开放性手术，2次消融手术，2次微创手术，2次自主停药，3次恢复用药，从不解到焦虑，从迫切到从容，从绝望到自信，是中医药给了我希望和信心，支撑我跨过一个又一个关卡"。他细细想想，何教授等"资深医师的最大特点，是在长期临床打磨中积累起来的点滴经验。这些经验有些不见得已上升到规律性总结水准，却是十分难能可贵的！而且常常就在于他们不经意的一两句提醒、一两句看似人人听说过的忠告之中"。"这个近20年的求诊之路，与教授面诊不下几十次，很多忠告及提醒，是千金难买，值得反复回味、咀嚼、体会的"。

肝癌治疗的"两手抓"

原发性肝癌是我国最常见的、较凶险的癌症之一，由于其多发且凶险，故许多人谈肝癌色变。写本书第一版前不久（2007），台湾大学医学院的一名30多岁的肝胆外科博士、副教授，偶然被确诊为肝癌，结果半个月后抢救无效死去。经了解，这位患者其实不是死于"癌"，而是死于心理恐惧和绝望。

上海某著名的肝胆医院一位中年大夫，确诊肝癌到死亡，才20个月！

其实，肝癌并不像坊间盛传的那么可怕，至少，笔者团队诊疗的肝癌患者达5 000多位，大部分活得很好。笔者的博士学生，现供职于海军军医大学的赵若琳副教授做博士课题研究时，曾对笔者门诊中413例肝癌患者进行分析，发现配合中医药治疗，肝癌平均生存期达到110个月，中位生存期75个月；1年、3年、5年生存率分别为83.8%、63.3%

和 50.2%，平均可活过 9 年。尤其是手术后联合中医药治疗，平均生存期 128 个月，中位生存期 92 个月。而在纯中医药组（其肝癌患者都以晚期为主，不能手术、放化疗，可能部分配合靶向药等治疗），患者平均生存期为 77.56 个月，1 年生存率达到 97.30%，即平均可以活 6.5 年。可见，原本的癌中之王"肝癌"威风不再，无须谈肝癌色变了。

长期临床摸索，笔者感到肝癌治疗尤其需讲究辩证法，需讲究中西医有机结合，需讲究一些基本原则和不断改变应对策略。一句话，需智慧和技术有机融合。

肝癌的病机非常复杂：一方面，肝内不断增大的肿块对生命构成威胁，必须有效加以清除或抑制；西医的手术、碘油、化疗、靶向药、免疫疗法、射频、γ 刀等尽管对局部肿块有一定抑制作用，可不同程度减轻癌肿负荷，但这些疗法本身难以避免的创伤或副作用，又重创了肝脏，常使肝损伤加剧；肝内转移频繁，不断复发；从而只能继续用创伤性疗法；又不断加重肝损伤，陷入了恶性循环之中。这正是今天肝癌治疗棘手，后期常无计可施，终致失败的主要原因。另外，原发性肝癌患者又大多伴有肝硬化或严重肝损伤的病理基础。这些是肝癌反复复发的"温床"。因此，肝癌治疗必须打破这些恶性循环。肝癌治疗需用药，包括各种新疗法，但又不能多用药（特别是有可能伤肝的药）、乱用药，各种疗法一起上。可见，中西医治疗思路都须调整，应更加强调两者的扬长避短，有效整合。

笔者的经验：西医抗癌治标，中医保肝防复发治本；充分利用中西医学不同优势，有效整合。早中期患者，先借助西医疗法，重在抑杀癌肿，减轻肝内癌负荷，同时佐以中药保肝护肝，减毒增效。一旦西医创伤性治疗告一段落，即以中医零毒抑瘤为主，配合辨证施治，既温和地清扫残余癌细胞，又有效地保肝、抗病毒，阻断肝损伤进程，防止新癌灶出现。一旦出现新病灶，仍以西医疗法局部性癌症治疗；重点还在于零毒抑瘤，保肝护肝，逆转肝硬化或纤维化等进程，减少新病灶出现的可能性。经 3～5 年调治后，常能获得既有效消除肝内病灶，又治本性地改善肝质地与功能，从而根本上避免肝癌复发转移之恶果。

在原发性肝癌的治疗中，中医零毒抑瘤主要体现在配合手术、化疗、放疗等传统治疗全过程。术前运用零毒抑瘤可控制肝肿瘤的进一步发展，为手术提供机会和提高手术切除的成功概率；对个别已失去手术可能者，可起到姑息治疗，甚至为手术切除创造条件；术后则能增强体质，加速创伤愈合，以利于术后综合治疗的进行，并明显地减少肝癌的转移与复发概率。同时，它具有明确的保肝功效，常可使肝硬化发生一定程度的逆转，大幅度减少肝内复发可能。与介入及各种微创疗法配合，还能提高疗效，改善生存质量。

此外，对晚期肝癌患者，运用此法可使其生活质量改善，延长带癌生存期。

其实，推而广之，其他各种癌症不也是这样吗？不也需兼顾多方面情况吗！因此，泛化而谈，这一指导思想可以用之各种难治性癌症的控制过程中。

这些，不仅是经验之谈，也已为千百例成功康复者的诊疗经历所证实。各位对肝癌成功康复感兴趣者，可参阅两辑《癌症疗愈录》中的实例。

外治：中医学的一大奇招

2006 年 4 月，笔者应香港有关组织邀请，给香港注册中医师做零毒抑癌学术报告，顺道接受广西南宁某医院之请求，给一位特殊的晚期肝癌伴严重而顽固性腹水患者会诊。该患者原发灶切除后，又见复发。几次介入后，病灶未控制，并出现门静脉癌栓，严重腹水。初期利尿药有效，现只能隔日抽腹水 2 000～3 000 mL，患者苦不堪言，其他相关治疗因此都被迫停止。当笔者见此人时，他 2 天前刚抽过腹水，现又腹部膨隆、鼓胀，圆滚滚的，皮肤光亮，显然是严重的腹水。此时，再嘱患者服汤剂，恐只能徒增痛苦，因为喝下去的药，很快"转化"为腹中之水。口服只能给予适当剂量的中药零毒抑瘤之剂。消解腹水，则须另辟蹊径。对此，笔者临床所遇颇多。一方面，建议医院控制静脉输液量，积极纠正低蛋白血症；另一方面，以大剂量温阳利水逐饮之剂，打成细末，嘱患者家属干湿敷交替，敷于患者脐周，并适当加温。恐干湿敷仍属远水不救近火，又予保留灌肠方数剂，嘱家属 3～5 天用 1 剂，非腹特胀不用。借肠道排出秽浊，以减轻腹水压力。笔者回上海后两周不到，对方即电话告知，这两周，仅放过一次腹水，不到 2 000 mL，患者甚感轻松，已能下床走动，并每天 1 次到医院花园晒太阳，腹水初步得到控制，请求进一步治疗意见，笔者便加重内服调理之剂。

30 多年来，笔者对腹水患者，常以外治法为主，成功使用于千百例患者，大多效果不错。有的可解决根本问题，有的腹水得以有效控制（如上海一位华姓男士，原本每天 1 支白蛋白，加 20 mg 呋塞米 1 支，持续 9 个月，3 个月外敷加内服用下来，已告别呋塞米，半个月补 1 支白蛋白即可）。至少，可暂时缓解腹胀尿少之难受症状。这方法虽较"土"，操作麻烦，但有效果，能解决问题，还是颇受欢迎的。因此，这已成为笔者治疗此类病症的常规方法之一。

其实，这并非笔者"发明创造"，只不过是笔者对中医传统精华继承而已。笔者读研究生时的专业是研习中医各家流派，深知古代医家治病方法众多，自出机杼。外治是常用之法。东晋名医葛洪的《肘后备急方》中，共列方剂 1 060 首，其中外治方有 346 首。清代名医吴师机，善用多种外治法来治各种难治之症，涉及内、外、妇、儿、皮肤各科。他甚至认为外治可"统治百病"。只是近几十年来，人们受西方医学影响，日趋讲究规范、划一，中医师也日趋沦为只会疏以几味内服药（有的甚至只是成药）的简单操作者。以前许多很有特色的治法或措施渐被人们遗忘，这也是中医药近年来沉沦不振的原因之一。

有意思的是，从 20 世纪 80 年代起，国外医药界对外治法却越来越充满兴趣。他们把经皮肤吸收（即外治）称作"透皮给药系统"。从 90 年代起，对透皮给药系统的研究与开发给予了特别关注和热情，并认为这对一些顽固性、慢性和难治性疾病的防与治开创了一种简单、方便和创伤较小（避免肝脏首过效应）的新途径。据预测：21世纪初，作为一种全新制剂，透皮给药将迎来鼎盛时期。很显然，中医药学界恐怕又要为中国独创，"墙外开花、境外结果"的尴尬而再一次感叹了！鉴于此，我们是否可先就临床紧迫问题"请教"一下先贤，继承一下传统，付之实用，而后加强研发，迎头赶上呢？！至少笔者认为应该这样做。

只有持久，才有佳效

经验告诉我们：对于癌症（特别是放疗）的后续治疗，需持久，才能有佳效。

言女士，一位退休音乐教师，1998年患鼻咽癌伴颈项淋巴结转移，放疗后就一直在笔者处中医药治疗。她端庄素雅，因为职业关系，放疗后还经常喜欢清嗓子，故印象深刻。初起，她声音嘶哑，口干舌燥，伴便秘、失眠等，此乃放疗"火毒"烧伤之故。约2年后，症状大部分消失，她基本恢复了放疗前状态。2003年底，她出国定居，失去了联系，也未再运用中医药善后。

2007年夏季的一天，她突然出现在笔者的门诊处，人已无法辨认。因为放疗"火毒"的后续反应，脸部肌肉已变形，嘴角开张不利。但从名字上，笔者还是依稀记得她当时的情况。她嘶哑地说（很多情况下，只能用笔比画着），原本以为放疗毒性3~5年就过去了，不再用中医调理了，故去女儿处定居了。想不到，当时恢复得这么好，却因放疗对组织损伤的持续存在且加剧，正退邪进，现在发音困难，面部畸形，极端口干舌燥，就连喝口水都不行，呛得厉害（放疗烧伤了食管、气管平滑肌和括约肌之故）；已无法再喝中药了：一因呛，二因全家已移居海外。只是后悔当初出国的决定！如坚持中医药治疗，也许会恢复得很好！原来她是趁回国之际，专程看笔者的。看到变了形的容貌和如此之糟的生活质量，笔者心里有说不出的滋味！

笔者的经验：放疗与化疗不同。化疗副作用常短期内达高峰，以后可长期持续存在，但大多由于机体自身修复之故，副作用常逐步递减。而放疗呢，多数人初起感觉不明显，2～3个月后始感明显；且可能由于烧伤组织的瘢痕化并不断收缩、僵化，无法自我修复，会持续进展，引起周边未烧伤组织的相应反应，少数人一直发展到变成"铁面人"一样。鉴于此，对放疗副作用的防范，必须自第一时间开始，且要持续不断运用中医药、大剂量维生素C及新鲜果蔬之类康复手段。否则，难免出现上述不幸。

　　笔者脑海里一直有个很凄惨的人影，武汉人，笔者见过他两次，种种原因，未坚持中医药治疗。看到他的脸，笔者想起《夜半歌声》和《铁面人》两部电影中的主角。他的脸放疗烧伤比《夜半歌声》中的男主角有过之而无不及，恐怖万分，无法张嘴、眨眼，一动即抽痛。看见笔者，只见两眼充满泪，面部抽搐，欲说无声。他老伴说："5年前患鼻咽癌，放疗后复发，追加了一次；当时医生说好了，也不需要再治疗了！当时看来，也就是口干、放疗处皮肤红肿疼痛而已。故也不懂，一直未治疗。没想到后来竟越来越重，现在想治无法治，想活也难！吃饭喝水都是我每天用小匙，一匙一匙从嘴角边塞进去，一天光喂饭就要花6～7小时。他多次寻死，都没死成。"看着这般凄惨状况，笔者无言而心酸。也许放疗副作用谁都无良策彻底解决，但笔者数百例类似案例中，还真没有严重到如此地步的！因为他们大都在第一时间接受了中医药康复治疗。

　　因此，中医药对放疗副作用的纠治意义是毋庸置疑的，但问题在于介入时间，越早越好，且中医药介入时间越长越安全。而现在我们有了新的外用法，通过中医药膏剂之涂抹，一天两三次，对放疗副作用及后遗症改善，还是有帮助的。

转移复发：
别轻言放弃

癌症 ≠ 绝症

生癌不是丑闻

生了癌，就好比置身悬崖，走错一步就是万丈深渊

前面虽荆棘丛生，道路坎坷，但只要有生的希望，切不可轻言放弃

也许，康复就在于努力一下的合理坚持之中

美国《癌症与慢性病》杂志归纳出癌症高死亡率原因之首，就是癌症的转移复发。在国人中也有同样看法：一旦复发转移，便被认定为死期不远，救治已无多大价值。然而，易转移复发，本身就是癌症的生物学基本特点之一，这是回避不了的事实；而转移复发的患者中大量仍健康或较健康地存活着，有的甚至活过了 20~30 年，这同样也是铁定的事实。

笔者所在的肿瘤治疗机构，是 20 世纪 90 年代初成立的、中医药为主的医疗机构，有一定的特殊性。因此，求助者中单纯早期的癌症患者所占比例不高，70% 以上初诊时已有转移复发，常被认为是无路可走时，才来找寻中医药这座最后"独木桥"。其中，有不少是非常棘手的晚期患者。然而，统计表明：求诊者中，只要能够坚持治疗 3 个月以上者，有 70% 左右活过了 5 年。现仍接受的诊治或康复治疗存活 5 年以上的几万例患者中，只有两成左右是单纯性的早期癌。因此，转移复发

需努力防范；但即使转移复发了，并非离死期不远，积极治疗大多仍可"柳暗花明"。

对已转移复发而又生存下来的癌症患者，我们总结出了三条成功康复经验：

（1）别轻言放弃，办法总比困难多。

（2）需科学、合理、适度治疗，切莫把赌注押在最后一次创伤性治疗上，此时更需要以中医药调治为主。

（3）坚持综合治疗，综合康复，必须持之以恒。

其中，尤其以"别轻言放弃"最为关键，别乱押赌注也很重要。

托尼·莫的绝境逢生

2008年4月，远在美国的托尼·莫（M.Tony）先生的太太打电话给笔者，她抑制不住兴奋地告诉笔者，其先生刚在美国做了系统检查，癌肿令人惊奇地消失了，美国医生称此为绝对奇迹。而就在托尼·莫患病后不久，他所在的州政府一位高官也患有与托尼·莫同样的病，病情似乎还要轻，却早已于两年前辞世。

事情从2005年4月说起。门诊来了一位不速之客，一身贵夫人打扮，心急火燎地求救于笔者。说她先生刚在上海由顶级医生做完手术，被确诊为胆囊癌。术前PET/CT已提示肝内多发性转移，腹腔内多个淋巴转移，肺及纵隔有可疑转移灶，左锁骨上见多发性淋巴转移。术中又见肝门区、十二指肠降段及相邻胰头之间有淋巴转移，已无法切除。在家属的强烈要求下，医生做了胆囊癌切除术，余未做清扫，并明确告知，寿限2～3个月。此类癌症本即化疗效果欠佳，而此患者已属高龄，无计可施，故她急迫地来求助于笔者。

托尼·莫，美国的第三代华裔移民，一个家族性企业董事长，他已完全知道了自己的病情极其凶险。对这样的患者，显然第一点是确立或重振他的生存信念，其次才是药物等的治疗。为此，笔者与托尼·莫交谈了一小时多，直到他说话底气越来越足，嗓子越来越响，出现了笑容；然后，建议他认真地以中医药零毒抑瘤为主，必要时不妨在海外用几次化疗，看看反应。托尼·莫在这近三年时间里认真地接受中医药治疗，简直当作每天必修课，定期大剂量服用零毒抑瘤制剂，未接受其他治疗建议。因为当地医生告诉他这无多大意义。而这一次，先是在美国做了彻底检查，结果令人惊奇！旋即回国内，做了 PET/CT，结果同样表明：①胆囊癌术后，经综合（其实是中医药）治疗后，局部未见明显复发征象。②肝门处淋巴转移灶代谢抑制，肝内转移灶消失。③肺与纵隔亦代谢抑制，局部有炎性增生。④左侧锁骨上淋巴结转移灶代谢抑制（即转移得到控制），全身其他部位 PET/CT 未见明显异常。所有医生都认为奇迹发生了，托尼·莫绝境逢生了。而恶性程度甚高且转移了的他，居然临床康复了，并没有借助放化疗等（当时尚无靶向药等概念），的确是值得庆贺的。

也许有人会说，这是 20 年前的事了；也许他只是偶然。就在笔者写这段文字之际（2024 年 6 月），相似的一幕重演了——2024 年 3 月 5日，笔者及某公益组织在大连召开了一场癌症患者交流会，会上有位来自齐齐哈尔的患者胡先生，77 岁，原是齐齐哈尔某局的领导，以前常去俄罗斯，酒量很好，疫情期间发现有黄疸，许多指标都很高，被多家大医院确诊为胆囊/胆管癌。因年事已高，缺乏手术指征，本人也不想手术，遂经亲友介绍来上海找笔者。鉴于有黄疸，建议他必须做 ERCP（经内镜逆行胆胰管成像），利于胆汁引流，他开始犹豫不从，接受笔者治疗后半年多，笔者再次劝说，他依从了，在上海做了 ERCP。又一年多过去了，2024 年 2 月在当地做了系统检查，包括癌指标及肝功能等，都完全正常。相关的癌指标（CA19-9）原来高达几千，居然变成了 0；加上临床症状消失，当地医生判定他发生奇迹了，胆囊/胆管癌康复了！在那次交流会中，胡先生一边述说一边流泪，因为他死里逃生，获得重生。相关视频可在网络上观看[34]。可见，即使晚期的难治性癌，只是难治而已，并非等同于绝症。努力一下，也许还可创造奇迹。

转移癌：远未到"绝境"

笔者诊治的大部分是转移了的晚期患者。他们通常经过手术、放化疗等常规治疗后又见转移，故心灰意冷，每有放弃"情结"，但事实上远未糟糕至此。笔者诊治的大量转移癌患者依然健在，甚或康复的事实，足以说明此非绝境，努力一下也许会"柳暗花明"。关键是需全新的治疗对策和患者家属的积极配合。

霍女士的康复就颇有启迪。她是山西大同人，现65岁，2010年确诊为卵巢癌晚期，多发性（包括肝）转移，中医药纠治至今，整整15年了。在《癌症疗愈录》（二）里有她的康复叙事。当时她因小腹不适，疑为晚期卵巢癌而行手术，术中见右卵巢占位7 cm×8 cm×7 cm，左卵巢则8 cm×9 cm×8 cm，均为低分化浆液性癌，伴淋巴结转移，静脉有癌栓。结果，按要求做了8次化疗。与此同时，开始接受中医药纠治。因是急诊手术，很快出现多发转移，又是化疗。到2014年，再次肝内见新的实性结节，2.4 cm×2.8 cm。又一次姑息性手术，"硬着头皮又做了几次化疗"。但没按照要求做完，因为实在做不下去了。遂从2014年起纯中医药治疗至今。按照笔者提示，其服中药频率，从最初的每天吃，到每周吃5天，再到每周吃4天、3天，一步一步走了过来，现已经告别汤剂，一切均好。尤其是新冠病毒疫情期间，家里人都"阳"了，她却安然无恙。"霍女士第一次手术时就有转移，且很快复发，后又转移至肝；从确诊日算起，整整15年了，转移到肝也已10年。可明

34 巧用智慧，秀出别样人生：友友分享会［OL］.（不详）［2024—12—31］.https://wx9b6b4f4e2d3fbdd9.wx.ckjr001.com/kpv2p/dx2jg6/？#/homePage/course/video？courseId=3802644&extId=-1&ckFrom=5&goIndex=0

确地肯定，她已痊愈了。她的临床痊愈是不容易的。我们认为：夫妻协同，团队互助，都是有助康复的重要因素；而她本人积极配合，实施医嘱方面不打折扣，且近六七年来，情绪及生活方式都调整到位等，都是协助有效康复的积极因素。"

众所周知，卵巢癌本即缠绵难治，转移到肝等重要脏器，更是棘手难题。但并非"绝症"。好生调整，特别是治疗思路上作些调整，更多地依赖中医药方法等，加上注重生活方式调整，常可创造奇迹。成功康复的霍女士，就是典范。

《人民日报》（海外版）：《我与胰腺癌这六年》

中粮集团原总经济师郑先生 2007 年 5 月发病，被确诊为胰腺癌晚期，随后转院到北京 301 医院，不久又转到北京协和医院，先后在国内外 10 多家著名医院求治，当时被国内外多位权威预测还有 3～6 个月时间。6 月 2 日，当中央电视台播放黄菊同志逝世的消息时，正是他住进协和医院的第二天。当时一家人正在吃晚饭，他爱人急忙关了电视机。虽大家没明说，却让他自己感觉到病很重。不久，在上海金茂大厦工作的他的好友找到笔者，急邀我去北京会诊，此后，我俩来来往往无数次，从医患关系变成了"无话不谈的好朋友"（郑先生语）。我见证了他的整个治疗过程，也帮他出了很多重要点子和治疗思路。他最困难时骨瘦如柴，疼痛得无法说话，且病情有过起伏，后来他精神抖擞，根本看不出生过大病。"一些早期知道他得病的医生和不经常联系的朋友，后来听别人谈到他时竟惊讶地问道：'他还活着？'那真实的惊讶是可以理解的。"

2013 年秋天，他接受了记者的采访，全文 4 000 余字，先后刊载在《健康时报》及《人民日报》(海外版，2013-09-06)，题目是《我与胰腺癌这六年》。下面就是节删后的主要内容：

"已经有无数事实证明，癌症只是种慢性病，只要治疗得当，大多数的癌症患者都能像正常人一样生活。""如果能够使癌症患者首先做到科学和正确地认识癌症，消除恐惧，吓死了的比例会大大降低。"当时，他的病情是协和医院赵院长向他说明的，虽然由于肿瘤生长部位的原因很难做手术，但"艺高人胆大"，赵院长还是决定做。他表示同意。在准备手术过程中，他提了个要求，想见见以前胰腺癌术后的患者，想跟他们聊聊。"5天过去了，谁也没帮我找到手术后还活着的胰腺癌患者。于是我犹豫了。如果手术后的存活率很低，我宁可选择不手术的保守治疗方法。"

在拒绝手术后，郑先生转院到了一家肿瘤专科医院。"在化疗和放疗科室的嘴仗中（他们都说自己的方法更好，而对方不好），我最终选择了放疗的同时配合口服化疗药物。做治疗前，医生告诉我，必须把身体养得棒棒的，因为治疗是消耗性的。于是我选择了运动量不大但适合我的高尔夫球运动，"他回忆说，"在开始治疗前，我可以轻松打完18洞，行走10 km左右，但治疗开始后第5天，我在病房里去洗手间要扶墙走。医生告诉我，现在只做了5次，这样的治疗总共需要21次！全部做完之后，肿瘤不会长大。"他听了之后非常失望，很有个性地说："如果这样消灭肿瘤的话，还有一个更简单的方法，就是把我杀了。"

从事企业管理之前，郑先生原先是哲学教授，故他分析说："人们愿意接受的逻辑是，因为癌症是绝症，一定要抓紧治，尽量治，宁可过之而不能不及。"吓死了和治死了，"至今还普遍存在于癌症治疗过程中。与肿瘤同归于尽我不认可，看来我得另想办法了"。他被迫理解与接受了"与瘤共存"的观念。"逐渐了解和认识了西医对于癌症的'三板斧'（即手术、放疗、化疗）和'一绝招'（斩尽杀绝）。对我而言，手术不适宜，放弃了；放化疗反应太大，效果不好；而对癌症'斩尽杀绝'的话，可能肿瘤还没怎么样我先不行了。"当时认识到"只要肿瘤不要我的命，那我也可以不要它的命，和平共处，与癌共存"，事后得知，医学界也有了这样的观点，取名"带瘤生存"。

因为他有经验教训：当年他的博士生导师得的是肺癌，"本来控制得挺好，但家属和一些朋友只把癌症当敌人，应乘胜追击把它彻底消灭！于是又去做了一种放射治疗，结果走着进的医院，抬着出的医院，直到没过多久去世再也没站起来"。

他"先后接触的医学专家包括中西医癌症专家、内外科胰腺疾病专家、糖尿病专家、冠心病专家、免疫学专家、放射线医疗专家、微创治疗专家等"。"6年实践表明，治病过程就是不断选择的过程。选择医生、选择医院、选择医疗理念、选择治疗方案。治病不停，选择不止。"

既然不认同手术、放疗、化疗"三板斧"，那中医如何呢？"辗转北京、上海、香港、澳门等地，我［指郑先生］先后拜访了数十位中医大夫。有白发苍苍的老者，也有年富力强的中年骨干，还有比较年轻的优秀分子。他们大都是人们口口相传的名医。经过分析，使我对中医形成了大致的分类。"

"第一类是'祖传式坐堂大夫'，其特点是有秘方，下猛药，排斥其他医生。治好了说不清，治死了不负责任。或许有一两例治好的同类病例，便大肆宣扬；但可能有更多的治死的病例，则只字不提。这种类型不靠谱，我不敢用。"

"第二类是'官办中医'，其特点是作为西医的附属，根据西医治癌情况辅助做些事情。你要问他：中医能不能独立治疗癌症，他毫不犹豫地回答：'不能'！这种类型我也没有用。"

"第三类我取名叫'科学中医'，其特点是不排斥西医，当然也不排斥其他中医，又不依附于西医，在熟悉西医的基础上，中西医结合以中医为主。最好这类中医中有治疗胰腺癌经验的，就完全符合我的要求了。"

"按照这个标准，同事向我推荐了上海中医药大学博士生导师何裕民教授。何教授对医学哲学很有研究，比如他认为，治疗癌症必须要有患者的理解和配合；中医完全可以治疗癌症，而且有很多效果很好的例证；西医的'过度治疗'和中医的'以毒攻毒'的确是当前治疗中存在的问题，现状和事实是胰腺癌的手术和放化疗效果都不尽理想。"谈话结束后，我决定按这位大夫的办法试试。我接受了系统的中医治疗。"

"在何裕民教授提议下，［两年后］我选择到解放军某医院接受伽玛刀治疗。"

"现在，转移灶已消失，原发灶明显萎缩且无活性。"

六年多与胰腺癌的博弈，使得他总结出许多经验之谈：例如，他认为"整天着急上火，治疗急于求成，尽管吃得很健康，癌症也会发展得很快。我［郑某］的体会是：打针吃药是治病，而生活规律、体育锻炼、控制饮食、调整心态也是治病"。

因为生了大病，他开始对健康问题进行深入思考。"发现体力、免疫力和恢复能力这三种力对人的健康至关重要"，并认为维系"健康有7个重要的因素，这也是实现健康的最重要条件"。

一是基因，二是心态，三是运动，四是睡眠，五是饮食，六是医药，七是习惯。

其中，他特别解释说："之所以把运动排在较前面，主要是因为运动会促进饮食，运动会促进睡眠，运动能减少医药和使之更加有效，运动有助于人的规律生活，养成良好习惯。"

最后，在结尾处，他富含哲理地说："也许，这就是癌症教会了我如何维护健康吧！"

生病及其与疾病博弈过程，何尝不是一次生命的洗礼及人生真谛之感悟！

转移癌：需要新的思路

据笔者经验，对转移癌往往需要新的思路，要从多个环节切入，才能"柳暗花明"。并认为临床上转移癌大致可分成以下几类：

一是西医手术、放化疗结束后，后续没能跟上，1～2年内又出现转移灶；

二是肿瘤康复3～5年后，意外发现有新转移灶的，这种转移或因于重大事件产生心理或生理应激，或由于过于大意。这两类情况如患者总体情况尚可，积极的中西医结合治疗，恰到好处地运用中医"零毒抑瘤"等方法，常能化凶为吉，走出沼泽地；

三是某些肿瘤特别容易远处播散或周边浸润，常一边放化疗，一边出现新的转移，如某些卵巢癌患者、某些鳞癌或小细胞肺癌患者等；

四是一开始即呈暴发态，所有治疗过程对其似乎均无效。

后两类常较为棘手，更须采取积极措施加以应对，且都首先需改变思路。

笔者有一位已成为好朋友的患者，凌某，温州人，某技校教师，1994年刚退休发现患乳腺癌，手术后即行化疗，第4次化疗时出现剧烈干咳，发现两肺转移；换了化疗方案又做了4次，咳嗽有所缓解，但两肺病灶仍稍有增大，只是增大趋势减缓。此时，患者出现严重的化疗性肝损伤，头发全秃，身体状态极差，动辄虚汗，低热，彻夜失眠，情绪极为低落。反复诉说"生不如死"。其夫是高级军事科研人员，身兼领导职务，好生安慰，并转来上海求治。

显然，化疗"此路不通"，两肺弥漫性转移灶，放疗又不可行。只有华山一条路——中医药治疗，故1999年初，找到了笔者。

鉴于其文化修养很高，"治病先治心"，笔者苦口婆心地予以开导，并牵线让几位与她同样患乳腺癌且转移、经本人治疗已康复或接近康复的病友和她交朋友，相互多沟通。同时，提供充分研究资料，帮助她确认"只要自己不倒，必能战胜病魔"。这些非常重要。

中医药治疗的同时，笔者主张她改变生活方式。患者体形偏胖，亲友送了许多营养品，每天蛋白粉之类不停摄入，体重不减反增。笔者好言相劝：乳腺癌与营养过剩有关联，肥胖可促使复发。过食蛋白制剂，有增加雌激素水平之虞。她是知书达理之人，一听有理，欣然接受。

笔者还与她共同制订康复目标：半个月到一个月，严重虚汗应先止住，以免"元气"大耗；1个月后，希望低热消解；2个月后希望潮红基本改善；3～4个月肝功能大部分恢复。3个月后CT检查，如病灶稳定或稍有增大，乃生物学惯性使然，不用惊慌。6个月后病灶应不再增大或有缩小之趋势（因中医取效缓慢，却十分持久）。如还有增大之势，不妨再做1～2次化疗。

笔者要求患者须积极配合，不要再盯着病灶不放。患者全部应允，向所"约定"康复目标迈进，大都如期实现。一年半后，患者两肺病灶完全消失。从那以后，她每年检查1次，已重复了30多次了，一切正常，我们也成了很好的朋友。现在她接受笔者治疗已25年。从2002年以后的CT片，就再也看不出曾经有过占位性病灶的痕迹。

她现在一年来门诊1～2次，都是乐呵呵的，没人会把她当成曾是晚期癌症死亡边缘的人。

笔者认为，这些得益于全新而综合的康复治疗思路。我们不能认为化疗对转移癌无效，也许它一定程度遏制了癌细胞疯长态势。但若不改变思路，只知道一味地化疗，该患者必定死于化疗；盲目停用，肺部肿瘤势必仍将疯长。我们巧妙地把化疗作为"二线"替补方法，先以中医综合调整为主，零毒抑瘤；不行，再考虑补用化疗。并从多方面着手，故才有佳效。

切勿轻言"完了"

癌症的治疗有时的确比较困难。但在医疗技术日益进步的今天，绝非不治之症。除流行的手术、放化疗等各种疗法，近期还有微创、靶向、免疫等多种新疗法进展神速。即使这些疗法因种种因素，不能使用或罔效外，在我国还有特殊意义的中医药，通过中医药的合理运用也可"带癌延年"，提高患者生活质量。

很长时间内，阴性乳腺癌患者因没法用内分泌治疗，或用不起靶向药而被认定预后很差，就等着数残日了。其实大可不必，不可轻言放弃。努力一下，完全可以走向阳光灿烂。《癌症疗愈录》（一）中记载的青岛刘某，就颇有启示。

刘某，54 岁那年（2008），汶川大地震来袭，全国陷入无限悲痛中，她也不例外。悲伤之余，突感右乳无诱因疼痛，一阵一阵地，不久触及右乳有核桃大肿块。被疑为乳腺癌，然后做了手术。确诊为浸润性导管癌，免疫组化 ER（－）；需 6 次化疗，外加昂贵的赫赛汀（曲妥珠单抗，当时没纳入医保，需自费 30 万元）。得知实情后，困惑于昂贵的靶向药，且化疗两次就被打趴，绝望了，独自一人来到海边，准备跳海了结。就在整个下午徘徊海边而亲友到处寻找时，获悉孙子从床上掉下来，让她揪心，便放弃轻生的想法回家了。她已接受了不久于人世的判决。2009 年 2 月 8 日（正月十四）被其老公和儿子架来上海找我。当时，她自我叙述"体质很差，精神面貌更差，眼窝和双腮凹陷，颧骨和喉结凸出，身形枯槁，瘦得像披着大衣的稻草人"，并注意到"何教授见到我也明显吓了一跳！他肯定没想到：一个人还可以长成'鬼'的样子"。见到笔者，她哭述着说："何教授，我活不了了，我得了乳腺癌，医院让我打 6 个化疗，可是我才打了 2 个就不得不停了。医生让我用赫赛汀，但是我用不起，该怎么办啊？……教授，你救救我！"笔者看了她的病历后说："不是'能不能'的问题，而是'要不要'的问题……你还没到非用不可的地步。放心吧，我给你出一个治疗方案。别怕，癌症只是慢性病……坚持吃中药，慢慢恢复，病会好的。""'病会好的'这句话，一下子把我多日来堵在心里的东西疏通了，30 万元巨额治疗费造成的压力和痛苦统统没有了，我瞬间轻松了好多"。随后，她一方面接受笔者中医药治疗，同时认真读了笔者多本书籍，并深刻反思自己，从改善生活及应对方式做起。2024 年我们俩再次相见，她回忆说"彼此都非常开心。他［指笔者］说第一次见到我就像见到鬼一样，现在我恢复得好，很阳光，他也很开心。我由衷地觉得何教授就是我的救命恩人"。而且"和我一起化疗的两批病友，共计 16 人，最终只活下了我一个"。也就是说，她的生存率只有 1/16。须知，当时被判为预后糟透了，且没经济实力接受昂贵靶向药治疗的她，已与癌抗争了 15 年。

"15 年来，每年定期复查，各项指标都在正常范围，没有复发转移迹象。目前我孙子已经上初中了，我们一家四代人生活得其乐融融。"

不抛弃、不放弃的典型

这是一个感人的故事，曾让一些铁汉流泪！

故事的女主人是笔者的同校（上海中医药大学）师姐，就职于上海某三甲医院中医科，生病时已任科主任多年；男主人与笔者同姓，师姐的先生，一个敦厚、执着、"不抛弃，不放弃"的典型，身为某企业的管理人员。

1999 年底，素昧平生的何先生赶到大学办公室找笔者，央求笔者伸出援手。原来，他夫人确诊为脑胶质瘤，手术、放化疗都已做了，病情没控制，生活无法自理。她自己供职的三甲医院已做他的思想工作，建议放弃，顺其自然，估计能撑过来年春节就不错了。当时笔者清醒地意识到，这是个巨大的挑战，因为这是圈内的人，三甲医院都放弃了，其难度可想而知，但他眼里噙着的泪打动了笔者！

治疗很困难，意识不清，又有脑水肿，吃东西就吐，那只能一步一步来。那时他几乎每周都要横穿上海。当时，我们学院校区在西南角，他家住在东北角。也许苍天不负有心人，他夫人的情况初起没恶化，后来逐渐有了起色，由于怕过多用射线检查加重脑伤害，故影像学检查不频繁。当时他和笔者都抱着一个信念：人活着就是成功。到 2001 年底快过年了，老何来了，带来新检查的 CT 片。他不像往常一样，急于求诊疏方，赶回去照顾夫人，而是静静地等到最后一个。当他拿出片子报告的同时，哇的一声大哭了起来："我们家有救了！CT 片显示病灶明显缩小了！"他哭着叫着。笔者也流泪了，完全理解他此时心情，体谅这几年他付出的心血，内外奔波，照顾，一口水、一口饭地喂着，这正是"不抛弃，不放弃"的典型。

2002 年起，师姐生活就基本自理，自行扶墙行走了。从此案例中，笔者进一步体会到什么叫执着，什么叫奇迹，成功往往就在于坚持，奇迹就是坚持到最后的成果。此师姐直至今日还安然活着，只是步履蹒跚，行动不便罢了！

从此以后，笔者强烈反对轻易给人预测寿限，认为这是最不人道的"科学"。就像此案，对自己医院的科主任"三板斧"都用过了，没辙了，便轻易劝人放弃，真的很不人道。

缺乏针对性措施，所以难治

通常，国内外都认定胰腺癌"病程短、进展快、死亡率高，中位生存期6个月左右，属于真正的'癌中之王'"，然而，凡事均应细细分析。就笔者看来，上述窘境的深层原因在于西医学缺乏针对胰腺癌的有效措施。胰腺周边解剖结构复杂，中医视此区域为"膏肓"，手术困难；胰腺癌早期通常多无症状，发现大多属于晚期，失去手术可能；放疗对腺体组织意义一般，常弊大于利，且会引起众多严重副作用，此路也不通；胰腺癌对化疗很不敏感，加上胰腺本身是个"外分泌"腺体，化疗药即使到达局部，也很可能被"泌"出腺体，损伤周边组织，引起强烈副作用，却常常未伤及胰腺癌体，故化疗药亦每每于事无补。正因为西医学的"三大法宝"失灵，故胰腺癌才显得十分凶险。有患者认为历史上所谓的"病入膏肓"，指的就是胰腺癌。但换个思路，可能情况就截然不同了。

1990年大年初五，笔者接诊了一位宁波鄞县（现为鄞州区）患者，其当时近60岁，姓郑，是当地乡办企业的负责人。腊月突发黄疸，疼痛，当地束手无策，送至上海。某区医院确诊为胰头癌，转到肝胆方面全国见长的上海东北部著名三甲医院，明确诊断为胰头癌晚期，伴阴黄（阻塞性黄疸），已无手术指征，当时支架技术还没有引进中国，故束手无策，预后不过4个月。建议放弃治疗。

郑先生于心不甘，其侄女的亲家，患乳腺癌多年，在笔者处调治得不错，已健康生存多年。故通过她，等到大年初五清早，找到笔者。当时，他一身"阴黄"，心窝下作痛，大便呈陶土样，唯一就是心态尚可，已清楚知道自己身处"悬崖边"的险境。明确表示：愿意接受笔者的治疗方案，是死是活，于心亦甘！

面对患者，正巧又是过年，笔者当时没有想过控制癌症，只是想先解决一些症状，让他舒服点再说。故以外敷治疗一试，冀能改善梗阻；内服以利胆消阻，调理肠胃为主。当时正在研究芝类提取物的抗癌课题，便同时予以大剂量芝类提取物。想不到阴差阳错，一个多月后的3月8日妇女节，笔者应邀参加社会义诊，他则专程从宁波赶来，笔者惊讶众多女性患者中，怎么会有一位男士，因为笔者已无法认出他。此时的他，黄疸退尽，食纳大增，体重增加，健康如常了。

从那以后，他抱着能活一天就是赢两个半天的态度，笔者则窃喜居然能以平稳方法改善此病此症，遂沿此思路，双方默契配合，继续"按既定方针"。不想到1990年底复查，肿大的胰头癌肿块已从6.5 cm缩小到了1.4 cm，所有症状消失。

就这样，郑某活了过来，一直活到了2012年5月，82岁时，因在外地儿子家过年度假，重感冒后没有控制住，死于老年感染，一晃已是整23个年头。

其中，有一个小插曲：1998—1999年间，郑先生去医院看病，医生说他当时胰腺癌的诊断肯定是错的，否则是胰腺癌不可能活8～9年的。他也认为有点道理。遂相关治疗及禁忌都抛之脑后；不到一年，出现咳嗽，一查，肺部及左锁骨上有转移灶，活检示腺癌，消化道来源可能性大，这下子他确信自己原先是患了胰腺癌，才又开始认真遵循医嘱而继续治疗。

此后，笔者也悟出门道，胰腺癌的确"凶险"，但"凶险"在于人们无制胜之招。换个思路，也许就"柳暗花明"。从那以后，笔者有意观察、研究，至少已接诊了胰腺癌患者4 000多例，其中有许多活得相当不错。无法手术的胰腺癌患者3年生存率也达到了40%以上，受益者达几百人。我带的博士生、硕士生等，也写了不少相关的临床总结性论文[35]。这不能不说是换思路的结果。

长期经验告诉我们，胰腺癌的治疗主要有以下几大难关：

（1）一旦发现，多属晚期，手术不行，放化疗弊大于利，且大都无效。

（2）严重的腹部疼痛与腰部酸胀感。所有癌性疼痛中，数胰腺癌疼痛最为剧烈。

（3）局部梗阻，甚至严重的阻塞性黄疸。

（4）很容易周边转移、浸润，且上下左右均属重要脏器。

（5）消化道障碍。

破解的关键在于抑制癌瘤生长、止痛、消解或防范梗阻。对此，笔者曾经有过专门论述，可以参考《从心治癌——癌症心理读本》（2010）。

首先，我们经验表明：胰腺癌对化疗药并不很敏感，却对笔者从中药萃取的，有明确诱导癌细胞分化和凋亡作用的制剂比较敏感。动物荷胰腺癌的实验表明：该制剂所诱导的癌细胞凋亡峰值，远远高于氟尿嘧啶、环磷酰胺等。

我们的理解是：胰腺属于外分泌器官，本身有自分泌功能，又属腺类组织，故化疗药到达胰腺腺体极其有限。即使少量到达，也很快被"泌"出，导致周边被滥杀无辜，而"目标"无损，即副作用大、效果差。这很可能是常规化疗失败的原因之一。而对中药提取物却不然，它主要作用于癌体周边微生态、微环境，重在诱导癌细胞凋亡，故不存在上述问题。

其次，胰腺癌患者常十分疼痛。通常用吗啡类麻醉剂才有一定效果。而这类止痛剂又常麻痹胃肠，以致本就失调的胃肠功能更见障碍，

35　赵若琳，郭盈盈，阮益亨，等.中医为主治疗胰腺癌的疗效评价［J］.中华中医药杂志，2017，32（3）：1313-1316.

表现为严重呕呃、便秘等症。我们通常以外敷为主，严重疼痛者以中药制剂干、湿敷交替，这种透皮给药，常可使局部水肿减轻，疼痛明显缓解，且有利于胃肠蠕动，这为棘手的胰腺癌治疗创造了重要条件。

再次，梗阻问题。对此，我们主张中西医结合，可外敷改善的，以外敷为主；外敷一时难以解决的，可内引流、外引流或胃肠吻合术等，配合中药外敷，这常可明显缓解梗阻。

最后，消化道障碍。以调整为主、护胃为先的中药汤剂，常有一定疗效。

至于胰腺癌转移或浸润问题，可分别论治。对肝内转移病灶，属局部的尚有可能以消融、介入等方法解决；对身体尚能承受的，也可适当配合全身化疗。

有时以中药为主，也可解决诸如转移到胃的小病灶等问题。

1998年，日本大阪八尾市参议员水谷照彦，发现时就已胰腺癌转移到胃等多处，当时日本医生判定他寿限120天，且不主张任何西医治疗。他在上海有投资，寻求我们诊疗，半年后胃镜显示胃内转移灶变平坦了，基本消失，一年后完全消失，健康地活了四年多。最后是因为打高尔夫球，剧烈转身，导致原本有的左肾大囊肿扭曲，诱发剧痛而当地医生不敢手术，活活痛死的。他活着时在当地常撰文宣传日中友好和中医药对他的疗效。

总之，晚期胰腺癌的确凶险，然而科学、合理地运用中医药，以零毒抑瘤为主，内外治结合，综合中西医优势，许多情况下是可"柳暗花明"，挽救患者生命，让其健康生存下去的。

其实，许多癌症，人们之所以认为恶性程度甚高，本质是人们尚未找到相应有效对策，而只能蛮干一场！蛮干只能借助毒药，其结果可想而知！

许多情况下应该换换思路，仔细思忖考量一番，这十分重要。

柳暗花明又一村

顾女士是一位卵巢癌患者，来找笔者时，已先后化疗了 23 次，面色憔悴、灰黄的她，无奈地哭丧着脸说，生病 3 年来，几乎没离开过医院，手术后无休止地化疗，稍有停顿，CA125（反映卵巢癌的指标）就直线上蹿，现在腹腔内还有淋巴结肿大，化疗不做不行，不做指标上升，淋巴转移见长；做了也不行，不仅人受不了，而且已有严重的骨髓抑制，白细胞很低；原先还能靠升白剂刺激，勉强升上去，现已无法达到 $3.0 \times 10^9/L$ 了；还没说完，便唏嘘不已。先生则在一旁不断地乞求救救他的夫人。笔者完全了解他俩这时的心情和处境。这类情况笔者见多了，不仅卵巢癌，部分晚期和转移复发后的患者也常处在这类窘迫情境中。

怎么办？其实，远未陷入"山穷水尽"境地。据我们多年经验，还有走出困境的办法。关键是先要转换一种思路。以前，对这类棘手且缠绵迁延、化疗药又产生严重耐药的患者，人们总寄希望于下一次化疗能创造"奇迹"。因此，把所有的赌注都压在了一波又一波明知无效（或即使有效也不过暂时指标回缩，很快反弹）的化疗上。笔者曾遇一位卵巢癌患者，7 年间做了 64 次化疗，最终难逃厄运。因此，赌徒心理在肿瘤治疗中，非常普遍，却十分要命！

笔者曾治愈过数百位类似患者，都是在明确新思路后"柳暗花明"的。《癌症疗愈录》（一）里记载了多例卵巢癌晚期患者，有透明细胞癌复发（香港沈女士）的、有浆液性囊腺癌转移到肝的（山西大同霍女士），康复了多年。经北京著名肿瘤医院专家评估，沈女士被认为是主要借中医药而疗愈的。

又如，上海市某医院的儿科主任医生徐某，1996 年来找笔者时与顾女士属同样情况：卵巢癌，术后盆腔有淋巴转移。化疗多次，指标只是"拍皮球"（用了化疗下去，不用即弹回）。当时，笔者大胆建议停用化疗，以中医药"零毒抑瘤"为主，结合内分泌治疗。内分泌治疗

1~2年后，因副作用过大，也只能停用。后仅以中医药为主，长期治疗。现一晃，徐某近90岁了。不仅指标早就全部正常，且原本2 cm大的淋巴结转移，16年前即缩小到0.8 cm，现已趋于钙化。该医生原有严重失眠、便秘等也都得到了改善。对此，她总结认为：笔者给她的就是"大中医小化疗"方案（当时，建议她用3~5个月中药后，如效果欠理想，还可补用几次小化疗，故有此说）。对此，笔者也表示认可。

当笔者转述这些后，顾女士听罢破涕为笑，接受笔者建议，改变了思路，现已14年了，血常规已完全正常，CA125也已在10 U（完全正常）以下，唯腹腔内淋巴结肿大，还需假以时日。

其实，很多以化疗为主而疗效欠佳的患者，完全可以换一换思路，改成以中医药为主，也许曲径尽处柳暗花明。至少，积极配合中医药调整，对他们的后继治疗可起协同增效之功。问题仅在于愿不愿意换思路及怎么选对中医药治疗。

一味地对抗性治疗，也许是条不归路

近年来，过度诊断、过度治疗，且一味地对抗性"杀戮"（指不顾后果地手术、化放疗等）已成为中国肿瘤领域严重且灾难性问题。这明确是条不归路。需要调整思路，讲究适可而止，不可一味地对抗性治疗。下面案例就是明证。

在郑州新华书店工作的刘女士，现年40岁，11年前哺乳期因意外事件匆忙断奶，不久摸到左乳有个疙瘩，可移动。一年后的2015年总觉得身体累，疙瘩不移动了。被查出乳腺癌，术后病理是内分泌受体阳性，无淋巴转移，被该省某大医院强行要求"密集序贯"化疗。患者本能地拒绝。但拗不过，做了8个疗程，且间隔时间比别人短（一般21天，她却是15天）。接着又被迫做了26次放疗。此后，以她年轻为由，医院又要她打三年昂贵且自费的戈舍瑞林。因工作关系，她发病之初就与笔者沟通，当时笔者明确告知她其实只是简单类型，切忌过度治疗。

但拗不过医院及家人，她只能顶着经济及身体压力，硬撑了下来。停用戈舍瑞林后，本以为可迎接康复，大功告成。不料，不久一次普通感冒，居然发热不退，一查，血液里见原始细胞，被该医院判定为急性白血病，且被直截了当地告知："如不治，顶多能活3个月。""情况非常危险，不能出医院半步，必须马上化疗。"父母也被吓坏了，只能苦苦哀求患者继续治疗。患者只能再次妥协，又进行化疗。没想到一化疗情况更糟：休克、酸中毒、大小便失禁、全身过敏、呼吸急促、血小板持续下降，其后还出现肛周感染，合并败血症等。此时，当地医院强调只能走移植之独木桥！家属终于对当地的方案心存疑惑，带齐资料去了他们认定的西医学权威——北京大学人民医院。对方医生明确告知："是过度放化疗所激发的！"移植，可暂缓。此时，已是2020年初，新冠病毒疫情发生了，屋漏偏逢连夜雨，她住院时10多天高热不退，CT示大范围"白肺"，且没法使用抗生素。"多次进入昏迷状态，想说什么，但已说不出来，因大脑严重缺氧了。"她以死相逼家人："我要去找何教授。"一旦清醒，便抓起手机，给笔者发了一段话："何教授，赶快给我开点中药，我快不行了，抓紧时间让我吃上，叩谢！"给笔者发出求救的SOS。笔者收悉后大惊失色，紧急回答道："小刘啊，你一定要挺住，而且不能单纯靠西医对抗到底。"当天，我就疏方并把中药快递过去。她则"一边打针一边吃中药。吃到一副半的时候，退热了"。她回忆道："随着身上猛一轻松，我看到了希望。""继续吃了1周左右的中药，肺部的阴影面积控制住了，且病变面积在收缩。"一旦松动了，她便在多位家人的搀扶下，千里迢迢开着车来见我。见我第一眼、摘下口罩的那一刻时，我已认不出骨瘦如柴、干瘪如僵尸的她，连声问："小刘，是你吗？是你吗？"她则嚎啕大哭，根本顾不上在场的数十位病人，央求我说："教授，您看我被折磨成什么样子了，我不要这样活下去，您救救我，您救救我，我真的做不下去化疗了。"我则回答说："孩子，咱不往后走了，罪受到头了。我给你调理，两个月之后，你再做一次骨穿，我看看结果，再决定下一步的治疗方法。"果然，"中药服用两个月之后，骨穿显示：原始细胞大幅度下降，成熟细胞趋于正常，结论是血常规改善，且比较稳定。提示病情开始明显好转。"之前，为了照顾她的情绪，笔者一直没有放开讲她为什么会如此不幸。这次则说白了——后期的连锁反应完全是前期过度放化疗导致的。又过了 8 个月，她渐渐恢复了，回归到了单位，回归正常生活。现在，她一切都好。小刘事后说，"复查还是继续复查，我还是去那家大医院，但是除了检查，什么时候复查，每次复查什么项目等，不再听他们的任何建议，也不再和那家医院有任何纠缠……虽然，他们的医疗条件、设备和技术都是省内最好的"〔此案例见《癌症疗愈录》（二），2024〕。

2023 年 1 月，笔者所在的上海民生中医门诊部举办抗癌"心路"粉红丝带交流会，邀请小刘线上分享，她欣然接受。通过视频分享她的故事，泪流满面。是的，一个刚 40 岁的弱女子，居然有这样的经历，是超出常人想象极限的，是小说情节也虚构不了的——按照西医传统认知，小刘怎么还会出现在现实叙事中？乳腺癌术后，或许就没有白血病了？白血病后，或许就没有肛周感染了？肛周感染后，或许就没有血液感染了？血液感染后，或许就没有肺部真菌感染了？肺部感染后，大面积白肺了，那肯定 over 了！但这却是现实世界里客观存在过的。问题在于今天的过度治疗态势，且有加甚趋势。西方医学主导性思路是战争模式，这受制于他们的价值观——往往偏重疾病本身，且只是信奉零和博弈的征服性思路，不管炎症、癌症，还是代谢性失常等，都习惯于对抗，以一剑封喉之法直达病本、杀死或根除它，其结果往往只是对简单的病，三下五除二，可获短期良效；但复杂性之病每每是捉襟见肘，按下葫芦浮起瓢，虽短暂有效，却把复杂机体自身功能或机制给破坏或干扰了。一如小刘案，第一时间治疗就过度了；后面的过激治疗更是错上加错，终致后果严重。当然，过度治疗背后的资本力量操纵，是深层次根源。而家属信奉彻底根治，也助长了过度治疗之歪风。尤其是临床已明确：不到 40 岁的小刘，身体虚弱耗竭，紊乱到极度状态，应火速停止创伤性征服；再一味地征服对抗，很可能"促命期"，加速走向衰败。

此时，唯一正确的对策是"停止征服"，改为"修养生机"，考虑怎样唤醒并激活她内在自愈力/抗癌力（中医强调的"正气"），提高其生存质量，协调其内在功能，才是正道。这也就是"王道"。笔者在难治性癌治疗中倡导"王道"为主，"霸道"为辅，此案是很好的例证。

姑息治疗：应贯穿于全过程

2008 年 12 月，在上海召开了由 400 多位国内外肿瘤专家参加的国际肿瘤大会，主题是"癌症的姑息治疗"。与会专家达成共识：以前只是针对慢性病主张的"姑息治疗"，应贯穿于所有的癌症患者治疗的全过程。注意：强调的是"癌症治疗的全过程"！因为癌症只是慢性病，很多情况下，汲汲于积极的创伤性治疗，不见得是最明智的选择。这就把姑息这一涉及肿瘤决策的敏感且常有争议的话题提了出来，并给出了明确结论。

长期以来，癌症姑息治疗一直有争议。反对者认为只有"彻底战胜"癌，姑息就等于放弃治疗"等死"。事实并非如此！众所周知，目前西医学公认的治癌手段，在灭癌的同时，对人体都有相当程度损伤。死于积极创伤性治疗的患者，绝不比癌症本身致死的少。加上许多姑息治疗（甚至不治疗）而鲜活地活着的案例，更突显出一个悖论：姑息，多数时候也是积极的！

癌症姑息治疗最初只对那些已很难治愈的晚期患者，同时也为了避免或缓解因创伤性治疗所引起的症状所提出的。随着观念的变革和临床观察的深入，人们发现借助综合合理的"姑息疗法"，不仅可明显缓解各种症状和疼痛，并能最大限度地延长无症状生存期，提高生活质量。因此，"姑息疗法"绝非"消极"等死。随着人们对"存活（只要活着）"与"生活（要有生存质量地活着）"的反思，国际范围内，对过去治癌讲究"不惜一切代价延长生命"，正逐渐转变为认同"尽可能减轻痛苦和延长无症状的生存期"，故对姑息治疗的接受程度大有提高。

现今，世界卫生组织对姑息治疗的原则已有广泛共识，认为应把姑息治疗尽可能早地运用于任何类型和时期的"慢性病"（包括冠心病、糖尿病等）及最终可能致命的癌症中。原因是人们对终末期生命看法的改变：认为终末期疾病同样起源于疾病过程的早期。如早期症状得不到处理，则终末期症状的处理就非常困难。如患者习惯于忍受疼痛或医务人员对患者疼痛不处理，这种慢性的、未能控制的疼痛可以改变疼痛信息在神经系统的传导，使之不断增强，造成原来静止状态的通道被活化，不断向中枢传递疼痛刺激，疼痛不断增强。症状不仅影响生活质量，也影响整个疾病进程，造成抑郁、自杀企图和恶病质等，这些症状可伴有慢性痛苦的反应，甚至促进了慢性病的进程。因此，姑息处理各种伴随症状，可改善生活质量，延长生存时间。

像其他医学领域一样，20多年来，癌症的姑息治疗取得了很大进展。晚期患者的姑息治疗更引起医学界和社会各界重视。目前已证实：对已不能根治的癌症患者，现代零毒疗法等姑息治疗，同样是一种积极、全面而有效的治疗，可使患者在不影响生活质量，甚至不影响正常工作情况下"带瘤生存"，显著延长生存时间。这在晚期小细胞肺癌、胰腺癌、淋巴瘤等难治性癌症中已得到体现。很多患者经过这种合理治疗，可实现肿瘤不再生长的目标，从而像高血压、糖尿病等一样，维持一种"既无法根治也不要命"的状态。虽作为慢性病，目前人类对癌症的控制能力、程度和可供选择的疗法等，与高血压、糖尿病相比，还有不小的距离。但随着研究深入，它们也会日趋丰富与有效。总之，姑息治疗能够造福更多的癌症患者。

睿智者已形成共识：姑息应贯穿于癌症治疗全过程。对早期可根治的患者，康复与姑息治疗的任务是缓解由癌症及抗癌治疗带来的相关症状。中晚期或复发阶段，其职责则是合理运用现有抑癌手段，控制其发展，延长生存时间，消除或缓解癌痛，妥善处理骨转移、肠梗阻等常见并发症。在终末阶段，医生既要尊重生命价值，也要理解死亡的必然性，而不要人为地加速或延迟死亡的到来。在减轻患者身心痛苦的同时，要给予安抚和帮助。此外，医生要清醒地认识到：切不可"生命不止，化疗不息"，与其让患者在化疗痛苦中加速死亡，不如"姑息"地悠着点，或许还能创造奇迹。

癌症姑息治疗应重视三大问题：①现代零毒疗法等姑息治疗应贯穿癌症治疗全过程。②须重视癌症患者的症状处理。改善生活质量的有效措施就是重视症状纠治，这对晚期癌症患者尤其重要。③加强多学科整合与注重综合措施运用。对癌症患者应提供全面支持和维持治疗，包括认知改善、对症纠治、营养调整、精神支持、情感价值提供和心理安慰、家庭呵护及社会关爱等。

能否给我指条路

长期临床（特别是在心身医学和整体观指导下治疗）的诊疗，感悟到许多难治性或晚期患者，最需要的是给他们指一条有效康复之路，而不只是一般理解的开点药，给个处方什么的！

河南的逢女士是位成功的大学教师，40 岁已破格提为教授。然而，就在她努力攀登时，被确诊为晚期乳腺癌肺转移。化疗后，明显控制。不久，却出现了胸骨转移，原位复发。再次放化疗后，又有所控制。1年后肝转移。2 年 9 个月时间里，折腾了 15 次化疗、40 多次放疗，还没有尽头。无奈中赶到上海，求助笔者。劈头第一句话就说："您能否给我指条路？"

笔者 2022 年报道了一个案例，张先生，学法律的，办事素来严谨认真，一直有病毒性肝炎，却不太重视，直到 40 多岁后，被提拔为某大学主管纪委的副书记，工作压力大增，出现乏力、厌食、消瘦，一番检查后确诊为弥漫性肝癌，失去手术机会。这时，也许是获悉噩耗，很快出现胀痛、黄疸、腹水等，保肝后及时上了靶向药索拉菲尼，却没法承受剧烈的副作用，没辙了！[36] 经由某中医药大学老校长介绍，前来找笔者。谈论中，核心话题是下一步怎么办，能否给他指条路？

其实，今天的癌症治疗，许多患者更需要的是一整套能糅合心与身、中与西、抑杀与控制的综合方案，或曰一条清晰的治疗、康复思路！因为人们往往开始是饥不择食，放化疗失败后，才会考虑需理性应对。医生这时需站在综合角度，分析、指导，给予可行的应对思路。

对于逢女士，笔者认为她有 3 个失误：①第一次化疗控制后，未切除原发灶，"星星之火"还在；②没考虑及时有效的中医药控制，内分泌疗法又失败了；③生病后，听信民间传言，大肆进补，蛋白粉、甲鱼天天吃，不仅增了肥，且雌激素水平居高不下。

至于对策，亦有 3 条：①重用中医药抑瘤及中医内分泌治疗；②暂不可停用化疗，希望能再做 2～3 个疗程，为中医药治疗争取获得发挥效果所需时间差（因为中医药起效相对较慢）；③针对骨转移，再坚持几个疗程的放射性核素治疗。与此同时，必须改变膳食结构，通过膳食帮助控制雌激素水平；合理饮食，也可促进稳定与康复。逢女士高兴地接受了建议，严格遵循医嘱，定期寻求中医改方调整。现已有效控制十多年，总体情况越来越好了！

至于张先生，笔者也给出明确建议：①索拉菲尼暂时不主张停用，但需减量。他来找笔者时是 2009 年，体重在 60 kg 上下；那时索拉菲尼是他能选择用的不多措施之一，但剂量不对（他用标准剂量 800 mg/d，4 片 /d）[37]。依笔者经验，他的最佳剂量应该为 300～500 mg/d。针对受不了严重副作用的他，笔者主张先减至 2.5 片（2 天吃 5 片），一个半月复查 1 次；根据指标及症状，逐渐加减，调整剂量。②总的原则，利用靶向药短期的有效性，积极借助中医药，改善胀痛、黄疸、腹水及肝质地

---

36 何裕民 . 应对癌：需要的不仅仅是科技，更是智慧［J］. 医学与哲学，2022，43（1）：18-23.

37 索拉菲尼（Sorafenib）是 200 mg 一片的，说明书强调一般人 200 mg×2 片，每天 2 次。通常主张每天 4 片。

等，并逐步控制肝癌发展。这既需时间，更需要中医药内服外敷等有效的综合组合。③连续几个月稳定后，靶向药可逐渐递减。原则上 3 个月复诊 1 次，如果 2 次复查指标都很好，就可 2 天减 1 片。逐渐过渡到中医药为主，故中医药需长期加强。④分析其肝癌进展危险因素，过于认真，拼命工作是祸根之一，需学会很好地安排与调整，借综合优化，巩固疗效。他欣然全盘接受，并努力践行。大约一年后，他开始恢复全天工作。4 年后，完全停用靶向药。2014 年调到另一所大学，且荣任书记。一直干到正常退休，病情都十分稳定。而他当时的腹水、黄疸等都是借助中医药内服外敷改善和解决的。

"能否给我指条路？"这是难治性癌症患者带有共性的需求！这就要求我们抛弃门户之见，站在"整体观"高度，以合理观念为指导，"告之以其所败，语之以其善，导之以其所便，开之以其所苦"（《灵枢·师传》）；对其成败原因进行分析，并给予综合性意见，积极控制与改善症状，同时还要注意对某些可能的意外因素进行预测与防范，并加强后续的反馈，常常能给晚期癌症患者带来新的生机与希望，也常常会"柳暗花明"！

压倒骆驼的最后一根稻草

许多晚期癌症患者求诊心切，往往容易产生一种错误的赌徒心理，把康复的所有希望像押注一样，押在最后一次的创伤性治疗上，忘记了作为慢性病的癌症，即使是晚期，也改变不了它是慢性病的特点。靠 1~2 次创伤性治疗的孤注一掷，结果常适得其反。

有时，这最后一次却真的成为"压倒骆驼的最后一根稻草"。

沈某是某市卫生局管科研的老处长，患肺癌肺内转移，前后化疗 12 次，靶向药治疗半年余后无效，肺内病灶大小 9 个。此时，已无法做西医治疗，只能走中医"华山一条路了"。好在他平素管科研，对中医药也算有所了解，对笔者素有所闻，故治疗十分配合。从 2003 年开始，一直到 2005 年末，2 年多时间非常稳定。大小 9 个病灶只剩下 6 个，且生活质量很好，我们自然也成了好朋友。2005 年，某医院引进了一台新的微创治疗设备，请沈某试用，且费用全免。第一次试用后，一个病灶有所控制，副作用也不大。沈某很高兴，准备再做一次，再打 1 个。这时笔者劝他见好就收，不可能做 6 次、打 6 个吧？他总想再试一次。试了第二次，也没什么特别，只是出现了咳嗽。他还想再赌一次，把一个稍微大点的再打掉。这时，笔者极力反对，他夫人也明确反对。因为很可能出现进行性肺纤维化。而他自己也心知肚明，但还想赌一下。结果，这次打完后，先出现胸腔积液，而后进行性呼吸困难，中西药物全用上了，大剂量激素也用了，根本没法阻止进行性肺纤维化发展，最后死于呼吸衰竭。第三次打完后，他就懊恼万分，悔不该如此，但为时已晚。

莫先生是运动员，身材魁梧。患肝癌手术后复发，求助于中医，同时用介入方法。前 4 次无任何反应，到了第 5 次，笔者劝他慎重些，拉长间隔时间，且那时他肝内病灶已很稳定。他不依，认为自己体质好，没问题。第 5 次做完，AFP 还稍高一点，坚持还要再做，但体质已大不如前了。第 6 次，副作用非常厉害，但他仍撑着；和笔者说"再做一次，就再也不做了，一心吃中药"。结果，第 7 次直接死于介入，连医院都出不了，可不悲乎！

至于再补一次全身化疗，而成为"压倒骆驼的最后一根稻草"的情况，更是比比皆是。鉴此，我们提倡创伤性治疗一定要讲究"度"！须知，所有治疗都只是手段，目的是保命。

在这种时候，更需要理性、沉着，而赌最后一次的心理，带来的一定是恶果。

迟到的后悔

钟某，温州企业家，事业十分成功，为某行业的龙头。2007 年底来造访，一再后悔地说自己错过了机会，以致花了大笔冤枉钱，人也备受折磨，还不知道有无希望走出恶魔的纠缠。

原来在 1999 年，40 岁刚出头的他被确诊为乙状结肠癌，做完手术用了进口药化疗，并找笔者用过中药调整。那时起，我们成了常联系的朋友。由于他年轻、体质好，又认为有钱用最好的药，一定会有最好的结果。故服中药约 3 个月后，就不再坚持，只是断断续续。因为在他眼里苦涩的中药肯定抵不上动辄几万元的化疗。然而事实却教训了他，让他后悔莫及。

他是一个很热心的人，多次住院，结识了不少同为肠癌的患者，先后介绍 3 位患者来笔者处诊治。在这 3 位患者中，2 位比他的病更为复杂，一位手术时已经有肝和肠系膜转移，另一位是直肠癌，离肛门很近，十分勉强地做了"保肛"手术。这 3 位患者先后在笔者处求治了 3~5 年，其中肝与肠系膜转移者稍稍麻烦一些，化疗用了 2 个疗程，又做过介入，但自 2003 年起，就已经很稳定，已恢复半日工作。另两位则一直稳定至今，已进入康复期。

这些情况钟某十分了解，故感慨万千。他前后已用去 80 多万元，先后化疗近 40 次，放疗也多次；从 2002 年起，每年几乎有 3/4 的时间在医院。结果却是复发接连不断，长期在病床上待着，企业也无法顾及了。现状是肝、骨、脑多处转移，当年壮实的他羸弱得很，以至于坐着和笔者说话都气喘吁吁。此时，他才下定决心以中医药治疗为主。但毕竟目前的病情复杂多了，他感慨地说："我真后悔，总认为中药只有调补作用，想不到我介绍了别人，他们坚持后都很好，取得持久胜利。我却'赔了夫人又折兵'，还不知道能否走出陷阱。"其实，研究早已证明，化疗是双刃剑，在抑杀的同时，又诱发癌细胞变异，变异了的往往更难对付，此时徒增治疗困难，更需中西医学充分配合。从另一角度而言，癌的治与防过程中，"中西医学就是两支目标一致，协同作战的'友军'，充分发挥各自的优势，相互协防，攻守有序，可最大限度地抑制肿瘤，并保护机体不受损害，便是中西医结合的最根本所在"。对钟先生来说，这是谋取癌症治疗最后成功的关键。

无知的代价

几年前，有一位著名艺人因癌而去世！她的死让笔者嘘唏不已，感慨良多。

她正值艺术生涯黄金期，第一次婚姻失败后不久，发现非行经期也有少量血性分泌物，因无任何症状，没当回事。不久再婚，仍不时见少量血性分泌物，夫妇俩均为电影界人士，依旧麻木！后怀孕，如厕时依旧有少量血丝，仍不当回事。孩子顺产，产后2个多月恶露未净，这时才去找医生。确诊为晚期妇科癌症，局部及左锁骨上已有转移。这才如梦初醒，开始到处求治。手术、化疗、放疗都做了，症状控制。但左锁骨上淋巴结依然明显可扪及，由于放疗剂量偏大，导致行走不便。经友人介绍，坐飞机来上海找笔者救治。她来时是坐着轮椅的，在上海治疗了半年余，以中医药方法为主，回去时行走基本如常。只不过左锁骨上淋巴结依旧可触及。

艺人多感性，少理性。由于无特殊不适，有点厌烦喝中药了。家属怕她情绪失控，也未全盘托出她已多处转移的实情。由于有知名度，故常有人主动要求帮她治疗。一日，其先生一位好友，介绍一位神乎其神的气功大师为其诊治。气功大师隔她3m左右，与其相向而坐，对她"发功"，约半小时，汗出湿漉漉的大师兴奋地说："您体内的癌邪已让我发功给赶走了，您完全健康了，根本不用吃药了！谁再叫您吃药，谁就是骗您！"此艺人听毕，旋即从沙发上跳了起来，大笑叫道："啊，我解放了！我病全好了，我不用吃药了！"其实，她前几天刚刚做过检查，只是一切稳定，转移灶有的消失，有的缩小，有的依旧可见，特别是左锁骨上的淋巴病灶。但该艺人居然坚信气功大师的话（内心也因已无大不适，不想吃药），此后竟因此拒绝治疗，并立即启程离开上海回家。

她平素生活由她姐姐照料，姐姐非常清楚她的真实处境，好生相劝，就是不听！姐姐只能搬出笔者相劝，她和笔者关系因半年多治疗已很融洽，平素笔者说的她基本都听，这次她却拒绝！并振振有词地说，别人会骗她，她先生会骗她吗（气功师是丈夫好友介绍的，发功时丈夫一直在旁相伴随）？就这样，谁也劝不了她，停止一切治疗半年余。半年后，先是双腹股沟间出现肿块（其实是淋巴结转移肿大），伴下肢肿胀；不久，左锁骨上淋巴结日渐增大，以致整个面部肿胀（上腔静脉回流受阻）。这时，她与先生才慌了手脚，再次到处寻求救治，也再来找笔者。可惜，此时的病情像脱缰之野马，失控了！不久，艺人自己拒绝治疗，大概就在停药 9～10 个月后走了……

知晓此事者，无不为此艺人之感性和无知而惋惜！癌症毕竟是恶性的，需要长期精心治疗与调整，其间来不得半点马虎或掉以轻心。放弃治疗，不管何种原因，都是危险的。此艺人之死，也提示给民众普及肿瘤防治常识之重要性！她的离世，耀星忽坠，完全是因为无知和感性，不尊重事实，也听不进逆言！足以为大众之戒！

生癌不是丑闻

30 年前，一位不足 40 岁的商家巨子，因患肠癌后不治而亡，引起社会一片惋惜和感慨。他并非笔者的患者，我们并无交往，但他的失治而亡，却也引起了笔者的一些思考和感想。

他生活在温州，该地有笔者许多患者朋友，长的已有三四十年交情。在接触中笔者感受到该地有种不健康的习俗：总认为生癌，不是件光彩的事情，不愿主动与人谈及，更不愿积极与他人交流；求治时，常会有附带要求，别告诉他人。各地癌友协会表彰生存 5 年以上的抗癌明星，并有奖励。其他地方评上者一定十分踊跃登台，接受别人给他祝贺的掌声。但该地却近半数人不愿上台，更不愿暴露在镁光灯下。一时间，笔者很是纳闷。时间长了，关系融洽了，笔者就问了其中的几位。

方知当地观念中，生癌是件见不得人的事情，属丑闻之类。特别是做生意、办企业的。很多人可能会因此而避你远去。其实，这完全没必要，是错误而有害的。因为这不仅会在患者及家属心中留下挥不去的阴影，极不利于患者康复，且也会在无形之中阻碍患者主动求治，以及在治疗康复中和他人的积极沟通、交流。所有这些，在我们看来都对作为慢性病的癌症之康复，至关重要。

据分析，那位商界巨子之死，与此类错误观念不无联系。至少，这种错误认识无助于他积极寻求各方面有益的帮助。

2008年初美国总统初选中，竞选人爱德华兹的夫人公开公布自己的癌症病情，作为一名仍在治疗中的乳腺癌转移者，顶着化疗后头发脱光了的头助夫竞选。笔者看到这则消息，不由感想良多，中国人何时也能这样坦荡地面对生癌症这一再普通不过——普通得就像老人有了骨刺、冠心病一样的疾病呢？这也许将大大改写中国人防治癌症的被动局面！

保守病情秘密是每个人的隐私和权利，笔者无意多说什么！但考虑社会难以接受，会丢了朋友、生意，甚至职位、声誉等，却提示我们习俗和文化出了问题。因此，笔者大声疾呼：生癌就是个体生了像糖尿病、冠心病一样的慢性病，并非丑闻！社会应宽容对待。而作为患者自身，也应积极从容面对，没必要产生恐惧感、丑陋感，甚或犯罪感。这才是积极、正确的态度！

新
康
复

癌症康复现状不容乐观

重治疗轻康复，大有人在
60% 的癌症患者死于康复期
亟须注重后续的综合疗愈过程

作者将心比心，打造新康复大道

关爱癌症患者要细水长流
"三驾马车"铸就康复新模式
少吃一口，多活一日
圆桌诊疗消心结
肿瘤叙事，可以促进疗愈
毅力有时比药物更重要

一大盲区：
重治疗轻康复

重治疗轻康复，千金难求生机

癌症康复中存在倒"U"字形现象

中医药是实现康复的重要保障

家属及亲友的支持，非常重要

三驾马车，协同抗癌

目前，我国癌症患者的 5 年生存率尽管有所提升，但术后复发率仍居高不下，死于癌症复发和转移的患者接近 60%。重要原因在于人们重治疗轻康复，或对康复存在着误解与迷茫，往往忽略对患者心理、营养、体育等综合康复疗愈的应用或践行，包括社会文化方面（也含宗教、信仰等）的呵护及支持。其实，这些都可明显减少手术、放化疗后复发转移的危险。

在一份癌症生存者的调查问卷上，许多癌症患者被问及出院后还准备做些什么时，常常会很茫然地填上"无"字！他们确实不知道康复阶段还要进行特殊的疗愈过程。如果能对此有所了解并身体力行地践行，他们的后续生活完全可以更好，常可大幅度减少二次癌及复发的概率。故注重康复疗愈，是癌症生存者持久康复之关键。

不可忽略的第二治疗：倡导康复疗愈

癌症是类慢性病，慢性病不仅需要注重治疗，尤其需重视康复。癌症的康复疗愈更为关键，它常决定着患者的生存期之长短。

在"首届全国癌症和肿瘤患者社会心理关怀学术研讨会"上，上海市有关专家透露了这样一组调查数据：癌症患者的人均医药费用支出中，40% 是用于生命最后一年，而其中的 40% 又是用于生命最后 1 个月的。高达 60% 的癌症患者不是死于治疗期，而是死于康复期。

针对现状，我们提出康复疗愈新概念，并与现有癌症治疗相匹配；癌症治疗往往是被动接受性；现行主流方式，不管中西医，都带有某些强迫性、创伤性、一定痛苦的，西医手术、放化疗不用说；即使免疫、靶向、微创等，也都带有程度不等的不舒服（伤害）；中医药也类似，尽管程度大为减轻，至少又苦又涩的中药需认认真真大碗喝下去，难以讨价还价。而疗愈则是主动的、患者自主参与的、涉及身心灵多方面的、可充分自我选择的，且往往是自内而外的、积极的、温和且自我合意的。故经近半个世纪医患共同探索、逾十万患者身体力行之实践，我们倡导"康复疗愈"，并把它视同与癌症治疗意义类同的，不可忽略之第二治疗。

一连串痛苦的创伤性癌症治疗后，不少患者以为自己已治愈了。实际上，癌症治疗结束出院（结疗）后的 1～3 年内正是复发、转移高危期，相当多的患者在这阶段发生转移、复发，从而导致前功尽弃。

这是因为手术、放化疗、靶向、免疫等癌症治疗对身体损伤很大，导致自身免疫功能紊乱，诸多生理机制需要重建。而体内潜伏残存的癌细胞又易死灰复燃，引起复发转移。在中国医学科学院举办的 2006 年科学抗癌论坛上，专家强调：预防癌症转移复发，和刚刚确诊时的癌症治疗同等重要，是降低癌症死亡率的关键之一。

据分析研究，我国新诊断的实体癌患者中，有 2/3 的人已出现临床检查出来的转移灶，而经过手术、放化疗等癌症治疗后（这些我们称第一治疗），仍有 1/2 的患者出现亚临床隐性转移，约有 60% 的患者在 5 年内死亡于复发和转移。

资料显示：目前我国实体癌手术后 3 年内的总复发率高达 60%，死于癌症复发和转移的患者接近 60%。而总结某些地区或组织近年来生存率明显提高，重要原因是除了重视手术、放化疗等癌症治疗外，还十分注重对患者心理、营养、体育等方面的纠治及康复疗愈之推广，以及宗教信仰等的运用，有效减少了后期复发转移的危险。

癌症患者应熟知，手术、放化疗等常规治疗和中医药抗癌都是必需的。但这些疗法并不是所有疗法，更不是治疗的终结。因为这些疗法充其量只能对癌瘤有所抑制和减灭，无法彻底改变易促使癌症发生、发展和复发的内环境。

若注重康复疗愈过程，情况就大不相同。事实表明，通过康复疗愈（可称"第二治疗"），调整恢复受创伤的生理功能，特别是免疫机制，清除机体内利于癌瘤生长的内环境/微环境，常可有效地防范癌症复发转移，及再生二次癌。上海（虹口）科学保健康复协会所倡导的群体综合抗癌和三阶段肿瘤康复模式就是这方面的典范。他们注重对癌症患者康复期的心理、行为、饮食等综合调整，使患者能积极合理对待康复期，并充分借助中医药优势及互联网和社群等方式，不仅大大提高了癌症患者的生存质量，且有效地延长了生命。数据表明，受惠的、接受追踪的 20 多万癌症患者的 5 年生存率已达到了 70% 以上。

鉴于此，我们认为："重治疗轻康复，千金难求生机。"要想活得好，活得长，就必须注重康复疗愈，或曰"第二治疗"。

借互联网/社群/AI等，可抵御癌性"人文休克"

早在 20 世纪 90 年代，笔者临床注意到一奇特现象：有些患者（特别女性）隔三岔五反复求诊，问题都差不多，本质上是焦虑抑郁与无助。深入交谈后他们常说：教授，您说的都对！白天我都认可。但孤独一人或晚上，就深感恐惧无助。一位患者曾这样说："想想您在岸上，说得轻巧！我在水深火热中，高度恐惧，怎么都无法释怀。因此只能不断来求您。"其实，这就是"人文休克"——冷酷的患癌现实，痛苦万分的创伤性治疗过程，随时会终结生命的可能结局，加上冷冰冰的社会态度，孤立无援，构成了"人文休克"的诸多要素。可以说，针对生癌现实，患者首先面临的就是场自我"休克"。随后常进一步引起情绪失控、精神坍塌，甚至生理功能系统性溃败。那时，笔者正好主持中华医学会心身医学工作，意识到不破解这一点，患者们难以走出困境。靠单独的医生解释，医生又有多少精力？这可不是一两个患者的问题！而是涉及所有患者内心的深层次需求，单打独挑，根本抵挡不住！怎么办？左思右想，笔者开始借用心理学集体疗法之趣，组织患者自救，让准康复患者出手相助，互通电话（因为那时其他通信手段不丰富）来帮助新患者，有一定效果。在此基础上，逐步建立了患者关系网，让他们相互间积极互动，效果也不错。2008年前后，又建立了患者数据库。虽过程比较艰辛痛苦，因其烦琐且无现实利益，人们认识不到好处，但却效果更佳，可以部分地助患者抵御"人文休克"。至少，让相当一部分新患者走出恐惧及焦虑，且大幅度提升了治疗效果，遂有了相应的理论认识及具体的方法经验等。

长期观察中意识到，当今中国肿瘤临床存在种种弊端，关键在于医患信息不对称，且缺乏人文关爱。由于社会本就弥漫着严重恐癌文化，加上过度诊断/过度医疗普遍存在，越演越烈。及时获得有效且正性的精神文化支撑通路及途径，严重欠缺；有的只是廉价安慰与同情；同等经历者的情绪价值，显得十分欠缺。这类当事人的支持，却意义巨大，非一般同情安慰所能企及。为此，2015年前后，我们从原来的患者数据库，过渡到筹建"社群"，通过建群，逐渐滚起了近千个患者群，辐射到几十万癌症患者。大多数社群十分活跃，患者相互之间良性互动，既消解了"人文休克"，又及时获悉较准确的资讯，且能交流康复经验体会，对于他们的康复及疗愈，意义显著。对医护人员来说也帮助不少，可说是另类的"医患相长"，医护也能获益颇丰。

近年来，我们又利用 AI 技术，从癌症患者最常见的疑虑或问题切入，以生成式预训练模型，让患者的疑虑或困惑因借助高科技，随时获得准确而对称的信息或资讯而消解。特别是关乎癌症的词条，近年来已积累的 3 万多条，有几千万人次的癌症患者充分利用高科技手段获益了。不仅长了知识，且增长了经验，并获得了积极的情绪价值。

这 AI 程序虽目前还在训练成熟过程中，却意义颇为突出。尤其对新患者或深陷抑郁焦虑境地者，常可借此以获益且自救。因此，我们鼓励新患者，特别是初诊癌症患者，可以进入该 AI 程序，自己学习学习，也可接受线上老患者的帮助。通常，这种帮助比我们医生的聊天要好得多。医生本人没经历过严寒，没遭受过癌症"人文休克"，往往所说的是说教式、训导式的，常隔靴挠痒，不着痛处。远不如基于患者交流所形成的 AI 程序，它可较好地抵御癌症引起的"人文休克"，且能让每个患者（入群者）及时获得准确信息，患过癌症的过来人筛选过的准确资讯，并获得有效呵护和情绪价值加持，从而加速癌症患者及其家属的自我疗愈进程。

几年前（新冠病毒疫情期间）我们已开始打造患者的 AI 支持程序[38]。当时正值抗疫期间，西医学对小小病毒万般无奈，而中医药学却功不可没。笔者应邀正写着《你真的了解中医吗》一书。现实令人感慨万千！认定中医学就是"一盏灯"——这盏灯尽管没那么耀眼而亮，却已亮了几千年，薪火相传，不管白天黑夜，刮风下雨，始终亮着；尤其漫漫黑夜，每每可给人指路、给人希望、给人光明。也许，这盏灯解决不了黑暗中所有问题，却给困惑迷茫中的人点燃了光、指引着前进方向，提出了解难题可能的思路，增强了应对的自信。该灯既暗指中医学，也把疾病需求者的 AI 支持系统称为"一盏灯健康支持系统"，期待

---

38 关于"一盏灯健康支持系统"的使用方法，可通过微信搜索"一盏灯健康"小程序，或"一盏灯健康 AI 助手"。

它发挥类似的作用。

鉴于每个患者病情及背景性因素均不相同，而主治医生的学养见识也不尽类同，或缺乏相应专业性训练，导致今天临床癌性"人文休克"现象十分普遍。首先，经多年训练而成的患者 AI 支持程序可帮助提供充分且经筛选的健康资讯，借此可获得关乎疾病的详细信息和准确知识，含病因、症状、治疗选项、副作用等多方面知识及建议，从而帮助使用者更好地了解真相，消减因无知困惑诱发的压力及焦虑；其次，它也是心理抚慰平台，借此可获得专业且称职的（尤其是与你一样的曾经的患者）心理抚慰及支持，可助缓解低落、抑郁、无助等，提供情绪价值；最后，借此程序，相互间还可以组成康复团队，携手走向康复。这些颇似"一盏灯"一直在指引陪伴着你，步步走向疗愈及康复。近半个世纪经验，这种陪伴对于身陷健康泥淖的困境者，十分重要。总之，借助这些可有效抵御癌性"人文休克"，以更好地应对病症及生活挑战。故"一盏灯 AI 健康支持系统"平台等值得推荐使用。

没有什么比生命更珍贵的了

很长一段时间，人们在惊叹中国经济快速崛起的同时，也对一类社会文化现象百思不得其解：那就是中国人拼命工作、拼命赚钱，把许多身外之物看得比生命本身更重要。钟南山院士就曾调侃地说：现在年轻人是 40 岁前"以命搏钱"，40 岁后"以钱买命"。一个早年移居国外的朋友也这样问笔者：他的一些国内合作者，已有了病，可还是"轻伤不下火线"，"一不怕苦，二不怕死"，这真的是对的吗？值得吗？

笔者曾兼任科技部"十一五"重点支撑项目"亚健康"课题第一负责人，研究后认为：中国人健康状况（特别是城市白领）堪忧，很大程度是健康意识问题。不生病，没有意识到健康的"不可替代"性。中国癌症之所以 5 年生存率偏低，也与此有关。这主要有两方面原因：一是有了一些症状（很可能是癌前病变）不在乎，不当回事，能拖就拖，能挺就挺，轻伤不下火线，以致贻误最佳治疗时机；二是许多已稳定了的患者，忘了自己患者角色，追求身外之物，又恢复当年之"勇"，终致再次麻烦，甚至不救。笔者患者中，有太多这方面惨痛案例。

　　施女士是温州商人，卵巢癌转移患者，CA125指标一直不正常。经中医药4~5年的综合治疗，才稳定下来。她从1997年起就接受笔者的治疗，到了2004年，已稳定了2~3年，当时她长期中医药调理后，面容姣好，气色、气质俱佳。笔者曾戏说："你可以去选美了。"也许是闲不住，也许是温州人习性难改，2004年起，她求诊少了，告诉笔者她又开始经商了，做些小文具类生意。笔者当时就劝她，充实生活可以，当生意做，拼命赚钱则不可！她开始还算听话。不久，告诉笔者生意有点难度，正在努力之中。再后，几个月半载不求诊，有一次总算出现了。但来时面容憔悴，查体后癌症指标等均可。她告诉笔者生意做开了局面，就是人有点累。笔者再三嘱咐，她满口应允。2005年4月，查出CA125反弹，吓坏了！她这才恢复了每2周1次的门诊求治，并补做了一次化疗。但同他人的合同已订，一时半晌无法停下生意。2005年8月出现剧烈腹痛，人正好在温州办货，急诊住进当地医院，此后就再也没来过。次年9月，其妹告知噩耗，叹息不已！

　　楼女士的故事更让人唏嘘。她原是南通某学校教导主任，教育界先进分子、女强人。临退休前（2003）因腹痛，确诊为卵巢癌破裂，姑息术后出现腹水，化疗没控制，CA125、CA19-9均高，症状日见严重，已被判3个月寿限。在我处治疗内服外敷，配合化疗后1年余，指标正常，腹水尽消，人亦开始神色俱佳，对笔者感激不尽！听说她是教务管理方面的能人，被某民营学校高薪挖去兼职。说得很好，只要每周来2~3天，顾问顾问即可。没想到，她一工作即十二分地投入。在2010年前的几年间，CA125、CA19-9指标反跳过6~7次，每次都是毕业和招生忙完后2个月左右，每次都被笔者狠狠地批评："要名［声］不要命？"每次都虔诚地接受批评，"保证不再这样了"！可每次照犯。因为她先生在南通很有影响力，复发后总是反复来找我，信誓旦旦地说革心洗面，再也不兼职，就在消停后 3~4 年，一切均好。2016 年夏天，骨瘦如柴的她又来找我了，原来 2~3 年间很太平后闲暇无聊，去年又去兼职了。没想到才半年余就见"颜色"了，旧疾复燃。笔者与患者相视半晌，双方都很尴尬：吾恨其不争，反复食言；她则既惭愧，不敢正视我，又眼神里透出哀求及无助。这次，终于成了她的最后求诊。

这只能从中国人的文化观念这一更深层次的根底去找寻原因。笔者不得不认为，这是很可悲之事。出人头地、拼命工作等观念，真是害死人！

调补，需文火慢熬

与患者及家属接触久了，对他们的想法和习惯也常了如指掌。有很多家属唯恐患者营养不良，消化功能刚有恢复，胃口乍一改善，即填鸭式地灌个饱。但常事与愿违，补没"速成"，反倒加害了患者。鉴于这类好心办坏事的悲剧，临床太常见了。故特提出一议，以示警觉。

先举一典型案例。几年前，一对上了年纪的父女俩来找笔者求救，为的是其 70 多岁的妻子（母亲），患者患晚期肠癌，不完全梗阻，体质太差，无法做姑息性手术，做了 2 次化疗，滴水不进、腹痛、便秘、十分消瘦和虚弱，舌质红，苔却黄腻而厚，腑气（大便）不通已多日。医院除对症措施及输液外，无多少治疗建议了，只是在拖时间。全家急得像热锅上的蚂蚁，打听到笔者用中医药方法救人不少，特来求助。

对于此类患者，临床十分常见，常规的中医治疗很难切入，笔者以 3 种方法试行，灌肠先通其腑气（调整肠胃），排其污秽，令其上下腑气得通；外敷理气之剂，鼓动其胃肠蠕动，消其食积，帮助中焦运化；大便一通，则嘱其口服少许清利胃肠湿热和健胃益脾之汤剂，并佐以少剂量的零毒抑瘤之剂，扶正抑瘤。1 周后，父女俩兴奋地来复诊，说服药3天后大便始通，精神转佳，已能食粥糜；继续以上法为主，但稍微加重内服之剂。

又1周，老头愁眉苦脸，女儿则一直在旁埋怨他。原来，这一周，初起患者情势更好，病情大有起色，已能下地，舌质仍稍红，苔已化尽（笔者要求家属每天用数码相机拍摄舌象，利于追踪观察），胃口大开，时常想吃东西。但就2天前又腹痛、呃呃、厌食，昨又有呕吐，精神明显见差。听说了病情演变过程，笔者心中已明白大半。直奔主题，问道："你们肯定2～3天前给她进食太多、太好了？"父女相视，女儿坦诚，她和父母分居，前几日她住在母亲家，严格遵循医嘱，每天熬粥让其母啜服少许。3天前回家，由父亲独自照顾。父亲见母亲食欲好，人消瘦，遂好不容易寻来一只老母鸭，加红枣、桂圆等一起，熬煮透了，嘱患者吃。吃不下，还逼着她多吃一些，旋见如此结果。老头则在旁边一直辩解"我看她太虚了"，"只给她补了一点"，"我看着她吃，还很开心……"真的，好心办了坏事。

其实，中医学有"虚不受补"的告诫。特别是消化功能偏弱，刚刚有所恢复者，稍微吃得好一点、饱一点，胃肠道即受不了，"消极怠工"，常见腹胀、呃呃、便秘、腹痛，甚或呕吐、肠梗阻等。故须明确一点，虚人调补，只能细火慢熬！一点点来，以粥糜等最为养人，千万不可操之过急，否则，往往结果适得其反！

在这里，还要强调两个观点：

其一，大城市里，癌症患者真正因营养不良而走的，绝非多数；即便后期常见恶病质，也是消耗过多，抑制消耗才是关键！

其二，吃进去的远非就是补进去的，吃进去，仅仅进入肠道；能否吸收才是关键！吃得太多、太好，吸收不了，反倒增加肠胃负担而为害！

总之，调补需细火慢熬，切忌快速填鸭！

细水长流话关爱

癌症康复过程中，家属及亲友的支持非常重要。

由于癌症康复是一个相对漫长的过程，常需要以年为单位来评估。癌症患者特有的心理状态，以及四季寒暑、暖热温凉等变化，都会引起患者自我感觉的不适。这时，家属亲友的关爱呵护，常是患者康复过程中的重要支持力量，且是任何人都无法替代的支撑力量。

家属的这种关爱，早期要避免过分、过度，把患者视为"国宝"——我们常戏称为大熊猫。这也不允许，那也不可以！只能乖乖地静待着，误以为这才是最大的呵护。其实错了，患者虽然生了病，但他首先是心身健全的"人"。因此，应该强调在体力允许范围内让他适当参加有益的活动。如外出散散步，交交友；年长有打牌爱好的，让他们打打牌，增添生活乐趣；更重要的是，分散其对自身疾病的过分关注和疾病恶果的念念不忘。如此，则有益而无害。关键要掌握的是"以不疲劳为度"，不可过分，不可太累。

一年内，家属对癌症患者的关爱常以"过分关爱"为特点，这是有害的。日子长了，许多人则不知不觉淡漠了。因此，我们强调关爱须"细水长流"，持之以恒，特别是对老年人。

笔者有一典型事例，很愿说出来和大家分享。

20世纪90年代中期，笔者的一位好友，介绍了他的岳母求诊。其岳母72岁，因中脘疼痛，大便改变，常有呕吐而去医院。确诊为横结肠癌已转移，无法手术根治，只做了姑息手术。医院化疗了一次，身体受不了。子女一商量，放弃化疗，转而求中医药治疗。当时，患者十分瘦削，体质很差，因横结肠与胃有粘连，饮食后剧痛、呕吐，老妇自诉生不如死。老两口是单独居住的，5个子女个个有出息，生病那段时间里，家里天天子女满堂，孙甥济济。笔者以内服、外敷综合调理，3~4个月后，老人体力恢复，饮食正常，很少再有胃脘作痛，全家也很开心。初起他们还商定，确保每天晚上有子女回家陪老父母，一切情况越来越好!

转眼一年多了,老妇生活已能完全自理了。患者能独自一人走几公里,去中心邮局取东西(当时还不时兴"打的",老人也不舍得"打的")。笔者也去得少了,因为老人恢复得不错,原先是每周1次,改为每2周1次,后改为一个半月1次。转眼2年多了,笔者去改方时感到老俩口情绪有点不对。患者唉声叹气地说:"年纪大了,是麻烦了,给小的们添事了,活着也没多大意思了!"听后笔者敏锐地感到:老人厌世了,有"被抛弃"情结。急告朋友,请多关心老妈(岳母)。过几日,他们回复说,老妈一切都好,也不痛,也不难受,没大事的;老妈也理解他们忙,说不用多去看他们(这其实是不理解老年人真实想法)。又过了一段时间,仍发现老妇被抛弃情绪严重,总认为自己已成累赘。过去每天晚上家里子孙满堂,现5个子女除节假日必来,平素就是周日一来,家里冷清异常,也许子女们嫌他俩"烦"了。笔者又及时转告那位朋友,那位朋友的妻子诉说了一大堆苦,这个姐忙什么,那个弟忙什么,自己又在忙什么,并说她父母是很坚强的老人,以前一直很坚强,只能每周去1次了。还说我们常打电话问候问候,一样的!不久,笔者接到电话,老人腹痛剧烈,送医院了。到了医院,腹痛缓解了,而该院精神科医生诊断其为严重抑郁。这次住院照样是子女满堂,孙甥济济,可老人的病再也没好起来,2~3个月后,因恶病质衰竭而死!

死时,笔者朋友的妻子及其姐弟们哭成一团,都说自己害了母亲!但为什么不经常来看看呢?

其实,生了大病的人,感受是不一样的,特别是大病后的老人,总认为自己不久于世,希望子女们能"常回家看看"。他们较过去更耐不得寂寞。有些老人疼爱子女,嘴里说没事,心里却想着最好子女能经常回家看看,享受一下天伦之乐。这是人之常情!对于晚期癌症患者,尤需注意。

总之,关爱须细水长流。最简单的做法就是多关心,或常回家看看!

当心，"友善"的探访者

这标题是《癌症疗愈录》（二）中一个患者叙事时用的口吻，有普遍意义，故录于此，以为警戒。

叙事主人公是主任医生，为某三甲医院院长的许某，在忘我工作、将难以生存的医院起死回生、欣欣向荣后的 2010 年，突感大便困难，发现晚期肠癌，且是低位，需进行"肛门保卫战"（即手术的同时努力保住肛门），若干年后又发现肝转移、双肺转移，西医疗法告罄的情况下，借助中医药为主的调整，顽强地活了下来，现已康复 15 年了。他接受采访时谈到一类现象，值得重视：

由于他人缘很好，看望者甚众。"亲友看我时，都带着一种永别的、安抚的、可怜的心态。这样总会给我们一种心理暗示，不由自主地会自责：我老是让别人惦记着。情不自禁地会想：'我们是弱者，我们是病人，我们不久就要永别了。'"

"亲友的看望，或出于友谊，或出于担忧，或出于安抚，或出于礼节……总之，尽是善意，毫无恶意。"

"可是，我不得不说，亲友传输的语气、眼神、礼物，都是一种负能量。尤其是'你要坚强'，听起来，很难受。因为'要坚强'的背后意味着'已垮下'，所以每每鼓励我的亲友走后，我总有莫名的哀伤，虽然对他们心存感激。"

"而病友之间的交流则截然不同，每每交流过后，总会想：我不是病人，而是一个需要康复的人。因为大家都在康复中，康复好了本身对病友就是一种鼓励；暂未康复的，大家都携手前行。"

他最后说道："亲友的探望，带来的是鲜花，留下的是悲伤。"

"病人的互动，说出的是话语，留下的是赋能。"

"心怀善意，不一定会做善事。给予，要看需求；善意，重在'适合'。"

许院长的感受是真切而有意义的，值得引以为戒。

在此，想再补述个案例：

江苏某领导，20世纪90年代末患肺癌，当时没有成熟的靶向药治疗。故手术后只能化疗，化疗几次后受不了，就寻求我帮助，一直靠中药调理。大概2004年前后恢复很好，并重新全天工作。但还是隔三岔五到上海找我调方。他亲口反复讲述一件事：说自己住院时常惧怕同事亲友们探望。为何？因身份因素，看望者络绎不绝，大都会带着鲜花。因住院条件好，空间大，床的周围布满了鲜花。有一次探望者离开后，他一个人静静待着。正好某人物去世，《新闻联播》里播放着哀乐，哀曲中逝者静静躺在鲜花丛中。猛然间，他联想到自己，回味着探望者所说的，大都是告别语，而现实中自己躺在鲜花丛中，似乎暗示着将不久于世……独自怆然而涕下，伤感油然而生。其实，探望者大都并没此想法。但当事人的感受却是真实的，需引起重视。

因此，我们强调关爱既是必需的，且讲究细水长流；更要强调方式方法，适度与氛围等。有时候，过犹不及。

享受工作，享受健康

有一位女性患者，姓高，患平滑肌肉瘤，有多次转移。经过6年多治疗后，各方面情况都不错，完全康复。她希望回原单位工作，可单位领导一方面因为她曾经是癌症患者，怕后面麻烦；另一方面她的原工作岗位已有人适应得很好了，安排有一定的困难；也因为转制了，分配方式不一样了，新上岗会影响大家的利益，故坚决拒绝她重新上班。她找到了笔者，请笔者帮忙。笔者答应了她的合理要求，并动员社会力量，包括社会呼吁等，为她重新走上工作岗位做了一些工作。

后来，她一直工作了5年多，干到了退休，一切正常。领导后来对她也褒奖有加，她自己也感到很满足，认为自己已完全健康！

这不止是个案。上海某中级人民法院的万女士，30多岁时确诊为卵巢透明细胞癌，世纪之交前做了手术及化疗，但指标CA19-9值居高不下。从那时起就一直在笔者处调整，大概 3～4 年后指标才趋正常。因为年轻，当时纠结是工作，还是躺倒不干？笔者一向积极鼓励她回归岗位，继续从事司法工作。后来，她一直干到前几年退休，且 50 多岁时荣升高级法官。不久前她来看我聊起当时的纠结，感谢我给予的鼓励及支持，才有其后近 30 年的健康生活与精彩社会生存等。

有太多的患者，重新回归了社会，继续投入工作中。笔者之所以强调这样，指导思想很明确：第一，癌症患者的真正康复，必须是躯体、心理、社会三个环节的康复；第二，躯体已基本康复的人，回归社会，特别是重返原来工作岗位，常更有助于他全面的康复疗愈，特别是社会康复；第三，这是他们的一种权利，任何人不应该剥夺他们的这种权利。然而，出于偏见和认知误区，社会上许多人对他们保持某种"警惕"，这种警惕实质上是对他们权利的一种侵害，也是对他们的一种歧视，这是不公平的。

至于上述这位患者，她的身体已基本康复，可以胜任工作，不用人照顾。对她来说，工作比不工作好，还可减轻家庭一些经济负担，工作也会让她觉得自己又是个"社会人"了（自我意识中树立"社会人"概念是社会疗愈中重要的一环，只有树立了"社会人"的概念，才真正步入"社会疗愈"进程）。癌症患者在治疗期间，生活圈子趋小，接触的大多是家属和其他患者，这是一种无奈。这种情况如果一直持续下去，无形中会降低他们对社会的认知和对自身的评价。这种降低很可怕的，会改变一个人的自信心，增强自卑意识，对康复十分不利。事实上，大多数癌症患者都急切地需要并努力争取改变这种"离群索居"情况；有些人又往往觉得这是种奢望，是种非分之想。其实，社会应为他们创立这样的条件，在身体许可情况下，让他们重新回归社会，甚至走上工作岗位。只不过要强调：对已康复的癌症患者而言，重返工作岗位，应该换种工作方式，"拼命三郎"式的肯定不行！这时，应该把"工作"视作只是生活的一个组成部分，更多的是充实日常内容的重要环节！名与利的追求均应大大淡化，应学会在适度而有序的工作中享受生活，享受健康！并与同仁分享成功！

总之，癌症康复疗愈是一项综合性的社会工程，需动员各方面力量。笔者认为：和谐社会应该是能公平公正对待所有癌症患者及癌症生存者的，让他们同样沐浴在爱的阳光雨露中，从而真正成为社会有价值的一员，为构建和谐社会贡献力量。

中医药：实现康复疗愈的重要保障

中医药对慢性病和虚弱状态等的调整及康复疗愈等素有良好口碑。历史上，中医学最早使用了"康复"一词。《尔雅·释诂》："康，安也。"《尔雅·释言》："复，返也。"即康复为恢复平安或健康。古代医籍中"康复"的含义主要有以下几种：①指疾病的治愈和恢复。②指精神情志的康复。③指正气的复原。在今天看来，癌症患者的疗愈还涉及回归社会的问题。

在此，无法就中医药与癌症康复疗愈的密切关系作出系统性梳理，仅就中药在癌症康复疗愈中已比较明确的药理意义做一简单介绍。

中医药对癌症的疗愈，可概括为扶正与祛邪两大法则：具有扶正作用的补益药与具有祛邪作用的攻伐药，都可增强或调节机体免疫功能，达到促进癌症康复、恢复躯体健康之疗愈目的。这主要是通过激活自我内在机制而起效的，故它更多地被视为是激活自体的疗愈机制及过程。近年来的许多研究表明，大多数有抗癌作用的补益药是通过增强免疫细胞和免疫因子活性，调节机体内部平衡而发挥抑瘤作用的。如灵芝、人参、枸杞子、冬虫夏草等，可通过增强巨噬细胞活性而发挥抗癌作用。由巨噬细胞介导调节的、针对癌症的特异性免疫应答反应，并且非特异性地吞噬、清除残存癌细胞，杀灭对宿主防御系统及对放化疗有耐受性的"顽固"癌细胞。此外，有些补益药还可通过影响 T 淋巴细胞、B 淋巴细胞而发挥抑瘤效应，例如黄芪、灵芝、淫羊藿、人参等。人们已知，T 淋巴细胞介导的细胞免疫是肿瘤免疫的重要方面；B 淋巴细胞产生的抗体，可促进自身吞噬细胞对癌细胞的识别及杀伤。

70多年来，我国对抗癌中草药进行了大量筛选和药理研究，结果证实许多中药是通过影响机体的免疫功能而达到促使癌症疗愈和康复的目的。有些中药具有免疫增强作用；还有些中药对免疫系统具有双重影响，既有免疫增强作用，又有免疫抑制作用，被称为免疫的双向调节作用。

近年来，现代医学发展出了丰富的免疫疗法，然就临床实际而言，人们不得不遗憾地认为：期望与效果，投入与回报（指疗效）之间还存在着令人失望的"剪刀差"。这些免疫疗法不是疗效不显，就是有一定的副作用；或者代价不菲，令人望而却步。

与大多数现代医学免疫疗法宿主的被动性接受有所不同，中医药调节免疫（常体现在扶正治疗中）却是一种主动性疗法。通过持久的治疗与调整，起到有效调节宿主免疫功能之效。来个隐喻：现代医学免疫疗法是利用"域外的'雇佣军'，借助强力来维持治安"；而中医药扶正治疗，却是"培养壮大自身的'公安部队'来维持治安"。短期而言，也许"雇佣军"效果不错，比较明显，但长期呢？因此，借助免疫调节，中医学在癌瘤疗愈康复中将长期处于较优势地位。

以扶正为主，佐以辨证治疗，是中医药调节免疫的最佳途径，也是促使肿瘤康复的重要手段。许多扶正药，如灵芝、冬虫夏草、黄芪、人参、石斛等均有免疫调节之效。然而一般汤剂水煮，有效成分含量常偏低，故短期内常疗效不显著。笔者认为：可在深入研讨基础上，借助现代高科技，提取有效成分，以针对性地调节免疫，这也许是更经济、更有效的措施。我们在零毒疗法的主要载体中，组合了调节免疫的有效活性成分——灵芝多糖，便有这一层含义。因为它在诱导分化与凋亡的同时，很好地调节免疫。近40年的临床实践，数万例患者的良好康复事实，都说明一点：借助中医药，重在调节免疫，是肿瘤患者康复的最重要保证！

三驾马车：最佳的康复疗愈模式

众所周知，鉴于纯生物医学模式之缺陷，20世纪70年代美国学者提出了用"社会-心理-生物"医学模式更替旧有模式。其后，又有学者纷纷撰文，认为还须兼顾伦理、文化等诸多因素，以改变经典现代医学只注重生物机制，忽略了与人的健康和疾病密切相关的社会、心理等要素影响之弊端。这一呼吁已过去半个世纪了，尽管它早已成为教科书中公认的正确观念，然而由于传统观念的强大惯性作用，实际操作中，社会、心理要素等还是被医生有意无意地抛之脑后，不屑一顾。对此，学者们也一再提出了批判性建议。

笔者强调：想弄清并解决人的健康与疾病问题的医学，首先应该是关心"人"的学问。除生物因素外，医学对与人及其心身相关的诸多问题也都亟须有所兼顾。因为这些问题或彰或隐、或大或小地同样干扰着人的心与身，影响着他的生与死。特别是对癌症这类异常复杂的慢性病，这类因素的影响，有时甚至是十分强大的，忽略不得的。

长期的癌症防治与康复实践，使我们深切地意识到非医学手段，或非生物学手段、方法的重要性和必要性，而我们所称的"非医学手段"，其核心就在于"社会的""人文的""伦理的""心理的""饮食的""行为的"，一句话，与"生活方式"相关的。这些，也恰恰是新医学模式强调所应予以关注的。

因此，我们强调中医学、西医学与非医学手段这"三驾马车"在癌康复中的共同或协同作用，这是贯彻实施"新医学模式"精神的最好体现。其中，非医学手段的实施，常可以使癌症的防治与康复疗愈不再"跛腿"。对此，我们已经在实践中尝到了甜头。

例如，我们注意到，积极参加诸如癌症俱乐部、癌症康复营、民生健康家园、癌症社群等线上/线下活动的癌症患者，其总体的治疗效果、康复疗愈情况，均较未参加这类非正规团体的患者要好些，甚至好得多，转移复发率也低。因此，在"非医学手段"的社会因素方面，我们特别看好俱乐部之类线上/线下"社群"等对癌症患者康复疗愈的积极意义，并积极参与这方面的建设及推动工作。

人以群分，人都是有归属感的。这种归属感带来的不只是自我"身份"的认定，更重要的是与之相伴随的安全感，以及随时可以获得的一种无形的、来自团队的相互精神支持。尤其是在这类社群中，大家相对较容易地相互获得"情感宣泄""情感支持"与"情绪价值"。因此，社群内成员尽管也矛盾不少，但他们获得的正面支持却很多。这就是其积极意义所在。

社群本身是一个充分自由的集合体。团体内在的凝聚力，靠的是互相认同或利益关系一致。即使是有矛盾，也很容易自行解决；若无法自行解决，社群"进出"自由，选择退出即可。因此，社群在社会生活中更多地扮演着人际关系"缓冲器"，个体情绪"调节器"和小社会团体"凝合剂"等正面作用。在癌症患者群体中，这些都具有重要意义。

今天，互联网时代，各种网上社群也有着同样重要功能及作用。我们借助社群，凝聚了几十万癌症患者，大多数是癌症康复疗愈良好的生存者。他们既是这理念的受益者，又是这理念的践行者、推广者、完善者。且医患相长，共同进步。

总之，癌症康复疗愈是一项社会系统工程，我们倡导"三驾马车"模式，主张充分利用各种社会资源，从多个角度，利用多种方法手段，提供多方位的支持与协助，争取让每一位社会成员都充分享受康寿及快乐。

闺蜜逛街——有效的社会支持可促康复疗愈

人们常说："朋友是最珍贵的财富。"这其实就涉及社会支持问题。而后者又比常理的"朋友"因素来得复杂和具体，在癌症患者康复过程中，社会支持常显得格外重要。

社会支持理论认为：每个人都生活在与他人交往的社会环境中，交往的数量与质量，常影响着他的心身健康及社会适应状况。具体到个人，是否有关系密切，可以随意倾诉郁闷、交流感情、表达真实思想和苦恼，并能获取情感支持和理解，得到有效帮助的亲友，以及这种亲友数量的多与寡（6个以上为多，3~5个为中等，1个也没有最糟糕），常很大程度决定着他/她的心身状态与健康水准。一个人如有良好和谐的人际关系，包括家庭、夫妻、亲戚、朋友、闺蜜等，能得到较多的社会成员理解、支持、帮助及呵护，那他在挫折、失败、失落或心身欠健康的低潮时，能借助及依托的社会资源就多，自我走出困境的可能性就大，自我调适能力就强；反之，很容易罹患包括癌症在内的各种心身疾病。

长期癌症临床实践中，我们注意到一个鲜明事实：同样生了癌，夫妻恩爱，每次就诊夫妇随诊的；以及老年患者中子女孝顺，每次陪同就诊的；社会交往比较广泛的，其疗效明显较佳，康复的可能性就大增。因此，对癌症患者提供有效的社会支持，是影响疗效及康复进程的一个大问题。

2013年，美国一个心理学家团队报告了一个有趣的研究结果：对女性癌症患者康复贡献第一位的居然是小姐妹们经常聚在一起逛街、聊天、购物、喝咖啡。他们调查后认为：闺蜜之间的亲密关系，常可决定患者的康复状态！其实就是她们最容易获得有效的社会支持。

社会支持是一个大概念，既涉及家庭，也涉及当事人就业单位、原有朋友、社会团体、医院等。它既与医生有关，有的又大大超出医生及医院职能范围，成为社会性大事件。在我们看来，提醒并适当指导当事人、家庭成员等给予正确、持久且悉心呵护，是这一工作的关键；诊疗机构营造良好的就医氛围，提供温馨体贴而舒适的服务，医生、护士等善于与患者交朋友，亦是重要的一环；呼吁社会充分重视，多方配合，及帮助组建癌友俱乐部、健康家园、癌症康复学校等自救组织，借助互联网建群等让患者有更多机会结交更多朋友，及时获得正确咨询及正面的情绪价值等，也都很重要。此外，充分利用包括民间组织在内的社工

（社会工作者）、义工，以及爱心使者等不时给予无偿关爱，同样是提供社会支持的有效手段。特别是社工，在西方发达社会，已成为一种成熟的制度安排，在多种慢性病（如癌症等）患者的社区管理型照顾和关护中，发挥着主要作用。

这里，还须强调患者自身的调整，社会支持是双方的互动。患者要有这类意愿，并解除自我封闭，才可能有真正的社会支持。我们认为，可能后一因素更重要，因为癌症患者心理活动有其一定特殊性，易自我封闭、防范。故要对这类患者作出调整，采取有效的心理学干预方法，必不可少。

许多患者生癌后，每每把自己封闭起来，所有朋友一概不再交往，这是十分有害的。须在这方面也给予明确的帮助和指导，让他们能在广泛的社会交往中，获取积极的社会支持，从而更有利于康复。

心身锻炼：不仅仅促进身体康复

癌症的治疗与康复，是一个漫长过程，根据我们的经验，这一过程中，患者体能因素常具有重要意义。就中医而言，体能属于"正气"重要组成部分。留得正气，自有抗击邪气（癌瘤）的体能"资本"。因此，体能因素在癌症患者康复过程中，不可忽视。

众所周知，适度的运动能增强心肺功能，促进血液循环和增加肺活量，提高代谢能力。有研究表明，每天进行 2 小时有氧运动，癌症患者的 5 年生存率由 32% 上升到 88%。此外，运动还能促进食欲，改善睡眠，增强体质；可改善人的情绪，是最好的镇静剂和安慰剂。因此，适度运动的确是抗癌促康复良方。其实，国内外都已注意到这方面的积极意义。

体能锻炼对癌症患者是有益的，然而癌症患者又有着一些不同于常人之处，故进行体能锻炼时，应注意以下要点：

（1）循序渐进原则：癌症患者体能较差，但较之常人，大多有着急迫的康复需求，常会表现出过于急迫，而不讲究循序渐进的冒进性，这常有害无益。须知，体能康复是一个缓慢的过程，欲速则不达。有时，不仅不达，可能反会因过分消耗体力而不利于康复。

（2）适度原则：癌症患者的体能锻炼，必须讲究适度，每次运动后，只能以微微出汗，自感舒适，不太疲劳为度。"人欲小劳，但不可大疲"则是古训。我们遇到一些年轻的患者，拼命锻炼，每次大汗淋漓，结果并发气胸，病情恶化而不救，或大汗虚脱后全身情况转差。故宁可慢些，而不可过度及疲劳，此为关键。

（3）寻求指导：体能锻炼，特别是心身锻炼，有一定操作技巧，锻炼不当，可能"走火入魔"，效果适得其反。即便是一般的运动，也应讲究技巧。比如乳腺癌术后患者，患侧上肢常有血液与淋巴液回流不畅。有人以大幅度甩手方式进行锻炼，这可能适得其反，有害康复。

（4）讲究因时、因地、因气候制宜：中医学因时、因地制宜包含着体能锻炼，《黄帝内经》有"四气调神大论篇"。简单地说，讲究体能锻炼要考虑时间、地理/地域和气候差异，秋冬季不宜晨练；湿地、空气不流通或路旁、车水马龙处及有污染源处均不宜进行锻炼；阴霾天、高温天、天气骤变时，均不宜锻炼。冬天强调"必待日光"，太阳出来再出门锻炼。

国外运动康复已成为一门专业学科，有严格要求及指导等。对此可以参照。

原则上，适合于癌症患者体能康复的锻炼方法大约有两类：

一类即有助于体能恢复的一般运动，包括各种适度的游泳、散步、各种锻炼拳操等。原则是方法不限；运动量适度，不可过量；过犹不及；长期适度锻炼，有时可收良好效果。

另一类是具有心身综合康复的功法。研究表明：合理心身锻炼对整体功能的恢复，特别是神经-内分泌-免疫的稳定、协调与有序，有一定优势，如八段锦、正念、郭林气功等，都是些动中寓静、静中寓动的功法。宗旨是以调动人体各器官功能和自身免疫系统来增强体力，防治疾病，是以内因为主的整体疗法。有时候兼有协调心身、通经络、调气血等功能。通过一定方式的锻炼，可达到促进癌症患者更好康复的目的。

大多数功法都有适度问题，都需细水长流。比如，我们看到太多的患者练郭林气功等，也许被误导了，急于求成，天天拼命练，一练就是四五小时，甚至更长时间，有的会走火入魔。须知欲速则不达。很多人因此而猝死，或诱发其他严重问题，故绝不主张过度、过长时间练习，要量入为出，累了及时休息。

任何锻炼方法，都不能代替癌症吃药等中西医治疗。很多人听信传言，借此而排斥其他方法，认为仅靠练功就能抗癌康复，这是误区，甚至有可能误入歧途。我们诊疗的数万患者中，尚未见到一例患者仅靠练功而康复（有些康复者是接受医学治疗，只不过不承认医疗效果而已）。这方面，数十年来我们看到了太多的深刻教训。故告诫各位，练功只是辅助方法，千万别反客为主。

培养兴趣：动静皆宜话疗愈

其实，历史上就有移情疗法，转移注意力，往往有助于疾病（包括癌症）疗愈。今天的体能锻炼，不一定限于何种方法，只要能够行动起来，自己真正有兴趣，能帮助自己从对癌症的耿耿于怀，转向更广阔天地，且持之以恒，皆宜于癌症疗愈。

汤钊猷教授在其著作《消灭与改造并举——院士抗癌新视点》中，有趣地提出"游泳与买菜能否作为处方"，因为他的患者中有的就借助这些康复。笔者完全赞同这提法。的确，体能容许情况下，任何力所能及的、可陶冶情性的兴趣爱好，都有助于疗愈。这方面，身边有趣的实例实在太多！试举一些说明。

写生：幺老师是中学美术教师，2006 年确诊为晚期胰腺癌，没法手术，也没有做放化疗，只是因为阻塞性黄疸，装了支架；纯粹以中医药治疗。3 年后，一切均好，胰腺头部肿块消失，在笔者建议下支架取出。每次来门诊抱怨，天天在家无聊，夫人管得又严，只想出去写生，这一辈子就是喜欢美术、写生，可是当教师时，忙于教学，根本没法践行自己的爱好。夫人在旁边一个劲地说，在家不好吗？笔者则做其夫人工作，让他去写写生，大自然里待待，多好！夫人总算同意了，这些年，只要天气好，他就背着画夹，写生、画画，人晒得黝黑的，但健康得很，也很少来复诊了。多好！晚期胰腺癌 18 年了，他就这么快乐且充实地活着！

旅游：宋先生原本是房产企业家，福建人，2006 年因为肝癌，放下手头所有工作，到上海定居，同时在笔者处接受中医药治疗。这八年，除了中医药治疗、锻炼身体、定期检查外，他只有一件事：旅游。他已跑遍世界五大洲（包括南北极），近 50 个国家。中国《国家地理杂志》推荐值得一去的国内 300 多个地方，他只有 4~5 个地方没有去。旅行中拍摄的照片上万帧，张张令人惊叹不已！中间由于过累，有过一次小复发，很快控制，他又背起相机，周游世界！每次回来，复诊时常拿着精彩的大自然照片与我们分享，快乐似神仙！

微刻：山东临沂的张先生，1998 年患晚期肠癌，全腹部转移，绝望而自杀过。但毅力坚强的山东汉子，既不放化疗，也不开刀吃药，凭着韧劲，微刻《滕王阁序》，借以转移注意力，不料居然发现有止痛治病之功，遂一发不可收拾，微刻出《红楼梦》等四部经典，令人惊叹，一举成名，媒体竞相报道。我们共同上了中央电视台，目前他在北京从事微刻事业，红红火火。笔者书房就有他送的微刻作品。

写书：生了癌症写成书送给笔者，笔者收藏有几十种。其中，特别感慨的是于女士的《活着就要努力绽放》。她确诊时已是晚期卵巢癌，肝转移，在北京协和医院勉强做了姑息术，就开始化疗，但人被打趴了，肿瘤还在长，指标继续升，无奈来上海找笔者，同时想用介入治疗。但介入前一刻，她拒绝了，逃离医院，只想用中医药控制，同时开始写回忆录，怕写不完，交代小姐妹怎么帮助写后续。书写完了，出版了，检查指标正常了，肝内肿块囊性化了。许多年过去了，中间虽有过小起伏，但总体越来越好，快乐而充实地活着，感悟着生活/生命的哲理，就是她，捣鼓着让不堪化疗折腾的滕法官，转而寻求中医药支持的。

刺绣：曹女士原本是营业员，脾气急，易暴躁，2004年患了甲状腺髓样癌晚期，肺转移，中西医基本控制住了。闲暇在家，好发火。听从笔者建议，知晓发火十分不利于癌症康复疗愈，学其他又不会，遂开始学刺绣，学得很好，迷上了刺绣，一有闲暇就刺绣，脾气也大为改观；心身俱佳。她还送了一幅给笔者，刺着大大的、倒过来的"福"字。

绢花：高女士1996年患了恶性平滑肌肉瘤，1998年找笔者以前，已经做过4次手术，后以中医药治疗为主，一直比较稳定，创造了奇迹。她有个爱好，喜欢做绢花，做得十分逼真。空闲时，就做绢花，既可送给他人作为礼物，又可充实生活，移情以协助抗击癌症。后来，我们也曾请她来教患友做绢花，作为一个康复训练的项目，很受欢迎。

游泳：游泳是笔者很愿意推荐的康复项目。笔者的患者中，以游泳方式康复锻炼的，有20~30位！高先生原是虹口区的房管局领导，1998年确诊为晚期胰腺癌，当时组织全市会诊，没法手术，他也不想用任何其他治疗，仅以中医药治疗为主，一直控制得很好，现在已经完全治愈，不再需要任何治疗。他的运动康复，就是每天起床后游泳，下午再游一次。

茶艺：无锡黄老师，2013年患膀胱癌，术后各种疗法均用，结果到2018年还是复发4次，多次手术。最后医生强行要切膀胱，患者不愿意。然后加强中药治疗，至今已是6年，临床疗愈，恢复得很好。她爱好茶艺，讲究品茶，每周组织癌友到茶室喝茶。这对她来说既是乐趣，也是享受，更有疗愈及助康复之功。

饮食习惯：
不可忽视的细节

欲癌症康复疗愈，管好嘴比什么都重要

让食物成为你的抗癌良药

不同癌症有不同的饮食建议

癌症的康复疗愈，需要精准饮食

少应酬、少饮酒，别吃得太好、太饱

"粗、淡、杂、少、烂、素"可防癌

跨文化研究表明：中国人是最讲究吃的民族，"吃在中国"，非虚语也！

然而，讲究吃，不等于会吃、会科学地吃、合理地吃。相反，在我们吃的习俗中，有着不合理、不卫生之处。

中国之所以是肝癌大国，与吃得不太合理不无瓜葛！

在中国，吃对癌症发生的"贡献率"超过四成，这是世界卫生组织的权威结论！而治疗和康复过程中，会吃不会吃，同样起着不同的重要作用。

改变习俗是很难的，然而不利于健康，尤其是不利于癌症康复的习俗必须加以改变！这只要人们认识到了，且能坚持住，就能做到！故饮食疗法是最简单，成本最低，且无副作用的有效抗癌方法，可不重视乎！鉴于此，对癌症患者的饮食问题，笔者指导的博士生孙丽红教授借助深入研究，写有《生了癌，怎么吃》（上海科学技术出版社，2012）一书。近期，她组织师兄弟们（都是资深博士、医生等）又陆续推出了生了不同的癌症，怎么吃之"精准饮食抗癌智慧"丛书，共12本（参见本书第154页注释23），可以与本部分内容相互参照。

抗癌膳食建议

研究表明，环境因素构成癌症发生的绝大部分诱因，其中食物是一大因素。有人比较研究美国两个民间团体成员，他们的生活非常有节制，不吸烟，不喝酒，动物性食物消费很少，膳食以植物性食物为主，结果表明这两个人群的肺癌、结直肠癌（男性）以及乳腺癌（女性）的死亡率均显著低于当地同一性别的居民。这表明，即使生活在同一地区、同一生活条件下，膳食、营养和其他生活方式因素对癌症的发生，常常有着举足轻重的影响，合理的膳食和平衡的营养可阻碍促癌过程的进展，从而起到帮助防控癌症发展之功。

对现代人膳食调查时发现，由于脂肪过多摄入（尤其是青少年中），体重普遍超重，出现了许多"小胖墩"，亟须做到"控制膳食脂肪摄入在总热量的30%以下"。人们公认：减少脂肪的摄入，是抗癌膳食的首选。蔬菜和水果越来越被证明是多种癌症的防护因素。研究进一步表明，蔬菜和水果摄入量越多，发生癌症（胃癌、肺癌、乳腺癌、肠癌）等的危险越小。蔬菜和水果中，除了其所含的抗氧化营养素和膳食纤维外，多种非营养生物学活性物质很可能起着重要作用。

总之，饮食与肿瘤的关系十分密切，对此必须予以充分重视。

鉴于此，始自20世纪90年代，30多年间世界癌症研究基金会等全球权威组织在全球发布了《肿瘤饮食与指南》的前后3个版本。最新版本（第3版）是该权威机构组织全球20多名肿瘤及营养学权威，检索学习了世界各地发表的2万多份相关调查后得出的权威性的关于饮食与肿瘤关系等的指南，于2020年发布。我们曾做了部分翻译，全文近

40 万字，现简要翻译摘录于下。

一、植物性食物

含有膳食纤维的食物包括蔬菜、水果、豆类、谷类等。

（一）谷类和根茎类食物

谷类食物包括小麦、稻谷、玉米、薯类、大麦、燕麦、黑麦等，都富含膳食纤维，可预防直肠癌，但能否预防食管癌的证据还不很充分。膳食纤维还有间接保护作用。这体现在膳食纤维本身的低热量，可防止肥胖等，以及防范由营养过剩所引起的一些肿瘤的发生、发展。

早期关于营养不良的报告中，人们对谷类并不介意，而是过度关注高热量、高营养素的动物性食物，比如鸡蛋、牛奶、肉等。认为这些能提高体能，增强体力。但到 20 世纪 70 年代末，发达国家对膳食纤维的兴趣大大增加。到 20 世纪 90 年代，人们一致认为谷物和其他淀粉类，尤其是未经精制加工的食物，可预防肥胖、2 型糖尿病、冠心病和消化道疾病，及许多"富营养癌"——肠癌、胰腺癌、乳腺癌、卵巢癌等的发生。

（二）蔬菜、水果、豆类、坚果类、药草、调味品

水果和蔬菜被作为"保护性食物"加以推荐。20 世纪 90 年代，一些统计学证据证明，蔬菜和水果具有预防癌症的作用。

早期人们未注意豆类和坚果类，最近才推荐更多地摄入水果、蔬菜、豆类和坚果类食物。豆类植物包括黄豆、扁豆、豌豆等。坚果类食物包括榛子、栗子、腰果、葵花子、芝麻、南瓜子等。

1. 含淀粉少的蔬菜的作用　研究结果一致显示：含淀粉少的蔬菜可预防口腔癌、咽癌、喉癌、食管癌和胃癌。

蔬菜，尤其是绿叶和黄叶蔬菜，可以预防胃癌。

大蒜可以预防直肠癌。

葱属植物（包括洋葱、大蒜）可预防胃癌。是否可预防鼻咽

癌、肺癌、卵巢癌、子宫内膜癌还有待进一步明确。

2.水果的作用　水果总体上可预防口腔癌、咽癌、喉癌、食管癌、肺癌以及胃癌的发生发展，但能否预防鼻咽癌、胰腺癌、肝癌以及直肠癌的证据，尚不充分。

之前的报告曾指出：以蔬菜和水果为主的饮食，可预防咽癌、胰腺癌、乳腺癌、膀胱癌、卵巢癌、子宫内膜癌、甲状腺癌、肝癌、前列腺癌和肾癌等。

新的研究结果进一步明确：蔬菜和水果可预防肿瘤。

二、动物性食物

（一）肉、鱼、蛋

大量研究结果明确显示：红肉可以导致直肠癌。

研究结果表明：红肉和胰腺癌之间的关系比较复杂，有一定可能性。

红肉可导致食管癌、肺癌、子宫内膜癌、前列腺癌的证据尚不充分。

明确地说：广式腌制鱼可导致鼻咽癌。

（二）牛奶和奶酪

牛奶可以预防直肠癌。

奶酪可以导致直肠癌的证据有限。

高钙饮食可能导致前列腺癌。

高牛奶饮食可导致前列腺癌的证据有限。

之前研究认为：牛奶及奶制品可能导致前列腺癌、乳腺癌和肾癌，有待定论。

补充说明：另一份权威调查《中国健康调查报告》[〔美〕坎贝尔（C. Campbell），获美国癌症研究终身成就奖，被誉为"营养界的爱因斯坦"]提示：动物性膳食（尤其是牛奶）增加了许多常见癌症的发病率，如乳腺癌、胰腺癌、卵巢癌、肠癌、前列腺癌、肝癌等。事实证明，在奶制品的摄入和前列腺癌的发病之间确实存在着紧密的关联关系。毫无疑问，在黄曲霉毒素启动癌的大鼠模型中，牛奶中的蛋白质是非常强的促癌剂。他分析认为主要有害因素可能是牛奶中的"酪蛋白"，遂建议告别牛奶，喝酸奶；因为后者中的酪蛋白已被分解了。

鉴于牛奶对乳腺癌、肝癌可能有害是多份调查的结果，故同样值得重视。

三、脂肪与油

高脂肪和高植物油饮食可能是一些癌症的重要促进因素。

之前的报告曾指出：高量饱和脂肪酸的摄入可导致肺癌、直肠癌、乳腺癌、子宫内膜癌和前列腺癌。而本次报告则提出：高脂肪饮食可以导致一些肿瘤。

之前的报告指出：高胆固醇饮食可能致肺癌和胰腺癌。这次报告确认了这点：脂肪和油是高热量食物，可以导致肥胖和超重，肥胖和超重则增加患癌概率。

四、糖和盐

盐，以及用盐保存的食物（腌制品）可能导致消化道肿瘤。

糖可以导致消化道肿瘤，但证据还不够充分。

五、水、果汁和其他的软饮料以及热饮料

饮用水中的无机砷可导致肺癌的证据是明确的。

高温饮料可导致食管癌的证据有限。

咖啡对胰腺癌和肾癌等的发生，没有证据说明产生了影响。

六、酒精性饮料

已十分明确：酒精（乙醇）是人类的致癌物，是人体多处肿瘤的诱发因素。

酒精性饮料可以导致口腔癌、咽喉癌、食管癌、肝癌、直肠癌和乳腺癌的证据是明确的。

研究提示，酒精性饮料不存在"安全摄入量"的说法，即"可致癌"这点上不同酒精性饮料之间无差异性。

七、食物营养素和辅助元素

大剂量的 β 胡萝卜素可导致吸烟者罹患肺癌的证据明确。

大剂量的维生素 A 可以导致吸烟者罹患肺癌的证据有限。

钙有可能预防直肠癌。

只有在特定剂量情况下，硒可能预防前列腺癌。

之前的研究只是认为：某些营养素片剂（包括维生素）的摄入是不必要的，并不能够预防某些肿瘤的发病。而本次报告更加明确了这一点。

不同癌症的饮食建议

不同癌症与饮食的关系不完全相同。鉴于此，笔者指导本校营养学副教授孙丽红博士，并联手扬州大学营养学教授，曾在笔者处做过博士后研究的施鸿飞教授等，共同进行了调查，分析了 6 种常见癌症与饮食的宜忌关系。6 种常见癌症包括肝癌、胃癌、肠癌、肺癌、乳腺癌、胰腺癌等。

下文中"可能的危险因素"，指有证据表明不利于该病，但证据尚不十分充分；"比较明确的危险因素"则指多种统计方法结果都提示有害，证据比较充分。"可能的保护因素"和"比较明确的保护因素"所指类同。

（1）肝癌：

可能的危险因素：甜食，牛奶，肉类中的肥猪肉、牛肉、羊肉、内脏、鸡肉，水产品中的贝壳类，烹调中的烧烤、油炸、炒、烘、盐腌和熏制。

比较明确的危险因素：甜食和贝壳类。

可能的保护因素：菌菇藻类、豆浆、水果，蔬菜中的花菜、包心菜、大蒜、洋葱、山药、番茄、红薯、胡萝卜和白萝卜，肉类中的鸭肉，水产品中的黄鳝、河鱼，烹调方式中的爆炒和微波炉加工。

比较明确的保护因素：洋葱、胡萝卜、黄鳝、豆浆和菌菇类。

（2）胃癌：

可能的危险因素：甜食，肉类中的肥肉和牛肉，水产品中的贝壳类，烹调中的油炸、炒、烘和盐腌。

比较明确的危险因素：甜食。

可能的保护因素：酸奶，水果，蔬菜中的花菜、卷心菜、大蒜、洋葱、山药、番茄、红薯、胡萝卜和萝卜，肉类中的鸭肉和鸽子，水产品中的河鱼、黄鳝，烹调方式中的微波炉加工。

比较明确的保护因素：洋葱、胡萝卜、酸奶和水果。

（3）胰腺癌：

可能的危险因素：甜食、甲鱼、肥猪肉、牛肉、羊肉、牛奶、动物内脏，烹调加工方式中的油炸、炒、爆、煎、烘、盐腌、熏制。

比较明确的危险因素：甜食、甲鱼。

可能的保护因素：菌菇藻类，豆浆，蔬菜中的花菜、卷心菜、大蒜、洋葱、山药、番茄、红薯、胡萝卜和萝卜，肉类中的鸭肉，水产品中的海鱼、虾和黄鳝，烹调方式中的微波炉加工。

比较明确的保护因素：洋葱、山药、红薯和水果。

（4）肠癌：

可能的危险因素：甜食，牛奶，肉类中的肥肉、牛肉、羊肉、内脏，水产品中的贝壳类，烹调中的油炸、爆、烘和盐腌。

比较明确的危险因素：肥肉、甜食和贝壳类。

可能的保护因素：菌菇藻类，酸奶，水果，蔬菜中的花菜、卷心菜、大蒜、洋葱、山药、番茄、红薯、胡萝卜和萝卜，肉类中鸭肉，水产品中的虾，烹调方式中的微波炉加工。

比较明确的保护因素：洋葱、鸭肉、酸奶和水果。

（5）肺癌：

可能的危险因素：甜食，肉类中的羊肉、牛肉和内脏，烹调方式中的烧、油炸、煎和食物加工方式中的盐腌。

比较明确的危险因素：甜食和牛肉。

可能的保护因素：酸奶，水果，豆浆，蔬菜中的花菜、卷心菜、大蒜、洋葱、山药、红薯、胡萝卜和萝卜，水产品中的河鱼，烹调方式中的蒸和微波炉烹调。

比较明确的保护因素：水果、大蒜和洋葱。

（6）乳腺癌：

可能的危险因素：甜食，肉类中的肥肉、牛奶，烹调方式中的油炸、爆、煎和食物加工方式中的熏制、盐腌。

比较明确的危险因素：肥猪肉、牛奶。

可能的保护因素：酸奶，蔬菜中的花菜、卷心菜、大蒜、洋葱、山药、红薯、胡萝卜和萝卜，肉类中的鸭肉、鸽子，水产品中的河鱼、贝壳类等，烹调方式中的微波炉烹调和生食。

比较明确的保护因素：胡萝卜、鸽肉等。

让食物成为你的抗癌物

讨论癌症与饮食的关系话题时，笔者想引用西方"医学之父"希波克拉底的教诲。这不是挟洋人以自重，只是相当多的国人对自身传统精华（譬如中医学优势）往往不屑一顾，嗤之以鼻，而迷恋于西方新思潮之际，西方不少医界精英却在温习、珍视早期贤哲的教诲，以求获得启迪。

有一点是毋庸置疑的，历史精华是现代智慧的源泉。

其实，真理不是因为出自谁之口才变成真理的，真理是客观存在的。

笔者非常欣赏希波克拉底的名言："让食物成为你的药物，而不要让药物成为你的食物。"两次诺贝尔奖获得者（一次生物学或医学奖，一次和平奖）鲍林（C.Pauling）对此十分赞赏，他认为讲究食物营养，将成为未来医学的核心之一，许多疾病可借助食疗予以消除，乃至根治。因此，他创立了新兴的"调整分子营养学"。其实，迷恋于希氏上述格言的健康工作者绝非少数。国外当下盛行的"整体医学""自然疗法""营养疗法""饮食疗法"等，包括肿瘤治疗领域的 Genzheit（音译"甘泽地"，可意译为"整体疗法"）、环境疗法、素食疗法等，虽不能说已登上现代医学科学殿堂，却也信奉者日多，受益者日众，有效地减少了心脑血管病、糖尿病及癌症、过敏性疾病等的发生率/死亡率。特别是癌症，国内外均有不少在放弃了其他治疗方法后，以传统疗法，尤其是食物疗法取得佳效的实例。当然，有关结论尚有待"循证医学"等进一步确认，但至少也表明"让食物成为你的药物"观点之正确，包括可用之于抗癌。

2000 年前后，笔者以大学教授、博导、中药研究所所长身份，接待了美国一医学专家团。团长是位资深的肿瘤及内科专家，信奉"不杀生"，来中国专门交流以温和"不杀生"方法治疗癌症的经验。听笔者介绍从菌类食物中提取抗癌成分，用于各种癌症治疗的疗效显著后，非常兴奋，延长了在上海逗留的时间，专程随访了几位仅以"零毒抑瘤"方法成功康复的晚期胰腺癌患者（这类患者美国不少，他们感到很棘手）。随即表示愿意建立双方长期合作项目，重点在于以食疗方法治疗胰腺癌、直肠癌、脑瘤、卵巢癌和乳腺癌等项目。该教授还告诉笔者，在他们的"不杀生"观点影响下，已有几百例恶性肿瘤患者摒弃手术等治疗方法，仅以饮食疗法为主，有效延长了生命，有的活过了 5 年。抛开宗教的因素，我们也坚信"让食物成为你的药物"的科学性和可行性。我们已经在数万例患者中取得了显著效果，特别是在老年癌症患者和不少较难治疗的癌症患者中，效果尤其好。

其实，人们早已认识到：饮食不当在癌症发生中所起的作用占35%～45%。临床中常见癌症，其发生往往与食物因素有关。另外，自古以来中医学就主张药食同源，很多药就是从食品中衍生出来的。而作为食物的最大特点，就是适合机体需求，无毒无害，可大剂量重复使用。鲍林所创的"调整分子营养学"，就是希冀能从食药同源食物中，提取一些功能因子，对机体起到有效的调整作用，从而帮助治愈疾病，保持健康。

早在2 000多年前的《黄帝内经》中已强调："大毒治病，十去其六；常毒治病，十去其七；小毒治病，十去其八；无毒治病，十去其九；谷肉果菜，食养尽之。"我们40多年肿瘤治疗经验表明：从菌类等食物中提取有效成分，配合辨证论治，可在多种癌症治疗中取得满意效果。

（1）城市癌症患者的推荐抗癌食谱：多食对肿瘤有抑制作用的食品，如香菇、蘑菇、木耳、芦笋、花椰菜、卷心菜、菜花、芹菜、茄子、胡萝卜、白萝卜、金针菜、番茄、大葱、大蒜、红薯、泥鳅、鱼、家禽肉、酸奶、刀豆、猕猴桃、薏苡仁、杏仁、魔芋等。

（2）围手术期的饮食原则：此时，常元气有伤，以易消化、易吸收的食物为主。须知体虚不是短时间内能复原的。可适当食用一些有收敛功效的食物/药物（如芡实、鸽肉、太子参等），以助敛汗与伤口修复。

忌大补、难以消化吸收的食物。

（3）围化疗期的饮食原则：此时，常会有胃肠功能障碍，故应以易消化、易吸收的食物为主；少量，多餐。实在无食欲者，停食1～2顿亦无妨；这时，强行硬吃只能加重胃肠负担。

不主张多食甲鱼等，可适当食用些黄鳝、泥鳅、鱼汤、肉汤等（浮油须撇除干净）。

食欲不好，可适当熬些粥，粥最养胃。

（4）围放疗期的饮食原则：此时，应增加维生素的摄入，特别是维生素C的摄入；以从天然饮食，特别是蔬菜、水果中摄入为宜；但不太推荐大把大把地吃维生素片剂。

多喝水，多喝绿茶。

常食用白木耳、黑木耳、百合、绿豆、白茅根、白芦根、石斛等滋阴清火之品。

肺癌、膀胱癌、泌尿系统癌症等，还推荐多喝新鲜的白茅根、白芦根等。

禁食辛辣。

（5）康复期的饮食原则：饮食定时、定量，有计划地摄取适当的热量和营养，以维持正常体重。过量食用蛋白质将妨碍其他微量元素的吸收。

细嚼慢咽，不要暴饮暴食，不要食用太烫太硬的食物。

多吃具有抗癌功效的食品。

少吃红肉，一周不要超过 350 g。要适量多食鱼肉及瘦肉，不食或少食动物内脏、牛羊肉、甲鱼等，及高脂肪/高蛋白质食物。

不吃各种致癌食品，如盐腌、烟熏、烧烤、煎炸、烧焦、霉变的食物。

食物尽量保持新鲜，剩菜剩饭最好不吃。

多吃五谷杂粮，如玉米面、小米饭、豆类等；少吃精米、精面。

保持大便通畅，应多吃富含纤维素的食物，但消化道肿瘤患者在进食富含纤维素的食品时，该类食品宜充分切细；或者强调细嚼慢咽。

膳食品种多样化，荤素搭配，以满足机体所需的各种营养素。

少用辛辣调味品：如肉桂、茴香、肉蔻、花椒等，过量使用这些食品可促进癌症的发生。

参照各种癌症的不同特点而适当调整自己的饮食结构。对此，可参阅"精准饮食抗癌智慧"丛书（参见本书第 154 页注释 23）。

"粗、淡、杂、少、烂、素"可防癌

中医学对饮食向来极为重视，《黄帝内经》中曾有"膏粱厚味，足生大丁"说法，饮食行为、习惯不健康和饮食物失常是诱发癌症的因素之一。笔者建议，癌症患者的膳食宜"粗、淡、杂、少、烂、素"。

"粗"指的是粗粮、杂粮、粗纤维类食物；

"淡"指少食高脂肪、动物蛋白类食物，以天然清淡果蔬为宜，适当控制盐的摄入量（每人每天摄入量不超过 5 g）；

"杂"是指食谱宜杂、广，只要没有明确的致癌性或不利于某种癌症的防范与康复，均可食用；

"少"指对食物摄入的总量及糖、蛋白质、脂肪的摄入量均应有所节制，消化功能差的癌症患者可每餐少食，适当加餐；

"烂"是除新鲜水果、蔬菜外，其他食物均应煮烂、煮熟，特别是老年癌症患者和放化疗治疗中及治疗后的患者，尤其要煮烂，以利消化；

"素"多指新鲜蔬菜和水果，这些食物富含各种维生素等，对癌症的防范和康复益处多多。

这里最后强调一点，癌症患者的膳食结构应根据不同的肿瘤有所不同，例如，结直肠癌、胰腺癌等的发生与脂肪摄入过多有直接关系，所以应该控制动物脂肪的摄入量；乳腺癌、卵巢癌等妇科肿瘤常常是雌激素依赖性的，有可能升高雌激素水平的食物少食，诸如牛奶、蜂乳（皇浆）、蛤蟆油等都不食为宜；肝、胆、胰、胃部位患癌者消化功能差，尽量少食不易消化的高蛋白质、高脂肪等食物及糯米制品；对甲鱼、蟹之类的食物应慎之又慎。

科学、合理地调节膳食结构、养成良好饮食习惯，是癌症康复疗愈中不可忽视的一大问题。

"过"与"不及"均为害

手术后或放化疗治疗时，癌症患者在饮食上存在很多误区，这些误区都有其产生的习俗根源和传播范围。对此，值得分析探讨。

治疗期癌症患者的饮食误区大致有三点。

（1）滥补：认为手术、放化疗后患者属"虚"宜补养，又是"甲鱼""黑鱼"，又是燕窝、冬虫夏草；全体总动员，一派填鸭"催肥"忙！其实，当今癌症发病率高，大多是营养过剩所致；发病率上升最快的如乳腺癌、肠癌、胰腺癌等，都归因于营养过剩。尽管手术、放化疗戕害了机体，一定程度导致虚弱，但疾病性质并没有根本改变。此时，一般不适宜滥用补虚之法。这里，有些误区需纠正：①动物类蛋白和高脂肪类食物本身就可促进现今常见癌症的发生、发展或复发；②即便有白细胞低下等，也不是进食了甲鱼就会转化为白细胞，就增加了抵抗力；③化疗后患者的消化吸收能力常减弱，强行"填鸭"，逼他多吃，只会徒增消化道负担，并无正面抗癌作用。

实际上，癌症的转归取决于患者本身的整体状态及其消化吸收功能。

（2）偏素食：过分谨慎，听信坊间各种传说，鸡、鱼等一概拒之，只食少量蔬菜、粗粮，走向另一个极端，同样不妥。正确的是：强调食谱宜广，适当偏素、偏粗（粮），但拒食动物脂肪、蛋白类食物则不妥。因后者可提供给人们许多素食中所不具备的必需成分，如必需氨基酸等。

（3）过于忌口：总认为很多食物是"发物"，如菇类、笋类、无鳞鱼类、海产类等，故忌之尤严。其实，此言差矣。所谓"发"，本意是指由于过敏体质/过敏性疾病，吃了某些食物，特别是异体蛋白类的，很容易诱发过敏。但癌症并非过敏性疾病，故不属此列。临床上的确有不少肿瘤患者吃了这些食物会表现出不适，甚至泄泻等。这大多是由于癌症患者经历过化疗等创伤后，其消化功能受重创，胃肠道原本分泌某些消化酶的细胞遭破坏，故对相应食物原有的消化吸收能力丧失，食后易诱发肠功能紊乱。

早在20世纪80年代中期，笔者治疗一位新西兰籍的台湾地区妇女，随夫定居上海，患肠癌手术切除后，不能食海鱼。她在新西兰就喜食海鱼，现一吃就拉肚子。笔者嘱其正餐前进食多酶片之类消化酶制剂。半个月后，即能食鱼，无任何不适。现已40多年了，健康至今。

曾遇一患者，拿着一位江湖游医的忌食处方给笔者，处方上几乎所有正常食物均被列入禁忌物，如果患者以此"养生"，岂不出大事！

前不久，巧遇一位江湖气颇重的肿瘤医生，请教其何以告知患者有如此多忌口？依据何在？他狡黠地笑着说："反正很多癌症治不好，万一患者来找我，我就可以诘问他，是否犯了食忌，他肯定无言！那我们也就没有任何责任了。"听此解说，不禁一身冷汗，这不是违背了医者之初心！

故切莫对这些毫无依据的谎言顶礼膜拜，应切实尊重科学，按科学精神办事。

胃以喜为补

"胃以喜为补"是清代杏林巨匠叶天士传世名言，体现着中医学的哲理和养生观。"胃以喜为补"以通俗的方式提出了选择食物的标准。告诉人们，选择食物应从自身状况出发，应适合自己的口味。只要自己喜欢吃的东西，也许就有某些有利的功能。我国民间素有"药补不如食补"之说。《黄帝内经》又有"五谷为养，五果为助，五畜为益，五菜为充"的提法。"民以食为天"，更强调了人类生活离不开食物。然而吃什么？怎么吃？怎样才能吃出健康？这样一个关乎人类生活的基本问题，在现代社会生活中，却成了困扰人们的大难题。尽管社会生活发生了很大的变化，但这种"胃以喜为补"的观点仍有价值，对癌症也有指导意义。

"胃以喜为补"强调的是饮食要从实际出发，顺其自然，不能强求；要尊重规律，顺势而为；身体里不需要的，不喜欢的，就不要吃；不要随意地进食；更不要强求患者根据家属所谓道听途说的饮食方法进食。"想当然"往往会事与愿违，得不偿失，甚至弄巧成拙。

癌症防治与饮食有密切关系。癌症患者的饮食尤其要讲究科学性，讲究辩证法。笔者常建议患者家属在这种情况下千万别拘泥于标准食谱，或强求患者吃那些所谓"补"而患者一见就反胃的膏粱厚味之类；应适当顺从一下患者的口味，只要不是过于离谱即可。这对于老年癌症患者，尤为重要。在这过程中，也要考虑烹调问题，总以煮得可口和易于消化吸收为宜。这一原则笔者屡用不爽，当然，重要的是掌握一个"度"。

所谓饮食"度"的把握，"胃以喜为补"之"喜"，是一种需要，一种态度，一种情绪，但这并不意味着可无节制过量食用，过量了，过度了，就会走向事物的反面，就会酿成大祸。所以，即使"喜为补"，也得适可而止。如果吃过了头，就会事与愿违，甚至遗憾终身。

少吃一口，多活一日

临床上，恶性肿瘤又可分成两大类：一类是"贫癌"，与营养缺乏有关；另一类是"富癌"，即富营养化，营养过剩，与膳食结构不合理有关。

在国内经济发达地区，如江浙、上海、广东一带，最常见的癌症，特别是发病率持续攀升的癌症（乳腺癌、结直肠癌、卵巢癌、胰腺癌等），大多是直接或间接缘于营养过剩、富营养化的；与营养缺乏相关的"贫癌"罕见。为此，英国学者理查德·多尔（Richard Doll）和理查德·佩托（Richard Peto）在《癌症的原因》中明确提出："在因癌症而死亡的美国人中，约有 35% 与膳食（不合理）有关。"近 20 年来，几乎所有的经典研究都认为脂肪是癌症的主要膳食危险因素，它与乳腺癌、结肠癌等关系密切。因此，防癌膳食中"控制膳食脂肪摄入在总热量的 30% 以下"是首选。进一步研究表明：蔬菜和水果的摄入量越高，许多癌症发生的危险度就越小，其中存在着明显的量效关系。

在我们看来，除改善膳食结构外，治疗/康复期的癌症患者还须适度控制食物摄入总量（除新鲜水果、蔬菜外）。现今的癌症患者因营养不良、营养缺乏而导致治疗失败的几乎没有。尽管放化疗会杀伤白细胞，但这时食欲也差，勉强逼迫自己或让患者强行多食膏粱厚味，以补身体，既加重了本即因放化疗而受损的消化功能之负担，造成不必要的"雪上加霜"；且吃进去的不等于就是机体自身能吸收的；不吸收反徒增胃肠胀满不适。有人认为，甲鱼可补白细胞，但谁也没做过相应的研究。相反，临床上化疗后很多人因消化功能差，硬着头皮吃甲鱼，却引发了严重的消化功能障碍。这种情况临床见多了，有的诱发了悲剧，很是无奈！

康复期营养过剩，哪怕米饭摄入过多，机体代谢旺盛，不仅可"减寿期——缩短寿命"（已有多个经典动物实验证明，适当控制食物摄入总量的动物最长寿），而且因代谢旺盛，则有利于蛰伏的残存癌细胞死灰复燃，诱导复发。

美国有一项研究提示：化疗期间，适度地令患者饥饿（隔天进食，隔天禁食），疗效最佳。特别是当今发达地区患的大多是"富癌"，富营养化是其蠢蠢欲复萌之良好时机。还有研究证实：乳腺癌治疗康复后，肥胖者比控制体重者更易复发，可不慎乎！因此，我们强调：癌症患者应"少吃一口"，这样可"多活一日"！

"少吃一口，多活一日"，是希望患者能对饮食有所控制，远离多饮多食、一味进补等。

别吃得太好，别吃得太饱，少吃难以消化的食物

乍一看这个题目，有人一定哑然失笑，这是调侃，哪有此事！其实，这是真的，且十分重要，它是我们的经验之谈，不刊之论！对于胃癌、肠癌、乳腺癌、肝癌、胆囊癌、胰腺癌及壶腹部肿瘤患者来说，这常至关重要，尽管不同癌种吃得过饱、太好的危害不尽相同。

对于胃癌、肠癌等，吃得过饱、太好，易引起消化道障碍甚至梗阻；肠癌过饱和太好（高蛋白质、高脂肪食物），易于复发，这已是定论。

对于乳腺癌、卵巢癌等过饱过好，长此以往营养过剩，体重增加，雌激素水平易上升，不利于控制转移与复发。

至于肝癌、胆囊癌及胰腺癌和壶腹部肿瘤，"别吃得太好，别吃得太饱"是至理名言，必须严格恪守。香港某影视明星患胰腺癌康复过程中，不久前被送进医院急救，原因是一次吃了几只大闸蟹。

笔者的患者孙某，胰腺癌保守治疗有1年多了，已控制得很好，过年开"荤戒"，中午贪吃了几块红烧肉，下午胃部不适，16点左右疼

痛，旋即寒战、发热，急送医院。第二日出现明显黄疸，一阵折腾，总算渡过难关。现在说什么再也不敢吃得太好、太饱了！

胆、肝、胰及壶腹部癌症患者，常会出现寒战、高热，发热2～3天后黄疸上升，中医称作"少阳郁热、募原有邪"；现代机制则可能与胆道不畅、诱发肠道感染有关，控制常比较棘手。

我们现在有一招，方法很简单。即出现上述这种情况，可采取3个措施：用西药加强胆道感染的控制；用中医药疏解郁热、开泄募原之邪；更重要却更简单的一环，让患者停食固态物1～2天，只喝点饮料或水；若热量不足，可用静脉输液方法补足。

这一招是从"医患相长"中获得的。

笔者有一个患者，河南开封人，胰腺癌术后总体控制得不错，就是经常出现上述类型的寒战、高热，且寒战、高热常在饱食之后。由于联系不太方便，此时食欲也差，故发热了有时便停食1～2天，居然很容易就退热了。后来转告于笔者，笔者一想，对啊！胆管、胰管都开口于十二指肠处。这类患者本即常伴有胃肠蠕动障碍，胃与十二指肠易于壅塞。吃得太好，吃得太饱，肠内容物增多，消化困难，蠕动更慢，十二指肠也更易壅塞；食物通过胆管、胰管开口处变缓慢。就像是大马路严重塞车了，支路出来要想转到大马路的车，自然也通行困难；这样支路（胆管、胰管）一定壅塞得更厉害。胆汁排泄不畅，黄疸易反复，局部手术后残留组织内常有残存病菌会因此兴风作浪，从而出现寒战、高热。

胰管开口处不畅，胰液排泄受阻，一则每每出现消化障碍，二则可促使富含消化酶的胰液对胰体组织自我消化、破坏，遂可引发心窝下作痛，甚至剧痛。

道理想通了，措施也就简单了！从此以后，这类患者笔者都会不厌其烦地劝说，别吃得太好，别吃得太饱！尤其逢年过节，吃进去就吐不出来的，疼了、发热了，就来不及了！

还有就是胃肠道术后者或高龄老人，喜好吃糯米制品，往往也会出现或诱发肠梗阻之类。就在笔者修改这段文字的前一天，一位老人因为两个汤圆,引起厌食、便秘、腹痛。胃癌术后这类情况笔者已经多次碰到。完全是因为糯米黏性太大,影响肠道蠕动,很不容易消化。

滥补无益

中国人好补是出名的。民间好补,宋代名医张子和就曾批判过滥补这类风尚,讽刺说:患者明明因医生误补致毙,临死前他还感激医生,说:"医生补我!何过之有?"

好补之风在南方,特别是物产丰盛的东南沿海尤甚。癌症患者中更是普遍。东南许多城市经济条件稍好的患者一般都在吃补药。其中,最值得指出,也常常危害较甚的是滥用各种参类蛮补和癌症患者过食蛋白粉等来补营养。

20世纪80年代末,我们的实验研究表明:荷癌小鼠灌给人参煎浸膏后,生存期明显缩短,尽管灌了"参汤"后,这些小鼠初起活力增加、体能改善,但很快进入衰竭期;解剖发现,荷癌小鼠体内,癌肿也长得更快、更大。江苏有临床观察表明:乳腺癌患者服用人参后,长期疗效与不用人参者相比较,明显为差。

笔者的临床研究中也揭示了类似现象。

何也?!其实结论不难得出。多数情况下,人参可加强机体新陈代谢,表现出饮食增加、体力增加、免疫提高等。但是,人参除刺激机体正常组织代谢增强外,对异化了的癌细胞同样有增强代谢之功。换句话说,在参类(生晒参、高丽参、白参、西洋参等)的刺激下,正常细胞和异常细胞的活力都被调动起来,"好的""坏的"一起补!许多情况下,其后果是可怕的!因为这时癌细胞的繁殖能力本就大大强于正常组织,它的叠加效应绝对是弊大于利的恶果。

因此,除高龄老人或体质很弱的患者,我们偶尔主张小剂量人参类补益一下外;一般情况下,我们视人参等补药为"火上加油"之剂,建议癌症患者避而远之。要改善自身体质,自有多种方法。比如说,可改用其他比较温和的中医药，如黄芪、灵芝、沙参、太子参等。

近几年，肿瘤患者食用蛋白粉，似乎成了风尚，其实，这也是一大误区！

无锡的胡某是笔者的老患者。求诊时乳腺癌局部伤口溃疡，肿块呈菜花状，向外突起。笔者试用外敷"消瘤粉""消瘤散"，加内服零毒抑瘤剂后，大有改善。坏死组织成片脱落，伤口变小、结痂。亲属来看她，送了几罐蛋白粉，由于听笔者建议，起初不敢贸然食用。一段时间后，因感冒体力较差，胃口欠佳，经不住老伴相劝，食用 1 周蛋白粉后，体力增、胃口好。然而每天注意伤口的她，突然发现原来已平整了的胸壁又长出了菜花样组织，且长势很快。知道坏事了，旋即停食蛋白粉。加强中药调治后，又渐渐平整、缩小。念蛋白粉保质期将过，另一方面也听信他人之说，总认为补是没坏处的，上次可能是偶然。胡某大胆再吃 1 次，仅 2～3 天，伤口即见变化，流脂水增多，组织隆起。到此时，方坚信蛋白粉也同时补了"癌细胞"，也促进癌细胞疯长，此后再也不敢食用了。

其实，我们最早是在肝癌患者中注意到这类现象的。肝癌患者大多伴有低蛋白血症，常要补充白蛋白之类。有条件的家庭常每隔 1 天打 1 针。我们在观察中发现，频繁补充白蛋白时期，很多患者肝内的肿块增长较为迅猛。也有的肝癌患者食用蛋白粉后出现同样的结局。有个肺癌左锁骨淋巴转移的患者，淋巴结肿块已明显控制，食用蛋白粉半个月后，淋巴肿块明显增大。

类似情况太多太多了，让我们悟出一点：癌症患者最好不要滥补。

其实，滥补有害的道理很容易理解。今天城市里多见的恶性肿瘤，大多属"富贵癌"，本即营养过剩所致，故国外有"饿死癌细胞"一说（尽管对此说我们有保留）。而蛋白粉之类，既是机体代谢所必需的，可增强代谢、改善营养的同时，也为癌细胞的快速繁殖，源源不断地输送了营养。两者相取，孰重孰轻，孰危害为大，自是昭然若揭。

故我们善意地劝告癌症患者，滥补有害无益，尤其是"参"类与蛋白粉等。

康复期管好嘴，比什么都重要

每日三餐，表面上看很平常。其实，"民以食为天"大有学问。对康复期患者来说，尤其重要。

治疗期间，患者及家属一般对"嘴"总是管得很严的，80%～90%都能管好嘴。3～5年后，进入巩固期，特别是康复期，有人就忘乎所以，失去警惕性，或无知或嘴馋，图一时口腹之欲，放纵了"嘴"。笔者目睹了因为没管好嘴而造成的悲剧不在少数。这里，既有人性上的弱点，也有认知上的误区。所以在物质生活越来越丰富的今天，强调"管好嘴"很有必要。

泉老先生，70岁的宁波人，食管癌，1999年求治。进食噎膈，中下段梗阻，不愿手术；腔内放疗做了一半，倔强的老人认为比不做还难过，拒绝再做，转用中医药治疗；2～3年后复查，除局部食管变狭窄、有瘢痕样改变外，一切均可。那年夏季，天气闷热难熬，老人感到口味不佳，一定要用宁波人习惯的"蟹糊"下饭，老伴拗不过，每天限量给他。吃了几次，没什么不良反应。老头来劲了，一定要吃"炝虾"。他女儿咨询笔者，笔者认为绝对不行。女儿将笔者的话转告他，老头就"作（发脾气）"。老伴没办法，偷偷炝了500 g（炝虾需用白酒）。老头原先嗜酒如命，4年多滴酒未沾，"拼死"把500 g炝虾全吃下肚。十几分钟后胸口烧灼样痛，吐出鲜血伴食物残渣，即送医院抢救，但终因食管破裂伴上消化道出血而身亡。几日后，女儿来谢笔者，并告知这一惨痛结局时泪水潸然。笔者深表同情，又极为痛惜，4年间精心调治，费心照料，日日祈盼康复，但竟败于500 g"炝虾"！教训不谓不深，不谓不痛！

又一例，林某，70多岁，好食荤肉，患胰头癌，中医保守治疗为主，未行手术、放化疗，3年多非常稳定，全家人十分欣慰。女儿插队在外，定居当地农村，带一只1.2 kg的野生甲鱼孝敬老爸。大家都认为野生甲鱼很"补"，想让老爸好好补一补。当晚蒸熟，老人独自吃下。晚上 9 点多剧烈胃痛，紧急电话于笔者，笔者建议急送就近医院。第二日已出现黄疸，终致不救而亡。

其实，胰腺癌、肝癌、胆囊癌、肠癌等康复期患者，贪食甲鱼、螃蟹等，以致不测或不救的，笔者亲历几十例。临床上笔者是很反感为补而乱食甲鱼等所谓"补品"的，像这样"补"而坏事的不在少数，可不慎乎？

再一案，史女士，温州人，1998 年在笔者处诊治，诊断为浆液性卵巢腺癌，反复化疗，病情一直不稳定。中医药零毒抑瘤为主，佐以小化疗为辅，2001 年起十分稳定。有人推销某著名品牌的"蛋白粉"和补钙剂（说因为她卵巢全切，会导致严重骨质疏松）。她知笔者不主张乱食这类补品，故每次求诊时瞒着笔者。吃了几万元的补品后，到 2004 年底常感阵阵腹痛。笔者也纳闷，嘱其做 CT 检查，发现整个腹部有大小十几个钙化灶，已引起肠内多处不完全梗阻，追问方知乱食补品所致。她后悔莫及，钱花了，却"补"出一身苦，前功尽弃。

上面的例子，情况各有不同，却有共同点，就是康复期没坚持良好的饮食方式和习惯，通俗地说，就是"没管好自己的嘴"。俗话说，"病从口入"。对于康复疗愈期患者，"病从口入"有着特殊意义。处于康复期患者，虽症状已基本消失，身体各项功能正在逐步恢复中，然而经历手术、放化疗后，身心受到极大伤害，需要很好地调治。这时，任何过激/过度行为（不当饮食、过量活动、情绪上剧烈波动等）都会造成不利影响，因为此时身体的各种器官和功能无法承受突如其来的变故和侵袭，会因此受到极大伤害。因此，癌症患者的稳定期、康复期只是相对的，必须严格管好自己的嘴，不可过食或滥饮！否则，就可能追悔莫及。

少应酬，更健康

近日，一名老朋友，虹口某局原领导心急火燎地找到笔者，引发了笔者再谈"嘴"的想法。他年近花甲，1999 年 10 月因胃脘剧痛，伴明显消瘦，被确诊为胰头钩突处肿块，确诊为胰头癌。因缠绕大血管无法手术，加之绝大多数医生都不主张放化疗，便找笔者治疗，除例行体检找西医外，全都以中医药治疗。不久，症状稳定，2002 年后更是只服用零毒抑瘤制剂，连汤药也停了。肿块也从原先 5.5 cm 大小，缩小至 2.5～3.0 cm。由于已过 6 年，认为万事大吉了。原先初病 2～3 年间，回绝所有应酬邀请。后几年，因诸症皆消，常常接受邀请而赴宴，但绝对守住不喝酒的底线。2005 年底，因挡不住诱惑，应酬时恢复饮酒。这次（恢复饮酒 10 个月后）查出来肿块增大到 3.5～4.0 cm，一下慌了手脚，急约笔者商量对策。第一句话就说："我自找苦吃，戒了 5 年多的酒，以为没事，刚开戒，它就给我颜色看。"

长庆先生曾是笔者的老朋友，也可说是忘年至交，他是马来西亚华侨，是一个颇有成就的侨商。1999 年发现肝癌伴肝内转移，多个病灶，都不算很大。先经西医治疗，后在笔者处中医药控制，十分稳定。3 年后，一切均好，他好酒与宵夜。闲下无聊至极，反复恳求于我，说现在生不如死，能否喝点酒，上馆子。实在拗不过他，笔者应允每天可饮红葡萄酒 50 mL，绝不能超量。刚开始，他还能记住笔者的叮嘱，半年后却忘得一干二净。东南亚华人本就有上馆子的习俗，他一日三餐在馆子，邀上几位闲散无事的老人，品酒闲谈，每天饮酒无度。一年半后，残存病灶复发，后悔莫及。

总之，经验与观察使我们注意到多应酬无助于健康！少应酬、少饮酒，才更有助于健康。不管怎么说，坐上酒桌后摄食量肯定比平时多（因为至少要坐上几小时）。且酒桌上的菜肴精美，高脂、高蛋白，油腻重味！再加上多少饮点酒，肝胃常不堪忍受。经常为之，自然有损健康，消化道癌高发也就是水到渠成了。故强调：少应酬、少饮酒，更健康！

康复期患者，尤其要注重：恪守不应酬或少应酬原则，以免因"口腹之欲"而引得癌症复发。

促康复疗愈：
心理、情感、意志很重要

心态好，什么都好

难得糊涂，别太顶真，活得简单些

十剂之功，败于病家一怒

圆桌诊疗消心结

毅力有时比药物更重要

夫妻恩爱，子女孝顺，家庭和睦，是有力的抗癌武器

格言曰：在大自然中，既无奖励，也无惩罚，只有结果！
格言又曰：心理可以致病，心理也可以治病。

别忽视心理治疗

有关调查表明：初诊时，癌症患者中约 66% 的患抑郁症，10% 的患精神衰弱症，8% 的患强迫症。所以，患者临床常出现抑郁、焦虑、精神错乱、厌食症、疼痛、恶心、呕吐等问题。其中，抑郁和焦虑发病率最高。据统计，因精神崩溃导致 1/4 的癌症患者治疗后转移复发。

调查还发现：有心理矛盾和不安全感，惯于压抑自己愤怒与不满情绪，以及受悲观失望情绪折磨的人，最容易得癌症，其癌症发生率约是正常人的 3 倍。与之相反，安定的社会环境、和睦的家庭生活、必要的

社会福利保障、坚定的信念与信仰，有利于癌症的康复。因此，社会各界对癌症患者应给予更多的关爱。有资料表明：凡接受社会心理辅助治疗的患者，复发率较低，做到了去者善终、留者善活（好好地活着）、生死各相安。

我们认为：社会心理因素在癌症发生、发展和转移中具有重要作用。手术、放化疗等常规治疗后，患者大都有怕复发转移的心理阴影，有的甚至不久就发现复发转移。如果不能克服心理障碍，免疫系统会加快受损，这对康复十分不利。由此导致多数患者不是死于治疗期，而是死于康复期。

所以实施诊治时，须兼顾患者方方面面的特点，包括因心态问题、文化修养、人文背景、职业、社会角色等不同所造成的差异，以利于患者康复为目的。基于此，作出针对性的指点、关怀、疏导，取其有利者以扬之，舍其不利者而避之纠之，很多情况下不少问题可迎刃而解。

我们看到，很多癌症患者从医院出来或完成医院制定的手术、放化疗措施后，往往感到迷茫无助，不知道今后的路该怎么走。也有的患者以为手术、放化疗都做了，应该没有什么问题了，可以放松下来休息休息了。也有的整日生活在惶惶不安中，生怕哪一天会再发出来。还有的从此觉得低人一等，瞒着所有的亲戚、同事、朋友，自己也带着沉重的精神枷锁生活，使本该有的生活质量大打折扣，疾病的康复也受到很大的影响。

要对患者进行心理康复，除关注他们的躯体问题外，还应积极关注他们的社会心理麻烦，减少心理压力和负担，并帮助其牢记"五大要素"，以构建与癌症搏斗中占优势的系统工程。

（1）正确认知疾病治疗及自身现状，以积极的态度、正确的方法主动追求康复。

（2）适度的运动可促进代谢，增强免疫功能，并消解心理隐患。

（3）正确的饮食是抗癌防癌的物质基础。饮食是一门学问，吃得营养，吃得科学，吃出健康对癌症患者尤显重要。

（4）患癌后，家庭环境、亲朋关系、工作关系等都会发生一些变化。如何以健康的心态、良好的思维模式去适应并主动引导这种变化，朝有利于康复方向发展，无疑也是一门学问。

（5）出院后康复治疗方式的选择尤为关键。需好好考虑如何运用最合理的方法，对抗残余的癌细胞，达到祛邪不伤正、扶正促祛邪的目的。

在上海，现已有了专门从事公益性的癌症心身康复指导机构——上海（虹口）科学保健康复协会。该协会的主旨就是帮助癌症患者科学养生，进行合理的康复指导，因此取名为"科学保健康复协会"。该协会有许多医学、心理学、营养学、体能锻炼及社会工作者参与，上海中医药大学在校各专业的 20 多位博士、硕士也积极参与。希望能通过多学科协作，更好地帮助癌症患者康复，故癌症朋友可以多参加这些公益性的社团组织。

心态好坏是康复的分水岭

俗话说："心态决定性格，性格决定命运。"而在癌症领域，则可以说，心态决定着康复的成功率有多大！或曰：心态好坏是能否康复的分水岭。我们虽不是精神万能论者，但充分意识到精神心理在癌症领域极其重要的作用。这主要有以下两个原因：

（1）精神心理可明显影响神经、内分泌与免疫机制，而后面这些则是正常组织赖以生存的"内环境"中的主要要素。紊乱的神经、内分泌与免疫机制，促进了癌细胞发生、发展与恶化；而协调有序的神经、内分泌与免疫机制，则有助于阻抑癌细胞发展，促使其康复。

（2）癌症只是慢性病，需要漫长的治疗过程。在这一过程中，没有良好心态的支撑，是难以想象的。每天皱着眉头，十分悲观，即便是天天吃药治疗，疗效也要大打折扣，正所谓"运药者，神气也"（这是明代名医张景岳的名言，意思是说要促使药物在体内很好地发挥作用，还有赖于精神心理的配合）。

试举两例说明之。

柴某，艺术工作者，也是领导，生性乐观、豁达。2006年8月确诊为胰头癌，肝多发性转移，后腹膜淋巴转移。患了"癌中之王"，又是极晚期，当时没人预计他能活过2007年春节。第一时间他去美国某癌症治疗中心看了，说没有治疗价值了。回到国内来找笔者，正巧遇到几位已3~5年的胰腺癌患者活得很好，便主动攀谈。1个多小时的交谈，接受笔者治疗时告诉笔者："您什么都不用劝我，我死不了，我有信心。您只管按您的经验治疗，我全程配合。"其之豁达乐观，实属少见。笔者也大喜，相信在他身上发生奇迹的可能性甚大。故也明确鼓励他，一步步走下去，也许可以与前几位一样，再活20~30年！同时，直截了当地建议，先中医药零毒抑瘤治疗2~3个月，看看胰腺癌灶能否改善，消化功能能否调整（他有脂肪泻），疼痛能否消解。如胰腺稳定，建议再解决肝的问题。至于对胰腺进行介入和化疗，笔者则明确表示反对。约4个月过去了，柴某典型症状基本消失了，CT显示：胰腺肿块稳定，肝脏转移稍有增大。笔者则建议转入第二阶段治疗，以γ刀为主，控制肝脏转移灶。当时主刀医生力劝他把胰腺肿块也一起打掉，笔者则建议不宜如此，不妨先观察观察！就这样，柴先生挺过了半年、一年、一年半，现除后腹膜仍有淋巴结节外，无特殊不适，还是老样子，乐哈哈的，不停地说"我死不了""我目前还不会死"！但有一次他告诉笔者："其实，最初求诊的几个月，心窝下和腰背部是剧痛的，非用强止痛剂不可；γ刀用后1~2个月，胃也疼得厉害。只不过我不去想它，用用止痛剂，多想点快乐的事，也就挺过来了。"看来他真的是条汉子！笔者嘴上不说，诊察时看得出他躯体之痛苦，只不过双方相互积极鼓励罢了。

姚先生是镇江某厂的老供销科长，1995年起在笔者处治疗，到2000年不再出现在笔者的门诊中。他当时患的是胃印戒细胞癌，伴术后肠与腹膜种植。印戒细胞癌是胃肠道肿瘤中恶性程度最高的，且对化疗不敏感。一旦转移（种植也是一种转移），几乎无药可用。当时，找笔者看时，他刚开完第二刀，局部切除了肠及腹壁的转移灶，正在化疗。到2000年时，大概又开了两刀，用他自己的话来说，腹腔里几乎掏空了。人虽消瘦，却精神十足地活着。2000年后，失去联系，笔者想他也许"走"了。没想到2004年，该市癌症俱乐部搞庆祝活动，请笔者去讲课。只见开讲前，讲台上有一个熟悉但想不起名字的人在忙碌着。他见了笔者狡黠地笑笑："教授，您一定以为我不在了吧，您一定忘了我老姚了吧？！"原来是他！他居然还活着，还长胖了，能干些活了。原来2000年，他服务的制造厂破产卖掉了。他因经济困难，也不能来上海医院求治了。然而，中药一直坚持吃，各种康复训练还在继续，于是活了下来，而且活得很阳光，很有生活质量！见了他，笔者又一次领悟了什么叫不可能，什么叫坚强，什么叫毅力，什么叫生存！

圆桌诊疗——消解心理障碍的"佳径"

众所周知，许多癌症患者之所以难以康复，很大程度源自错误的"癌症＝死亡"观念，以及因此而导致的心理恐惧、抑郁、悲哀或焦虑等。如何缓解或改善癌症患者的不良情绪状态，就成了横亘在人们面前颇难克服的障碍。

是病都会有心理波动，是病都会威胁健康，甚或生命，但没有一种病像癌症那样令人极度恐惧、万念俱灰。这有着深刻的文化、宗教、医学、社会等的根源，对此，专家已做了众多分析。在此，不想掠人之美，加以复述。只想讨论一下如何克服、纠正、消解癌症患者中普遍存在的劣性情结或情绪。

早期，人们采取了回避方法，隐瞒、虚报病情，尽可能让当事人不知晓，美其名曰保密性（保护性）医疗。然而，多数情况下，面对残酷且几乎无休止的放化疗，大多数人很快明白了一切。因此，我们强调在适当的时候，以适当的方式，告知（当事人）适当部分（见本书第91~93页）。这较直截了当地和盘托出或一味隐瞒，是一种进步，但这并不能解开癌症患者的心理情结。

笔者素对心身医学感兴趣，早年的研究生论文，就涉及心身医学。故20世纪80年代末试图借助心身医学或心理疏导等的方式方法开导患者，疏解其情绪，转移其注意焦点，不能说没有效果。面对日益增多的患者求治，这显然是事倍功半！这次说得好好的，回去以后，又摆脱不了"癌魔"的阴影，复归于旧。为此，很长一段时间笔者曾为此十分苦恼，意识到问题症结所在，却找不到破解钥匙。

有一次，一位患者的对话深深触动了笔者。那是20世纪90年代初，一位中年乳腺癌患者，情绪太低落了。每次复诊，笔者都苦口婆心地劝她，给她举了很多例证，给她看了不少资料。最后有一次，她告诉笔者："教授，我不是不相信您，您说的话我全信，但又有什么用呢？您是医生，您没生病；您在岸上，我在水深火热之中挣扎。我一回到家，想到自己的病，就没法摆脱。除非您让我看到活生生康复了的实例，让我浮起这些阴影时可以和她们电话聊一聊。"是啊！心理学研究表明：人们在落难时，最希望得到的不是其他，而是曾有过与他们同样经历，却已走出了苦海的人的指点与帮助。那时，笔者已有了患者群，有的康复了多年，为什么不借助他们，以一种特定形式，让他们相互开导、相互帮助呢？心理学不是有集体治疗模式吗？

很快，笔者便付诸实施。所有求治者，围着大圆桌排排坐，笔者挨次问诊，解答疏方、指导，圆桌中谁都可以提问，相互间也可窃窃私语、相互交流。这一形式还真管用，因为笔者的患者中，70%~80%是老患者，其中50%~60%是康复了3~5年，活得挺不错的。还没等到看病，新患者就会潜移默化地"接受"了老患者的心理指导。"您这病不用担心，我来的时候比您更糟，比您更灰心。""一段时间治疗下来，您看，我不是恢复得很好吗？""我已经5年了。""我已经8年了。"且30多年的"圆桌诊疗"，患者相互间还交到了许多好朋友，相互鼓励、相互倾诉、相互支持。"圆桌诊疗"成了一种特殊的方式。有不少患友这样和笔者说，2～3周来坐一坐，相互聊一聊，改改方，回去心情就好多了，至少能心里坦荡多日。

"圆桌诊疗"，除了中医学诊疗法外，其实还融汇了现代心身医学的许多有效疗法。至少，比较好地贯彻了社会-心理-生物医学模式，并实施了心理治疗的倾听、支持、保证三原则，贯彻了身-心-灵-社兼顾之要素，融合了集体治疗、心理疏导、示范疗法、情境疗法、认知疗法、交友疗法等的精髓。因此，现已成为我们与患者携手应对癌症的重要法宝之一。

在实施过程中，也不是没有问题的。有一个加拿大多伦多的上海籍患者，男性，20多年前去海外，不久前确诊为胃印戒细胞癌，只做了姑息手术，没法实施化疗，回到国内，找笔者诊治。看到这么多人围坐一桌，悄悄地对笔者提了个要求，能否单独诊疗。因为在国外，病情绝对是个体最大隐私。这种方法公开讨论个人隐私，那是无法容忍的。笔者深表理解，同意单独诊疗。不过给了他一个建议，让他和妻子（正好陪同他求诊）不妨找个后排位置坐下，静静地听，做个旁观者。他同意了，连续2次求诊，他都认真听别人交流。第三次他提出不需单独就诊了，他愿意坐在大家中间，与他人交流。此先生来时愁容满脸，第一句话就告诉笔者说：加拿大医生断定他寿限不过4～6个月，笔者再作疏导解释均无济于事。在"圆桌诊疗"中，他结识了邱先生，一个同样患胃印戒细胞癌只化疗过1次的同病种患者，已较健康地生活了5年。事实胜过了一箩筐的说教。在那以后，他的脸上又绽放出笑容。

洪昭光教授曾指出："美国人治癌症，一个一个地治，患者死得快，怎么治呢？小组治疗。癌症患者每个礼拜，7～8个人来一下，座谈，大家一起聊聊天，说说话，心里有什么难受，尽管说出来，互相鼓励鼓励，这么个小组疗法一来，大家心理很好。结果呢，化疗副作用很少，死亡率很低，成活率很高。"

这些单用生物科学是难以作出解释的，只能归之为人文关爱、人文沟通因素在起作用。

叙事肿瘤：增强人文呵护，努力探究临床"真相"

早有学者指出，中国癌症临床是一场典型的"人文休克"——冷酷的现实，痛苦万分的治疗，不可预测的后果，共同构成了"休克"之因。故长期探索中我们力主补上这欠缺，倡导叙事方法引进癌症治疗；出版了《癌症疗愈录》两辑。在此，不准备学究式地讨论叙事肿瘤学的定义、概念、范畴等。只认为它是肿瘤临床的自然发展，具有突出意义 [39]。

在癌症的临床诊疗中，我们觉察到许多可能的重要因素被忽略了。包括潜在与癌症关联的如职业、习惯、兴趣、爱好、长期生活地、生活习惯、排遣压力方式、个人经历、遭遇、性格特点及工作方式、慢性炎症等。作为完整人的癌症患者，只有多方面特点较全面把握，才能更好地了解他，也才能有效地指导及疗愈他。而今天临床医生"惜语"，不愿意多说话，是不争事实；亟须借临床叙事，聊天、听故事、交谈等借沟通以知晓；这就是"叙事"。遂在朦胧中萌生了肿瘤临床需叙事意识。笔者以为，叙事肿瘤学不仅可增加人文色彩，拉近医患关系，令医学变得可亲、可爱而有温度、厚度，还能帮助医学更好地"复原真相"[40]，并在一定程度抵御癌症临床的"人文休克"。它的重要性，无论如何强调都不为过。

而且，这对中医学意义更大。中医肿瘤临床本身就没法了解或不关注患者及其癌症的基因靶点、分子式等生物学特征，但却特别关注患者作为完整人的生活方式、喜怒哀乐、情感特点、生活坎坷、对事件的应

39　在本书前面归纳的中医学疗愈癌的五波进展中，叙事肿瘤学代表着第五波，突出了人文呵护色彩。可参见本书第 134~138 页。

40　何裕民.叙事医学"要旨"之追问：努力"复原真相"？[J].医学与哲学，2018，39（5A）：10-14.

对模式等；基于此，才能完整地把握患者作为人的具体特征。故笔者曾在《医学与哲学》撰文提出"叙事肿瘤学"概念。认为肿瘤叙事的本质还在于"努力复原临床'真相'"。受邀为《叙事医学》创刊号撰文时也提出："叙事医学不仅是增加人文素养，还有助于全面探求临床真相。"这些，对癌症治疗、诊断和康复疗愈，皆意义重大。

其实，临床上我们一贯这么践行。前述的借互联网、社群及 AI 等方式，尽可能让医患双方信息对称，患者能及时获悉真实癌资讯，且患者及医患之间可经常沟通支撑，以抵御消解癌诱发的"人文休克"。两辑《癌症疗愈录》更记录了这方面探索历程及点滴片段，几十个患者述说的、常催人泪下的经历，是很好的癌症叙事范本。有很多患者就是借叙事走出困境的。

《癌症疗愈录》（二）中"从生到死有多远？"里的大连周女士，曾多次死里逃生，除癌症外还伴发严重抑郁，借助医患叙事，她开始自我反思，进行了自我觉察过程；认为自己以前的状态根本不是原本想要的，人生不应该是这样！遂有了彻底醒悟。这一醒悟对她整个康复起着至关重要作用。她意识到自己曾是个极度悲观者，强烈的自我压抑，委曲求全，不知道生活还有美好的一面……这些是导致自己陷入困境的关键所在。借助叙事，她从一直向外专注，开始转向内在自我探求。遂彻底改变了自己的生活状态，发现原本生活还是很美好的，并开启了快乐灿烂疗愈十余年！

而"33 岁的'阿太'"中刘女士的癌症治疗历程之坎坷，用她自己的话来说"是超出一个人的想象极限的，是小说情节也虚构不了的，是常人难以接受的"。"按照西医的传统认知，我怎么还会出现在故事当中？乳腺癌之后，或许就没有白血病了？白血病之后，或许没有肛周感染了？肛周感染后，或许就没有血液感染了？血液感染后，或许就没有肺部真菌感染了？肺部感染后，大面积白肺了，那肯定 over 了！"而诊疗中笔者经常启动叙事方法，让她主动地从"创伤性叙事闭锁状态"走出来，创造了生命的奇迹。

因此，我们十分看好肿瘤叙事，认为这方法具有重要实用意义及疗愈价值。

"增悦"对癌症患者尤其重要

随着社会的进步，人自身价值之提升，人们对医学也提出了新的要求，即不仅要保全生命，延长寿限，而且要提高生存质量，提高生活满意度。因此，我们已提出中医学（应包含广义的"医学"）还是"增添快乐的技艺"。"中医学的目的指向很明确，祛除病家痛苦，增进其健康，尽可能地增添其快乐，提高其生存质量。这在癌症患者中，尤其显得重要。这是因为癌症给患者带来了多重病苦，不仅经受着癌症的心理折磨，而且还有濒死恐惧、悲伤等心灵疾苦，以及对许多事宜割舍不了的悲哀，再加上手术、放化疗本身都是增加痛苦的巨大创伤。因此，在癌症的治疗康复中，尤其要强调尽可能地减少患者的痛苦，增加其快感或愉悦。"只要符合这一目的指向，很多方法都可选用，例如对许多患者采取合理的药物熏蒸泡洗可减轻痛苦，增添舒适感；必要的舞蹈、健身操可活络筋骨，畅通经气；人对人的指压按摩也可减轻不适，增加舒服感，因此都是中医常用之法。此外，诸如琴棋书画、养花种草、幽默笑话等（对治疗期和康复期患者）也可愉悦性情，减疾添乐，故亦可选用。甚至在有些特殊的情境下，为了减少患者的心身痛苦，营造快乐或轻松的氛围，善意的谎言，必要的隐瞒或"欺骗"（保密性医疗措施），不仅被允许，而且受到推崇。必要时，对疼痛患者使用吗啡类欣慰剂亦可取。当然，在这一操作过程中，目的必须很明确：减轻患者疾苦，增添其快乐或舒适感，且必须适度。同时，有一些疗效不明确又有可能影响其生存质量或带来负面效应的治疗方法或措施（如不必要或明知无效的放化疗，及过度的手术等），就必须慎之又慎。

确定这一指导原则是非常重要的。它不仅真正体现了医学的真谛和本旨，而且还常能大幅度提高多种疗法的临床疗效，提高患者的自信心，帮助患者更好地生存下去，并改善患者的生存质量，给他们及家属带来快乐和希望。

其实，要做到这一点，并不很困难。医生的认识水平、行为态度和仁爱慈善之心是关键。然后，在整个操作过程的各个方面，医生都必须研究技巧或技艺，包括言语、躯体行为及操作技艺等也很重要。

此外，还须讲究方式方法和形式载体。我们所尝试的"圆桌诊疗""宽心治疗""快乐门诊"，以及各种俱乐部、康复会等都是值得重视的好形式。

临床实践中的大量观察表明：在癌症患者的治疗和康复中，若医生能持良好的心理状态和道德修养，满腔热情地对待患者，善于诱导其乐观地对待生活，调整其情绪，使之振奋，激发其与癌症拼搏斗争的奋发精神，在与癌症的斗争中去感悟人生，创造生活的乐趣，体现人生的价值，这些患者往往就能取得良好的治疗效果；相反，患者不良的心理状态，不仅可以促进机体发生癌症，还可以促进癌症的发展，加重癌症患者的病情，并从多方面导致病情恶化。

而且，这是一个很"廉价"便能取得良好疗效的方法，只要医生有这方面职业素养，有真诚的爱心和善心，以及精湛的医技和良好的沟通能力。

因此，我们应努力采取积极有效的心理干预措施，使患者保持一个愉悦的心理状态，即"增悦"原则，增进其快乐，减少其痛苦，促使每位癌症患者早日康复！

走出阴影，就有阳光

生活在现实社会中，谁都有抑郁失意之事，问题在于你怎么看待它。你把它看得太重了，它就有可能压垮你，让你始终处于抑郁、消沉、失望、无奈之中，甚至最后走向自暴自弃。你如果调整过来，只看作是困难又一次和你玩游戏，考验你的毅力和坚韧性。那么，跨过一步也许就是柳暗花明！

有一位病友，笔者印象深刻，她的命运颇能说明问题。2002 年夏天，笔者接诊了一位中年妇女，找了笔者几次，欲言又止，满脸愁容和疲惫，最后 2 次都是拖着笔者的一位女博士生，关进门内，密谈许久。作为医生，笔者很注意察言观色，发现每次从密室出来她都哭过。很显然，她有深深的难言之苦衷，但她一直不与笔者直面交谈。

一日，临近傍晚，她又来了。其他患者都走后，她惶恐地约笔者到旁边小间里谈谈。原来她的大阴唇上有一颗黑痣，被确诊为恶性程度很高的黑色素瘤。而且，局部做了切除术，但腹股沟淋巴已转移。医生告诉她想彻底控制已没有可能，有条件的可以做几次化疗，但意义不大。说到这里，她呜咽了。她说她真的想死，因为生不如死，但女儿还小，刚念高中，家中没人照顾。笔者顺口问一句"女儿的父亲呢"，没想到她停顿了半天，吐出两个字"畜生"。笔者明白了大半，停顿半晌后，她低下头告诉笔者："我的病全是他给招惹的，他在外面乱搞，这些年既不管家，回家还要折磨我们。我已经生了这病，他在家里还要强行和我同房……我完全是为了女儿才想活下去的。不然我也不想找你们了，是居委会的阿姨一直在劝我，为了女儿一定要挺下去……"可以想象，这是一名非常不幸的女子，且屋漏又逢连夜雨。患者的情绪坏透了，整夜失眠，严重抑郁、焦虑，还有一系列的虚弱症状。前几次她之所以没直接求助于笔者，其一是敏感部位，涉及异性，难以启齿；其二是没了希望，对我们缺乏认识和信心。

很显然，这患者太绝望了，家庭遭遇与罹患恶疾互相纠缠，形成难以解开的恶性循环。她的治疗若只顾一头，绝无良效。且任何一头都是顽疾，不好纠治。对此，我们采取了多管齐下之法。首先，有意识地安排她与几位同样患黑色瘤且已转移者（或家属）接触，将成功的案例作为示范，告诉她只要努力，还有生存下去的很大希望；其次，我们注意到每当谈到女儿时她的情绪就好多了，在重点中学上高中的女儿是她的寄托和骄傲，为此笔者暗示女助手们和她多谈她的女儿，激发她内心生存下去的积极动力；最后，笔者明确建议她接受 3 个月的心理治疗，借助抗抑郁药，以改善睡眠和情绪，最重要的是积极的中医零毒抑瘤治疗，并当她睡眠改善后建议她接受了几次化疗。不久，她整体情况有了很大改观。有一次她亲口说："以前从来也没有体会到生活会这么舒心，现在吃得下，睡得着，体力也很好（后来离异了）。母女俩的生活有干不完的事情，用不完的劲，好像每天都很开心。""过去的事我再也不想了，现在天天想着怎么把生活安排得满满当当、舒舒服服。"转眼已过去 6 年多了，女儿已工作 2 年有余了，她则每次复查一切正常，最近退休的她又迷上了插花。

这件事给笔者本人的启示也很深刻。怎么对待挫折？怎么对待不公？怎么对待所患疾病？怨天尤人，只会越陷越深，最终不能自拔。也许换一个思路，走出阴影，就会有艳阳天，就会有明天。有时，甚至自我解嘲、阿 Q 精神一下，也未尝不可。退一步海阔天空！

十剂之功，败于病家一怒

有一个案例，虽已过去 10 多年，却一直萦绕在笔者的脑海里，久久难忘。黄老伯是位胃癌患者，也一度是笔者的近邻，时常在小区打照面。手术后，因体质虚弱，未做化疗，一直用中药加零毒抑瘤方法调整，恢复得不错。原本酗酒、吸烟，都已戒了。人也白白胖胖，体重增加。逢年过节，子女们还常来串门，表示谢意。一晃过了 8 年，大家都认为平安无事了，查体时也无任何不适与异常，已进入巩固康复阶段。哪知一日傍晚，因琐屑之事，他儿子与楼下邻居发生激烈口角，一时争得不可开交。老人也被惹火了，冲出门外，与邻居嚷叫对骂了片刻。不久，即感胃脘剧烈疼痛。家人给予胃药和止痛剂未见缓解，急送医院治疗后，稍有改善。自那以后，虽重新恢复中医药治疗，但隐痛始终存在，人也日见消瘦。当时，怀疑术后粘连，因暴怒而扯裂、受损，故作痛。但 3 ~ 4 个月后，进食日见梗阻，中脘部已能触及小硬块。很显然，已局部复发。最终，在大怒后 200 天去世。笔者不敢断定就是大怒导致了复发致死，但勃然大怒是重要诱因，却是再明白不过了。

类似的案例太多了：一肺癌左锁骨上淋巴结转移的患者，已十分稳定地度过了 3 年余，一次激烈争吵后，下午即发现左锁骨上原已缩小的淋巴变成了鸡蛋大小；一脑胶质瘤女患者，自我感受和各种检查都已正常，唯颅内有残留瘢痕与少量积液，安全生活了 2 年多，因感情生活问题，与先生大吵一架后，又连续争吵数日，即头痛发作，用脱水药没能改善症状，3 个月后复查，又见复发；一食管癌的老人，用过放疗，自我感觉可，眠安纳佳，2 年多后与人发生争吵，当即胸闷痛，且疼痛彻背，服止痛药无效，影响进食，施以中药也未见有明显改善。总之，大怒、情绪骤然剧烈波动，对处于癌症治疗期和康复期的患者来说，都不是好事情，极有可能诱发出现难以收拾的败局。因此，须慎之又慎。

唐宗海是清代名医，写有《血证论》一书，流传甚广，他治吐血、出血等，包括癌症等血症在内。他有句名言："医家十剂之功，败于病家一怒。"医生调理再认真，如患者本身不善作调整，学会随时控制情绪，避免剧烈波动或大怒，亦无益于事。而对肝癌、食管癌、胃癌、胰腺癌、胆囊（管）癌、肺癌、鼻咽癌以及脑瘤等的患者，无论原发还是转移，尤其要学会自我调控，切忌大怒或动辄即怒；也应力戒长时期的郁闷、过分内向压抑情感。

然而，人"本性难移"，要调整或适度控制情绪，谈何容易。道理谁都明白，没有相关措施，空洞说教，是苍白无力的。笔者记录一案，可供参考。某男，50 岁出头，原为公司副总，2000 年生肝癌后做手术，做完以后即找笔者诊治，笔者印象很深。第一天求治，即在诊疗室当众人面与夫人大吵。夫人很关心他，却很唠叨，规定他要这样、要那样，先生当即不悦，与之"干"了起来。笔者温和却严肃地告诉两位，如此争吵于康复大为不利，并引"医家十剂之功，败于病家一怒"之名言加以开导。而后，笔者留下其夫人，与其细谈："你先生要康复，要帮助他调控情绪。他肝病日久，本即易激动，好发怒；现加上术后身体不适，又因此病，时时恐惧不良恶果，故他之易怒，你应理解。你为他好，须学会宽容忍让，有些非原则问题，能顺他便顺顺他。"笔者并嘱其夫人做好其他家庭成员的工作。而在给该先生中药调整中，也加强了柔肝、疏肝、养肝之品。每一次他来复诊，都侧面劝他"健康是第一位的"，"家人都是为了您好"，"难得糊涂，是人生一个境界"，3～5个月后，随着身体状况的恢复，自身舒适感增强，肝及肿瘤指标改善和控制，素来急躁易怒的他也变得随和起来。现在他每次都会以自己切身体会来劝说他人。7年多的康复，包括肝质地、肝功能、肝炎病毒指标的全部正常，又进一步优化了他的个性和信心，已是个不再易发怒的随和之人了。

总之，发怒不利于患者康复。而节怒又不是简单问题，须认识上加强，周遭环境作些调整，自我也要学会调控，再加上适当的中药调理。且随着个性的优化，又将有助于癌症的更好康复。

难得糊涂，别太认真

在养生康复领域，特别是癌症治疗或康复过程中，笔者十分欣赏郑板桥的人生格言"难得糊涂"，并常把这个格言送给一些笔者认定为过分认真，过于一丝不苟的患友。

临床观察表明，性格决定生活态度，并影响到饮食、睡眠等生理过程，以及免疫力等，进一步可影响癌症治疗的效果和康复疗愈与否。根据笔者经验，过于认真拘谨，常在某些癌症（比如像40～50岁的人罹患胃癌）的发病过程中起着推波助澜的作用；过于认真，又明显地不利于康复。许多中年妇女，特别是乳腺癌、卵巢癌患者，以及有着诸如工程师、中小学教师、会计师、党务工作者等职业背景的中年人，往往就常表现出过于认真、拘谨。纠正他们所存在的这种生活态度，嘱其"难得糊涂"，也常是笔者临床的重要任务之一。

笔者想介绍两个病例，代表着难得糊涂与别太认真两种态度，很有意义。

某女士，胰腺癌患者，于 1999 年底发现，剖腹探查时见癌肿已裹住大血管，5 cm×5.5 cm 大小，什么治疗都不能做了，只能关腹，家属哄她，胰腺癌已除掉。2000 年初她开始接受中药零毒抑瘤治疗，该女士有一种很好的性格，大大咧咧，什么都不往心里去，家属说除掉了就是除掉了；术后很长时间心窝下痛（其实是癌痛），笔者告诉她是刀疤痛，她也信了；3～5 个月后，什么症状都没有了，想上班，笔者同意后，她也就上班了；结果上班后同事们嘴碎，让她知道了原来癌症没除掉，她也没特别大反应；说反正已不痛了，没有任何不舒服，它（癌瘤）愿意在里面就让它在里面吧！就这样，若无其事地生活着、治疗着、快乐着。2001 年底查 CT 示：胰头肿块小了。她在门诊逢人就快乐地说："我胰头癌的肿块小特（方言）了。"2002 年底 CT 示胰头正常了，已无肿块。她仍快乐地说："我胰头癌消失了，没有了！"2003 年 5 月肝区痛，她也不紧张，跑来问笔者。笔者说查 CT，结果发现胆囊有结石。怎么办，笔者主张切除胆囊。她也没有任何疑义，就是这么一个乐天派，大大咧咧，聪明里有糊涂，不钻牛角尖，不天天想病情的人生态度，使她不仅活得乐悠悠的，而且康复得"完全正常了"。

另一例是肾病患者，模样像是国家干部。开刀后，夫人陪同来看门诊，千叮咛，万嘱咐，不能告诉他实情。其实，他的文化水准，以及每次圆桌门诊，前后讨论的都是癌症，早已心知肚明自己患了什么病。但他很有趣，每次来总打浑，"教授，我其实是没有病的。侬看我多好啊，吃得下，困（睡）得着。前几天刚刚到黄山，人家爬山吃力刹（很费力），我一点唔哈哈（没什么）! 我唔没任何毛病，侬开方只是调补调补。"每次都这样说，说完狡黠地笑了笑。其实，我们双方心里都很明白，我非常欣赏这种不管是真心还是装出来的"糊涂"，因为它有助于调节情绪，改善生理功能，调整免疫，从而促进康复。至少可明确地说，前面那位女士的胰腺癌康复，很大程度是受益于这一良好的生活态度和乐天情绪。因此，笔者非常主张所有的癌症患者学会在对待一些身体变化时"难得糊涂"，必要的检查与治疗是不可少的，但许多情况下对有些小变化"别太认真"！须知，天都有晴雨，月也有圆缺！小小的波动，很多只是一种偶然现象而已，心定了，加上积极对路的治疗，雨天一定会转晴的。

我再也没痛过

有一件趣事，很值得我们思考。

江西有不少癌症患者接受笔者治疗，时间一长，都成了很好的病友。某年8月初，中国医学哲学协会在井冈山开年会，笔者是该协会副会长，当然需与会。而8月初正好是笔者的生日。不知谁走漏了消息，江西20多名癌症病友也上了井冈山，买了蛋糕。在"井冈山宾馆"有朋友宴请笔者时，20多位病友要求加入，捧着蛋糕为笔者过生日，笔者非常感动。蛋糕吃完，他们中的几位，有些问题要咨询和开方。其中有一位乳腺癌患者告诉笔者，她这几个月来一直一侧胸口痛，痛得比较厉害。检查来检查去也没有发现什么阳性征兆，就是痛，很担心。笔者号了号脉，详细了解一下情况，随意说了一句："您现在又不痛？"她说："是啊！看到您，我就不痛了。"笔者回答说，没有任何问题，肯定不是器质性病变，更不是癌转移，最多只是一种条件反射，并以很肯定的口吻告诉她："您以后也不会痛了。"她兴高采烈地退下了，此事笔者也就忘了。

到了年底，笔者参加该省癌症康复乐园的一场公益活动。事后有些患者要求会诊。她也来了，但笔者没认出她。轮到她时，她告诉笔者："何教授，真神奇，就那8月份看了您以后，您的一句话，我这4个多月来一次都没痛过，完全好了。"接着，把她的神奇变化大声告诉了在场所有患者，大家都啧啧称奇！

其实，这类情况很常见，其机制也很简单：人是心身合一的整体，癌症是心身疾病，临床出现的症状，有些是有价值的，有些可能只是心身反应，或曰"神经症"。此时，医生如不注意语言疏导，一味地要求患者查明，那么在这种明确语言的强烈暗示下，很多患者症状就会固定下来，以至于不治。而在仔细分析基础上，同样借助适当的语言，巧妙暗示，可以帮助消解症状或转移症状。

心身医学与精神医学治疗中，一直有"暗示"与"移情"等疗法，均含有此意。当然，前提必须是充分了解患者的个性特点，排除器质性病变，特别是转移之可能，从症状学角度分析有充分把握是源于心身反应的。否则，有可能误事！

活得简单些

有朋友给笔者发了一条短信，一直贮存在手机里，时常与朋友（尤其是病友们）共勉："若要活得长久些，只能活得简单些；若要活得幸福些，只能活得糊涂些。"这句话很有哲理，尤其对许多癌症康复期的患者，颇有醒世意义。

我们发现，生性认真，一丝不苟，甚至十分较真的人，易患癌症，尤其是胃癌。临床上很多职业背景的人，往往行事一丝不苟，过于较真，既自己活得累，又无助于肿瘤康复。如搞工程技术、党务、与数学（如统计、审计、财务）打交道的人，常属此类型，不利于康复。

有一位胡姓的肠癌转肝癌患者，找笔者看病时，第一时间笔者就猜出他是工程师。原来，他的病史和他自己总结的检查指标变化，都用柱状图、曲线图清晰地标明了。当时，笔者就批评了他这种太过于较真的态度。他初不以为意，认为自己搞了一辈子桥梁，事事认真负责，并认为这是很好的性格，做事情必须弄明白才可以！现在始终搞不清楚，他患的是早期癌症，按理说化疗了6次一切都会好，可是又复发了，指标一直不稳定。"这是为什么呢？"他反复问笔者。

对于这么一位把职业特点异化为生活秉性的人，笔者很能理解，且表示同情，然而却不能认可。笔者明确地告诉他，这种生活态度不利于疾病康复，并和他说理：①生物学/医学本身是不确定性的科学，与工程学截然不同，建议他可参考相关的著作。②生活中万事不放松，不简单化，要求问个明明白白，你的精神心理一定始终很累，没有松弛。这从心身医学角度而言，又不利于内环境稳定，可干扰神经、内分泌及免疫等的功能状态。因此，常得不偿失，无助于康复。他的夫人在一旁，帮助批评了他不会放松自己，不会简单生活的秉性。笔者则从手机中摘出了这段全文："佛说：若要活得随意些，只能活得平凡些；若要活得辉煌些，只能活得痛苦些；若要活得长久些，只能活得简单些；若要活得幸福些，只能活得糊涂些。"并嘱咐他，有空不妨锻炼锻炼，到处走走；同时，常读些佛学或禅宗书，也许有帮助。工程师嘛，自是知识分子，听得进，也愿意学。我们经常予以开导，他也逐渐改变了较真的态度，心态平和稳定多了。此后，只是认真地进行中医药治疗，也不再半个月就检查指标，改为 3~4 个月检查一次，也不太计较今天高明天低了！约半年后，指标开始稳定，一直康复良好。

今天最精彩

当今，有句时髦的话："活在当下！活在今天！今天最精彩！"信奉这一信念的人，往往生存质量较好，社会生存能力较强，也更容易享受生活，享受成功。其实，癌症患者何尝不是如此？如能真正信奉这一信念，许多患者的生存状况与康复情况也许将大为好转。

郑某是笔者的老患者、老朋友，患肠癌 10 多年了，与笔者相识 7 年，前 6 年没怎么用中医药，从第一刀开完后，做化疗，6 年内开了 4 次刀。他戏说他现在唱的是"空腹计"（诙谐地指腹腔掏空了）；他是半拉子的文艺爱好者，喜欢唱唱跳跳，但似乎都水平不高，用他自己的话来说，就是"找乐子"。他有一句名言：人的寿限是早定了，一到这个世界就是排着队，走向墓地，谁都难以避免。萎靡不振，垂头丧气是一天；开开心心，精精彩彩也是一天！何不快乐每一天，过好每一天呢！

接受笔者治疗时，他已病得不轻，腹主动脉上有多个拿不掉的淋巴结，腹壁/肠系膜上也有病灶。接受中医药治疗时，也因肠梗阻而被迫做过 2 次姑息手术。但每次都挺过来了，最后一次做完，体重仅剩 35 kg 了。一等伤口长好，他又开始有说有笑。笔者多次被他感动。2004 年底，因体质太差，感冒、发热后未及时控制，死于菌血症。死前几个月，笔者见到他时，他说："我已够本了，54 岁开刀时医生说我只能活 4 个月到半年，不会超过 1 年。现我已经 67 岁了，达到 70 年代水平了 [20 世纪 70 年代中期，上海男性公民期望寿命就是 67 岁]。"笔者坚信，正是因为他坚定的信念和乐观地"活好每一天"的人生态度，且善于借文艺活动来充实自己生活，不仅让他多活了许多年，而且活着的每一天都有滋有味，有生存质量。

类似郑某的例子太多了。万某也是一个值得一说的典范。2003 年 4 月晚期肝癌手术后出现腹水，门静脉癌栓，伴肝门淋巴结肿大，肋骨多发性转移。当时心灰得很。正好当年他女儿要高考，女儿是他的掌上明珠。他坐着轮椅来求诊时，不能屈颈（因腹水太甚），当时腹部膨隆，一身虚汗的他，只有一个要求：活着看到女儿的录取通知书！就是说，要撑 3 个多月。到 8 月份时，他已换了一个人，除癌栓、淋巴与肋骨转移依旧外，自我感觉、肝功能、腹水等都已正常或消尽。而争气的女儿考上了"一本"院校。从那以后，他精神状态大变样，逢人就说："有癌算什么？开开心心活着，每天感受最值得感受的！""今天比昨天好！""有今天，就是赚了一天。"在这些年，除中医药治疗外，他也多次用 γ 刀、介入等的配合，但他每次都乐呵呵地说"阎王还没要我走，我就要每天享受生活"。后来他女儿考上了研究生，他更快乐了。

这就是善于运用外界的喜悦来充实、激励自己的生活，从而过好每一天的典范，因此能奇迹般地越活越好，尽管身上还带着癌！这是很值得提倡的。

善于及时宣泄情感

人们爱说、爱笑、爱哭，都是情感的一种宣泄方式。人的一生中，会遇到许多事，或大或小，或悲或喜。不管是大事还是小事，伤心事还是快乐事，都要寻找宣泄的渠道。笑也好，哭也罢，常有异曲同工之效。

癌症是一种与心身有着密切关系的疾病，情绪在癌症发生与防治中起到极为重要的作用。临床表明：那些心情开朗豁达，善于倾诉，拿得起放得下的患者，与那些不善表露，对负性情感一味控制、积压在心里的患者，即使两人病情差不多，接受同样治疗，治疗效果却大相径庭。因此，心身医学非常强调"要善于及时表达情感"和"及时宣泄情感"！

5年前，笔者接诊一位晚期鼻咽癌患者。她刚来时，情绪特别糟糕！说话声音嘶哑，已出现吞咽困难。笔者对她作了全面了解后，得知她一贯非常认真、谨慎，工作兢兢业业，但前期生活不太顺利；且很内向，不太愿意表达、倾诉和宣泄自己内心想法及情感；由于挫折感明显，因此内心不太相信任何人。笔者明确告诉她亲友，情况不容乐观，大家一定要认真配合。且关键是帮助她愿意及时表达自己内心想法，善于经常宣泄自己的情感，家属表示理解与配合。首先，帮助建立起患者对笔者的信任。其次，有意无意地经常让她与康复了的患者多沟通交流。每次门诊，笔者则常与她轻松交谈。逐渐地，她话语多了起来，情绪开始有所放松；几个月下来，病情有明显好转。这时，她常滔滔不绝地表达自己想法，而且每每有爽朗的笑声。5个月前，她已经度过了5年生存期。她在回顾5年的治疗过程时说："我开始心很灰！一切都心灰意冷了！但逐渐地觉得自己能好起来，相信教授能治好我的病，他治好过许多比我严重的患者！我知道听他的话没错。我原来很闷，与谁都不想多说！后来，我听他的话，把他的话当'圣旨'，他让我怎么治，我就怎么治！他动员我参加什么活动，我就去参加，我在那里认识了许多朋友。心里的许多话可以跟这些朋友说！因此，心胸也就开阔了，人也轻松了，一晃5年过去了，病也就慢慢地好了。"

其实，医治癌症，通过医疗手段是重要方面！而非医疗手段的治疗，同样不可忽视。这位患者的基本康复，除药物作用外，更重要的原因也许在于她逐渐学会了及时表达自己想法和善于宣泄自己情感，从而有助于保持一个良好的心态。

人们应学会及时宣泄自己情感，学会表露与表达，而不要做"闷葫芦"！这是心身医学着重强调的。得了癌症是不幸的，但别打了门牙往肚里咽，要把积压在心头的"怨气"释放出来！要善于自得其乐！自找乐子！要会说，会哭，会笑，会及时宣泄，及时倾诉，及时从痛苦中走出来，解放自己，快乐自己！

其实，所谓的幸福与不幸福，只是各人心头一杆标尺，并无统一标准。我们有一个患者许先生，身患肛门癌，10年间先后手术4次；其间妻子不幸也查出癌症，18岁的儿子车祸去世，父亲也不幸去世，可谓灾难不断，然而夫妻俩始终相濡以沫，走到了人群中，身体稍有康复，即做"爱心使者"。夫妻俩共同热心为别人服务，尽管在这期间还是出现了一次复发，但他们在帮助别人中找到快乐，伴随着欢笑；在和癌症和平共处中，快乐地活着。

人的情感是要及时宣泄的，长期压抑会生病的。该笑则笑，该哭则哭，笑能笑出快乐，哭能哭出健康。笑哭自由之，心情舒畅，永葆健康。

病的磨砺，何尝不是一种洗礼与升华

俗话说，坏事在很多情况下可以变成好事。辩证法认可这一点，并认为其为事物发展的一种规律。例如，笔者青年时期正逢"文化大革命"，上山下乡，被剥夺了7年受学校教育的资格。但也正是这7年农村艰辛生活的磨砺，让笔者这一代人了解了何谓生活，懂得了珍惜美好的现在，养成了坚韧不拔的品性。这是单纯学校生活所很难赐予的。

笔者接触过许多大难不死的癌症患者，都成了生命的强者。其中有数百人已完全康复且恢复了工作，有不少癌症患者甚至比以往更加自信地叱咤风云于政界或商界。李某16岁时发现患有脑瘤，治疗3年后，考上了上海交通大学计算机系，现已毕业工作10年余；朗姓小伙患恶性程度很高的脑部生殖母细胞瘤，经5年治疗后去年以高分考进浙江大学；一位40岁左右的海归专家，患极易复发的平滑肌肉瘤（已复发3次），5年来一边坚持中医治疗，一边尽职地坚守于国家某主要部门，主管繁重而艰巨的工作；还有一位死里逃生的海门籍肝癌患者，身为建筑公司领导，多年来日夜忙碌于各种场馆的建设工作……这些与死神擦肩而过的勇士，经历了癌魔的磨砺与洗礼后，似乎比以前更坚韧、更懂得生命的意义，可敬可佩！

还有许多癌症康复患者，却以另一种方式诠释着人生的意义和人性的真善美。笔者所接触的康复患者中，有数十人投身于各种类型的公益或慈善事业。武汉癌症俱乐部的两位发起人和组织者，都是省厅级干部，都已年过80岁，自己患癌症康复后却又不辞年高辛劳，热衷于帮助更多的癌症患者康复。特别是已87岁高龄的刘老师，邀笔者去武汉讲课，忙前忙后全然不像癌症患者。笔者一位农民病友，食管癌基本康复后，把祖上留下的房产捐出一大半产权给当地癌症康复机构，作社会公益之用。一位民营企业家，患了胃癌之后，变卖企业，捐善款修建寺院，接待想远离尘嚣而清心修养的康复患友。一位女企业家，患肺癌稳定了2年后，给笔者一张5万元的支票转交上海市癌症俱乐部……他们是不幸的，但他们选择了坚强面对，并把这种磨难看作是一种励志的方式、自我升华的途径，以更宽宏、更博大的胸怀，回报社会、回报他人，可歌可泣！笔者一次次感受到经过磨砺后人性升华之伟大。

生病不是好事，特别像患癌症这样的难治性疾病。但生活本就充满坎坷与磨砺，如果人们积极善待，也许只是人生征程上的一道坎而已。跨过去，人生可能会更精彩！

"哭"的奇迹

人们常说，笑比哭好，但不尽然，流泪也是一种情感宣泄方式，适当诱导大哭有时也会有调整情绪，纠正心态，甚至有调节免疫力之功。

笔者接诊过一位日本企业家，63 岁，事业很成功，拥有一个中型企业，员工近千人，并兼任当地市议员。偶因体检，发现罹患胰腺癌，已广泛转移，肝、胃、结肠、右肾和脾都有不同程度浸润或占位，胃镜示胃内有一个转移灶，一个原灶癌，检查 CA19-9（提示胰腺癌的指标），正常值应在 37 U 以下，他已 6 000 多了。当时日本所有顶级的肿瘤医生都建议他别治疗了，好好安排生活，寿限不过 3 个月，他不死心，因在上海有投资，便辗转找到了笔者。

初见此社长，一脸严肃，不苟言笑，也未流露任何恐惧或惊慌之态。笔者便好生安慰，并疏以零毒抑瘤汤方等，他通过翻译问道：此治疗方法有副作用吗？答曰："无，唯一可能是排便稍多，色黑秽臭。""多服有害吗？""一般不会。"社长求治心切，频繁往返；2 个月后片剂自行加量，定时服用。2 个月后 CA19-9 回落到 4 000 多。4 个月后的一天，他又来上海诊治。日本做的 CT 显示：胰腺周边组织结构渐见清晰；胃内原灶癌消失；转移灶从原来的直径 1.8 cm，缩小到约 0.5 cm；CA19-9 降至 300 多；已无任何不适。所有指标及检查均提示：病情已得到有效控制。在银河宾馆他下榻的房内，笔者不经意地说了一句："您安全了！"一脸严肃、不苟言笑的他居然"哇"的一声大哭起来，许久才平静下来，弄得在场陪同与翻译均愕然，束手无策。平静后，社长一边擦着泪，一边不好意思地说："抱歉了！我失态了，我整整郁闷了 130 多天，自确诊起，我天天数日子，日本医生说我还有 3 个月，90 天，度日如年。过了 90 天后，我天天恍惚，中国的医生却说我安全了，故一下子眼泪就涌了出来！"自那次大哭以后，该社长像换了个人似的，笑声和幽默不断，身体也日渐康复。

其实，这很正常，蒙受此类劫难，铁汉也难免内心十分痛苦，只不过很少流露而已。在心身医学看来，不太善于及时表达和宣泄情感，对心身健康极为不利。特别是像社长这种自我压抑的人，完全是种内心痛苦的煎熬，极不利于癌症的康复；这类内心煎熬非一般疏导所能释怀，须大悲大喜，才能大彻大悟。大哭一场，未尝不是极好的宣泄途径之一。

毅力有时比药物更重要

我始终认为，就像先贤所强调的"教学相长"一样，医疗行为是医生与患者之间的沟通与交流。两者之间，同样存在着"医患相长"互动性，本人就经常从患者身上获得教益。

有这么一位让笔者充满敬意的女患者，40多岁，公安干警，且为某部门领导，虽身材娇小，却毅力坚强，与癌症博弈中不屈不挠，真可谓"铿锵玫瑰"，令人敬佩。她正是凭借着这种毅力和坚强，几近不可思议地从癌魔羁绊中抽身而出，乐呵呵地工作生活在常人之中，成为真正的生活强者。

笔者第一次看到她，前额稀疏的头发，面色黧黑，伸出手来切脉时，掌面灰黑，指甲发紫，舌两边满是瘀斑，一看就是正经历着大剂量化疗的患者。她是结肠癌肝转移，肠癌已切除，肝转移很严重，并伴有腹腔淋巴转移。经历了无数次的化疗，同时配合中药零毒抑瘤，开方时她每次都叮嘱笔者剂量大些，没关系的。更令笔者油然起敬的是，即便这样，她仍在工作，边化疗、边工作，最多是化疗当天休息。她告诉笔者，仅手术那段时间她静卧着休息，只要能下地，即工作半日；体力稍恢复，便整日工作。由于她肝转移是多发的，转移性肝癌本即化疗效果欠佳。但考虑其他地方也有病灶，故全身化疗做了不少次，后又做介入。介入时她叮嘱操作医生，不要管身体反应，药水尽可能多打一点，以利康复。

后来由于种种因素，化疗等无法再做下去了，笔者也不主张她过度依赖化疗、介入，就以中医药综合治疗为主。自 2006 年以来，她几乎每隔 2 周就给笔者打电话，报告一些好消息。这次 B 超做下来，肝内肿块小了 0.8 cm、淋巴结小了 0.5 cm 等。听她说话，那种轻松劲似乎不是在讨论自己的病情，而是在交流某种无关痛痒的信息。相比之下，大多数女患者如惊弓之鸟，稍有不适即无限联想，总以为又一次灾祸临头，那真是天壤之别。而正是这种差别，治疗几个月后，她各方面情况均显著改善，体内病灶显示出同步缩小或被控制之势。笔者坚信，她一定能最终治愈和康复的。最近她已基本上放弃了化疗，之所以仍不断传来佳音，除中医药零毒抑瘤确有佳效，且这种佳效随时间延续而日趋巩固外（顺便指出，这正是中医药治疗的特点），更重要的是基于她坚韧的毅力与积极向上的心态。因为"运药者，神气也"，再好的药物，充分发挥作用还有赖于个体自身良好的功能状态，而这种功能状态，又很大程度受制于个体的精神心理状态及意志、毅力等个性特征。

笔者在 2000 年组织中华医学会心身学会专家主编《心身医学》专著时，在"心身相关性肿瘤"一章中就明确指出："恶劣的生活、工作环境，经济状况，不良的生活行为和习惯，人际关系失和，以及长期的精神刺激等均会造成机体的神经、内分泌及免疫功能的紊乱和变化，引起机体免疫功能低下，抗病能力减弱，诱使细胞突变而发生肿瘤。""良好的心理情绪及应有的社会支持可起到调整机体平衡，增强免疫功能，有利于肿瘤向好的方面转归，可使肿瘤处于'自限状态'，甚至自然消退。相反，恶劣的情绪进一步降低了机体抵抗能力，可促使病情恶化。"国外研究表明：信念坚定、意志坚强或矢志于/热衷于某项高尚事业，或坚决否定自己患癌，甚或是偏执者（偏执者也常表现出意志坚强），患癌症的预后要比其他人好得多，不少自愈者就属于这些类型。值得敬佩的这位生命强者，正是对这现象的最好注脚。笔者想，如果患者都能向她学习，也许康复的比例将大幅度增加，人类与癌症抗争史将会改写！

夫妻恩爱的力量

爱是一种异乎寻常的力量，有些情况下，爱的效果要远远大于药物的效果。

1997年7月下旬，笔者应癌症俱乐部之邀，在上海市科协会堂做"肿瘤康复"讲座。笔者在讲到亲情、关爱对患者战胜癌魔的作用时，强调说："当丈夫生了癌以后，妻子不妨多说几句'我爱你'；反之亦然。夫妻间恩爱，可以帮助患者走出困境。"当时，激起全场400多名肿瘤患者的会心大笑和一片掌声。会后，一对山东来的夫妇热泪盈眶地拉着笔者，要笔者给予诊治。原来，丈夫张某是内科军医（副主任医师），妻子是部队医院护士长。2年前，丈夫确诊原发性肝癌，手术后进行了介入等规范治疗。1个月前，被确诊为肝内复发，伴可疑转移，当地医院认为已没有"控制"可能，夫妻俩失望之极，前来上海求治。补做了一次介入，然后主治医生告诉他们，西医治疗就此结束，一切只能听天由命了。无奈中，找到了上海市癌症俱乐部，俱乐部同志建议他来找笔者，故来听课，并求笔者给予中医药治疗。笔者对他进行了中医辨治，并实施"零毒抑瘤"为主的治疗方案。此后，他们回到山东，我们一直保持着治疗上的书信联系，根据他的病情，笔者不断调整中医药汤方，一晃几年过去了，联系也少了。

2001年春节前，笔者应邀与上海市癌症俱乐部同志一起赴山东教育电视台做"肿瘤康复"专题电视节目。当我们走进直播室时，一对中年男女突然走到我们面前，激动地拉着笔者的手说："教授，是您啊！谢谢您！谢谢您！"原来他们就是几年前让笔者看病的那对夫妇。妻子激动地握住笔者的手说："几年前就是您的一句话，激起了我们共同抗击癌魔的信心，这几年，我天天不断地对丈夫说'我爱你，你一定能坚持下去的'！"丈夫也激动地说："这几年，我老伴每天鼓励我，我们的关系从来没像这些年这样好！老伴让我增添了战胜疾病的信心，我一定要活下去！"这对山东夫妻相濡以沫战胜疾病的事迹，让在场的人无不感动。电视编导当即表示改编原"脚本",把这段感人真情故事加了进去。节目播出后,在泉城引起很大反响。

研究表明:亲人的关爱,对患者战胜癌魔,具有举足轻重的意义。笔者主编的《现代中医肿瘤学》中列有专章"家庭:特殊的'医疗护理机构'",其中指出:"我们早就注意到这么一个事实,每次妻子陪丈夫、丈夫陪妻子、子女陪父母来求诊的肿瘤患者,家属倾注了全部爱心的肿瘤患者,其治疗效果要较初次陪来以后就自行求诊的要好得多。"我们还专门就"家庭关爱"如何"适度与持久"等问题多次组织患者及家属讨论会,希望引起更多人的关注,加以推进。总之,在癌症康复中,加强这方面的工作是十分必要和很有意义的。

癌症是一种比较特殊的病,来势常较突然,其势常令人恐惧;加上癌症治疗康复要坚持很长时间。癌症的特殊性,决定着患者需要有长期治疗的坚韧信念。这些除源自患者本人的精神外,还需要亲人关爱与支持的不断激励。可以说,夫妻恩爱、亲属支持,对癌症患者能否康复至关重要。

其实,早在1999年,L. S. Manne就应用结构方程模型(一种先进的数学模型)分析研究了癌症患者配偶的支持、心理应对及心情对患者的影响,结果发现,配偶的态度、行为等可明显影响癌症患者对待治疗的态度,配偶的支持会使患者采取更积极的态度对待治疗。

"我能结婚吗"的续集

本书第二、第三版的最后一篇文章是"我能结婚吗",现在有了续集。

笔者手机里储存着一条消息,是2007年2月某日收到的,一直没舍得删去:"干爹,我是小林,我和我女友在昨天下午去婚姻登记处登记了。谢谢您多年的照顾!"

小林是广东人,2003年3月被确诊为原发性晚期肝癌,已无手术指征。当时他26岁,做过一次栓塞,反应太大,黄疸、高热,不能再做手术，其他措施都不适宜。正巧笔者去广东巡诊，康复乐园介绍他及他父亲来找笔者。当他出现在笔者诊桌旁时，所有年长的患者都给他这个虚弱不堪的年轻人让座，让他先看。当时，他情绪极其低落。面对这么一个年轻且处于进展期的棘手患者，笔者当时心中也没有十分的底气。但笔者不能将这样一个亟须帮助的年轻人拒之门外，也不能给他泼冷水，不然他尚存的一点生命希望会被彻底浇灭。当时他的父亲一直站在身边，苦苦地哀求救救儿子，不惜任何代价，要治好儿子的病。笔者安慰他父亲不要急，我们会想办法给他治疗的。根据他的病情，笔者超剂量地使用了零毒抑瘤制剂。从广东回到上海，笔者嘱博士生随时和他保持联系，并帮助小林联系了几位病情相同、经中医药治疗已基本康复的患者，希望他能主动与他们联系，"取取经"，借此鼓励他，树立抗癌信心。

几个月后，我们收到小林传来的信息，他的病情渐趋稳定，一年后肿瘤明显缩小。3年后，除偶有"谷丙转氨酶"指标波动外，一切正常。从笔者给他治疗的一年后开始，小林开始制作了自己的"个人网页"，设计卡通图片，做了许多与抗癌相关的公益之事。他的生活充实了许多，对生活充满希望，在身体日趋康复的情况下，他萌生了恋爱、结婚的想法。

对于正在康复的肝癌患者，一般不提倡结婚，原因是考虑到结婚及婚后生活可能影响治疗。像小林这样的肝癌患者，结婚是有一定风险的。作为丈夫，婚后生活会增添许多新内容，增加一些负担。肝癌患者尤其不能太累，需要保持一种平静的生活，结婚会增加一些不安全因素。但从另一角度来说，我们说患者康复包括3个阶段：一是身体康复；二是心理康复；三是社会康复。经过前几年治疗，医院的多次各项检查结果表明他的躯体已基本康复；他乐观开朗，积极进取，自创网页，设计各种新卡通形象，是心理康复的标志；而成家，与健康人组成家庭，他有这样的愿望和要求，表明他心理康复进入了一个可喜阶段，也是回归社会生活的开始，可视为社会康复重要一步。笔者之所以同意他的结婚要求，是基于这将有利于他今后更好地康复这一点考虑的。新家庭的组建，会让他摆脱"癌症患者"这挥之不去的阴影；新生活内容的增多，会给他带来更多的希望和快乐，这应该说对他的康复和将来是有利的。当然，这里有许多工作要做：比如要让他的妻子及家人既把他当成癌症康复患者，又不把他当成癌症康复患者；既要让他成为这个家庭的主人，挑起家庭生活担子，却又不能给他增加过多压力；既要让他享受新生活的快乐，又不能因此而在精神体力方面有超支。

作为后续之一，2011 年 7 月 10 日，我收到小林短信：喜得贵子。大喜过望，即在博客发一贺信：

> 我的义子林栋先生昨晚喜得贵子，6 斤 9 两重，乳名薯仔。
> 林栋得子，意义非同一般。他现年 34 岁。2003 年初确诊为晚期肝癌，无法手术，也无法介入（过敏）和微创，经过中西医学积极调整，已康复多年，2009 年喜结连理，一直盼望有个儿子，如今如愿，可喜可贺。
> 在此，我一表祝贺，毕竟是一大喜讯！二表激励，深圳肿瘤康复乐园有句名言：只要林栋还健在，我们就一定有希望，一定能够很好活下去！因此，他的榜样可以昭示更多的人，积极康复，争取更好的明天！

后续之二，2013 年年底，笔者赴深圳出差，正好小林携全家赴台湾游玩，没能晤面。小林于台湾发一短信："干爹，我及全家在台湾，一切都好，以后再来看您！"

后续之三，2024 年 5 月，笔者再次赴深圳出差，小林携全家来看我，已是 5 个人，2 个孩子，夫妻俩带上老父亲，我们六人留了影，其乐融融。小林送了我一份珍贵礼物，他的新书——《可怜虫乐园》，厚厚的，精装的，是他一直爱好且自我绘制的卡通漫画图集。翻到最后一页"鸣谢"中，小林写道："没有想到我会出一本画册吧！我也没想到。我以前的愿望之一就是要出自己的漫画书。我总算是夹到了青春的尾巴［因为《可怜虫乐园》杀青付梓那年，他已经40多岁］，实现了这一夙愿了。"

　　不断坚持，也许努力之中愿望就实现了！小林的故事，正是最好的注脚！

图书在版编目（CIP）数据

癌症只是慢性病：何裕民教授抗癌新视点 / 何裕民
编著 . -- 4 版 . -- 长沙：湖南科学技术出版社，2025.
3. -- ISBN 978-7-5710-3492-4

Ⅰ . R73

中国国家版本馆 CIP 数据核字第 20258U5K65 号

AIZHENG ZHISHI MANXINGBING : HE YUMIN JIAOSHOU KANGAI XIN SHIDIAN

癌症只是慢性病：何裕民教授抗癌新视点

编　　著：何裕民
出 版 人：潘晓山
策划编辑：梅志洁
责任编辑：白汀竹
责任美编：彭怡轩
装帧设计：肖睿子

出版发行：湖南科学技术出版社
社　　址：长沙市芙蓉中路一段 416 号泊富国际金融中心
网　　址：http://www.hnstp.com
湖南科学技术出版社天猫旗舰店网址：http://hnkjcbs.tmall.com
邮购联系：0731-84375808
印　　刷：长沙超峰印刷有限公司
　　　　　（印装质量问题请直接与本厂联系）
厂　　址：长沙市宁乡市金洲新区泉洲北路 100 号
邮　　编：410600
版　　次：2025 年 3 月第 1 版
印　　次：2025 年 3 月第 1 次印刷
开　　本：710 mm×1000 mm　1/16
印　　张：21.75
字　　数：308 千字
书　　号：ISBN 978-7-5710-3492-4
定　　价：59.00 元